Prof. Hademar Bankhofer

Das große Kräuterbuch

Die Heilkraft der Kräuter & Gewürze

Weltbild

Inhalt

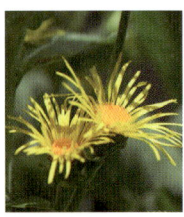

Vorwort

8 Kräuter sind heute mehr gefragt denn je: Das Großmutter-Image gibt es nicht mehr

So werden Kräuter zu Naturarzneien

10 So werden Kräuter zu Naturarzneien

12 Die wichtigsten Kräfte, die in Heilkräutern stecken

15 So werden Kräutertees richtig zubereitet

17 Duftende Schlankstoffe aus der Natur: Abnehmen mit Kräutergerüchen

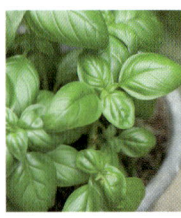

21 So wird das Zuhause zu einer entspannenden Kräuter-Oase

24 Auch in vielen Küchenkräutern stecken erstaunliche Heilkräfte

28 Die Kraft aus Kräutern für gesunde & schöne Haare

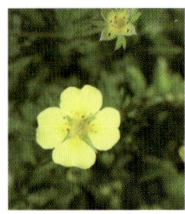

30 Kräuter machen uns schön & erhalten uns länger jung

32 Rund ums Jahr gesund und fit mit fermentierten Heilkräutern

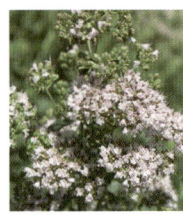

Kräuterkunde von A-Z

40 Das Kraut der schönen Helena: **Alant**

43 Die ungezähmte Power der Wüstenlilie **Aloe Vera**!

45 Eine Pflanze mit „Geist": Vertrauen Sie auf die „engelhaften" Kräfte der **Angelika**!

48 Ob Husten oder Winde, mit **Anis** verziehen sie sich geschwinde …

52 Das gibt uns Berge: Die heilende Wirkung und die magischen Kräfte von **Arnika**!

56 „Nomen est omen": Der **Augentrost**: Ein Lichtblick für unsere Augen!

59 Beim **Baldrian**, beim Baldrian, da kommen wir zur Ruhe dann!

61 Woran ich glaube, ist die Kraft der **Bärentraube** – bei Nieren- und Blasenschwäche!

63 Der Jungbrunnen: **Bärlauch**

66 Dieses Besenkraut „kehrt" gut bei Magen- und Darmbeschwerden: der **Beifuß**

69 Ein ach so königliches Kraut: Das **Basilikum**

74 „Brennende Gefahr", doch gegen Rheuma wunderbar: **Die Brennnessel**

78 Für eine Stimme klar und rein, setzt man die **Bibernelle** ein!

81	Die **Birke**: Mit Saft und Kraft gegen Wasseransammlungen!	
83	**Blutwurz** – Die wirksame Wurzel bei Durchfall und Magenbeschwerden	
84	Tut mir eine Wunde weh, verwende ich den **Bockshornklee**	
86	Vertraut dem **Bohnenkraut:** Es stärkt das Herz und dient dem Magen und auch zur Lust gibt's was zu sagen!	
90	**Borretsch**: Du mein Blauhimmelstern, meine Herzfreude, mein Liebäuglein!	
92	„Some like it hot": **Chili** und **Cayennepfeffer**	
95	„So schön, so gut": „Die Unsterbliche", das **Currykraut**	
97	Nimm's leicht! Mit **Currypulver** werden schwere Speisen leichter verdaulich	
98	**Dill**spitzen: Spitze gegen Blähungen, Magenkrämpfe und Atemnot	
101	„Die Zierde des Berges" – das **Dostkraut**, auch Oregano bezeichnet	
103	**Efeu** – die Arzneipflanze des Jahres 2010	
107	**Eibisch** – Die „weiße Malve" wirkt wie ein „Schutzschild" gegen Erkältungen und Verletzungen	
110	Wenn Wünsche wahr werden: **Eisenkraut,** die Pflanze der Liebe, das Wunschkraut	
112	**Erdrauchkraut**: das Leber-Galle-Stimulans	

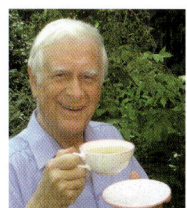

114	Wer regt den Appetit gut an? Das ist der **gelbe Enzian**!
117	„Lasst den Drachen raus" – **Estragon** wirkt bei Völlegefühl und Darmproblemen
120	**Eukalyptus** – sein Öl wirkt als „duftendes" Hilfsmittel bei Erkältungen
122	Ständig verstopft? Das muss nicht sein: Am besten man setzt kurzfristig **Faulbaumrinde** ein!
124	Vom Baby bis zum alten Mann – man staune, was der **Fenchel** kann!
128	Ein Mantel des Schutzes gegen Frauenleiden – der **Frauenmantel**!
131	„Behütet die Frauen" – Die **Frauenwurzel**
132	Hat man ein Essen nicht gut vertragen, dann stärkt **Galgant** unseren Magen!
134	Kampf dem Krampf! Hier hilft das **Gänsefingerkraut**
137	**Ginseng** – „Die Wurzel des Lebens"
139	Die **Goldrute** – „goldrichtig" bei Nieren- und Blasenbeschwerden
141	Gut, wenn uns der **Hafer** sticht!
143	**Heidelbeeren**: Klein, aber oho – vor allem bei Durchfall!
145	**Hauhechel** – die milde Kraft, die bei Nierenbeschwerden Abhilfe schafft!
147	Ängstlich, unruhig, angespannt: Da hilft das **Herzgespann**
149	**Hirtentäschel** – Mit dieser Pflanze haben Frauen ein wirksames Kraut gegen starke Blutungen „in der Tasche"
150	Schlafe ruhig und ohne Sorgen – **Hopfen** bringt dich gesund in den Morgen!

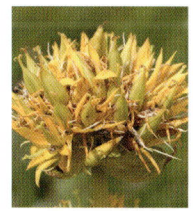

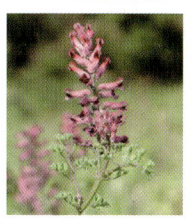

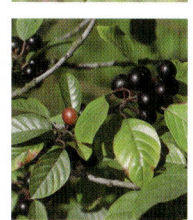

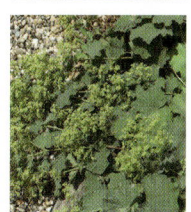

INHALT

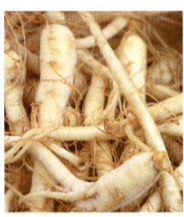
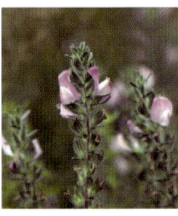
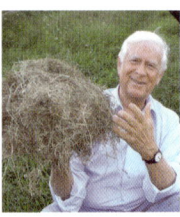
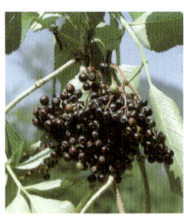
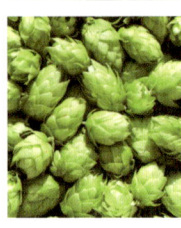

153 Mit den **Heublumen** „blüht" uns ein wirksames Mittel gegen Rheuma, Stressfolgen und Müdigkeit

155 Eine „märchenhafte" Blüte – der **Holunder**, hilfreich bei Erkältungskrankheiten

159 **Huflattich** – hier ist dem Husten ein wirksames Kraut gewachsen

161 Es grünt so grün – das **Immergrün**

163 Lassen Sie den Stress keine Wurzeln schlagen: Setzen Sie auf die **Ingwerwurzel**

166 **Isländisch Moos** – so werden wir den Husten leichter los

167 „Es werde Licht" – das **Johanniskraut**

171 Bei Appetitlosigkeit nicht verzagen – mit **Kalmus** stärkt man seinen Magen!

173 Mein fester Wille: Ich brauch **Kamille**!

177 Liebeslust und Liebeskraft – seht nur, was man mit **Kardamon** schafft!

180 So lassen sich einige Beschwerden „kapern" – mit den **Kapern**

183 **Kerbel** – „Petersilie der Reichen!"

185 Wirkt langsam, aber faszinierend: **Knoblauch** stärkt das Herz, schützt Darm und Prostata

189 **Koriander** – das „Wanzenkraut", auf das man bei Blähungen und Krämpfen baut!

192 Bevor ich's noch vergesse: So wunderbar wirkt (Garten)**Kresse**!

195 Ob Gänse- oder Schweinebraten – bei schwerem Essen sei der **Kümmel** uns geraten!

198 **Kurkuma** hält das Gehirn in Schwung und beugt Alzheimer vor

200 Lachen, leben, lieben: Der lilablaue Sommertraum **Lavendel**

204 **Liebstöckel** haben wir so lieb: Er ist das Gewürzkraut gegen Stress und Nervosität

208 Schweißtreibend und gelinde lindert die Erkältung, die **Linde**!

211 Pusteblume? Nicht nur! Der **Löwenzahn** eignet sich bestens für eine entwässernde Kur!

214 Sieh an, sieh an, was der **Majoran** kann!

217 Die **Malve**: Sie betört uns mit ihren äußeren Reizen, doch auch mit ihren Heilkräften wird sie nicht geizen!

222 Lasst uns froh und munter sein – mit der Kraft der **Melisse**!

225 Penicillin aus dem Garten – der **Meerrettich** lässt die Heilung starten!

228 Reguliert den Blutdruck und stärkt das Herz – die **Mistel**!

230 Trifft bei Schmerzen vieler Art den Nagel auf den Kopf: die **Gewürznelke**!

233 Setzen wir auf die Kraft des **Odermennig** bei Leber- und Gallenbeschwerden!

236 Riecht gut, schmeckt gut, tut gut: Die **Pfefferminze**

240 Odilie, ich brauch die **Petersilie**: Sie gibt mir Schwung und hält mich jung!

244	So sehen wir beruhigt und ohne Ängste dem Morgen entgegen: Mit der **Passionsblume**	
246	Entfaltet ihre Kräfte für unsere innere Reinigung: Die **Queckenwurzel**	
248	Die **Ringelblume** stärkt die Abwehrkräfte unserer Haut	
252	„Für mich soll's rote **Rosen** regnen" …	
256	Der **Rosmarin** bringt uns Elan, so fängt der Tag schon bestens an!	
260	**Safran** macht Männer stark und Frauen schön	
263	„Das himmlische Ambrosia": Der **Salbei**!	
268	Der Dank der Frauen ist ihr gewiss: Der **Schafgarbe**, genannt auch Frauendank	
272	Der **Schlehdorn** liefert die Arznei für Blase und Niere	
274	Wird Frühjahrsmüdigkeit uns zur Qual, ist **Schnittlauch** die allerbeste Wahl!	
277	Ein „leuchtendes" Beispiel an Heilkraft: Die **Sonnenblume**	
280	Schau, trau – **Sonnentau**!	
282	Spitze gegen Husten und bei Wunden: Der **Spitzwegerich**	
285	Ein „Tausendsassa": Das **Tausendguldenkraut** stärkt den Magen, vertreibt den Alkoholkater – und sorgt für gute Laune!	
288	Den **Thymian**, den Thymian, den setzt man auf den Husten an …	

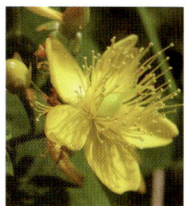

292	Ist die Lust auf Süßes groß? Mit **Vanille** werden Sie dieses Laster los!
295	Das **Veilchen** auf der Suppe …
297	Die schwarzblaue Kraft der **Wacholderbeeren** zur Entwässerung und bei schwachem Magen!
301	Bitter, aber wahr: Wer Mut hat, setzt auf den **Wermut,** der appetitanregend ist und die Verdauungssäfte fördert!
303	Mit dem **Weißdorn** „blüht" uns eine weiße Kraft für die „Pflege" unseres Herzens!
307	Ein Jungbrunnen: Die **Yamswurzel**!
309	**Ysop** – Das Josefskraut, auf das man bei Husten und Bronchitis baut
312	Von A(romatisch) bis **Z(imt)**
314	**Zinnkraut** – durch seine Kieselsäure gut für die Haut!
316	**Zitronengras** – eine hilfreiche Pflanze mit Duft und Stil!
318	Mit Tränen in den Augen gestehen wir uns ein, der **Zwiebel** Kraft muss etwas ganz Besonderes sein …

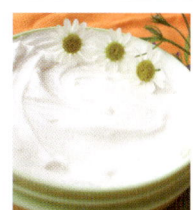

Schlusswort

322	Bankhofer und die Kräuter: Eine Lebensgeschichte

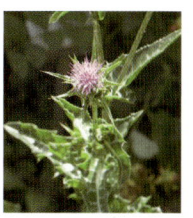

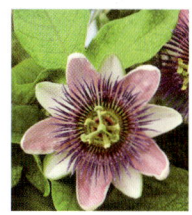

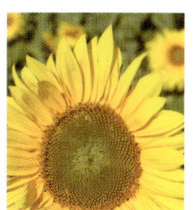

VORWORT

Kräuter sind heute mehr gefragt denn je: Das Großmutter-Image gibt es nicht mehr

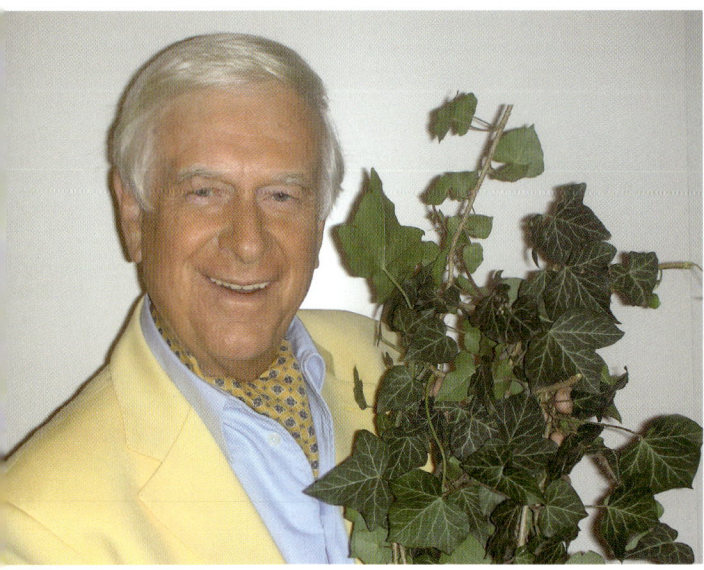

Ein Vorwort

An welche Begriffe denken Sie, wenn Sie sich mit Kräutern – vor allem mit Heilkräutern – befassen? An Großmutters Rezepte, an die Klostermedizin des Mittelalters? An uralte Traditionen, die von der modernen Medizin belächelt und nicht ganz ernst genommen werden? Sehen Sie: Da liegen Sie vollkommen falsch. Heilkräuter sind heute mehr denn je bei jung und alt gefragt. Das Großmutter-Image ist längst überwunden. Medizin und medizinische Wissenschaft befassen sich mehr und mehr mit der natürlichen Kraft der Kräuter. Der Beweis: Seit 1999 wird Jahr für Jahr an der Universität Würzburg vom Studienkreis „Entwicklungsgeschichte der Arzneipflanzenkunde" die Arzneipflanze des Jahres gewählt. Dem Studienkreis gehören Medizinhistoriker, Ärzte, Apotheker und pharmazeutische Biologen an, aber auch Dozenten und Studierende der Seminare „Grundlagen der Phytotherapie" und „Phytotherapie und traditionelle Medizin".

Die jeweilige Arzneipflanze des Jahres soll eine interessante Kultur- und Medizingeschichte haben. Ihre Wirkung soll in gut belegten oder vielversprechenden pharmakologischen und klinischen Studien überprüft sein. Die bislang gekürten Arzneipflanzen sind der Buchweizen, Arnika, der stechende Mäusedorn, die Artischocke, Pfefferminze, der Arzneikürbis, der Thymian, Hopfen, die gemeine Rosskastanie, Fenchel und im Jahr 2010 der Efeu.

Es gibt aber auch eine Reihe von Heilkräutern, die von der modernen Medizin nicht nur anerkannt, sondern auch für Therapien genützt werden, weil sie durch wissenschaftliche Studien abgesichert sind. Dazu gehören – um nur einige besonders wichtige zu nennen – das Johanniskraut gegen depressive Verstimmungen, die Pfefferminze gegen Spannungskopfschmerzen, die Melisse zur Harmonisierung des vegetativen Nervensystems, Lavendelblüten gegen Ängste, Baldrian und Hopfen für ungestörten Schlaf, Thymian zur Stärkung der Atemwege, die Mariendistel für die Leber, die Kamille gegen Magenbeschwerden, die Aloe Vera für die Immunkraft und zum Reparieren von Hautschäden, das Mistelkraut für einen gesunden Blutdruck.

Egal, ob man Heilkräuter als Tee zubereitet, ob man sie als Salben und Öle anwendet, ob man sie für ein Wannenbad einsetzt oder ob man den Extrakt als Naturarznei aus der Apotheke holt, ja sogar, wenn man sie in der Küche zum Zubereiten von Speisen nützt: Man kann damit zur Vorbeugung und zur Behandlung von Alltagsbeschwerden oder Befindlichkeitsstörungen eine Menge tun. Sie kennen sicher den alten Spruch von Pfarrer Sebastian Kneipp: „Gegen jedes Leiden ist ein Kraut gewachsen". Nach dem heutigen Stand der Wissenschaft muss man sagen: Gegen fast jede Krankheit. Aber auch das zeigt den ungeheuren Wert der Heilkräuter in unserer Zeit.

Darum finde ich es an der Zeit, in einem modernen Buch die wichtigsten und attraktivsten Heilkräuter aus der Sicht der heutigen Zeit vorzustellen und Anregungen für ihre Anwendung zu geben. Damit wertvolles Kräuterwissen nicht verlorengeht und auch noch nächsten Generationen im Bewusstsein erhalten bleibt.

In diesem Sinn wünsche ich Ihnen viel Freude mit dem vorliegenden Buch und viel Erfolg bei einem Leben mit Kräutern.

Herzlichst
Ihr

Hademar Bankhofer

Von der Wissenschaft anerkannt: Efeu, die Arzneipflanze des Jahres 2010.

So werden Kräuter zu Naturarzneien

Wann immer ein Heilkraut oder auch ein Küchenkraut beschrieben und eine konkrete Anwendung empfohlen wird, sind auch die dafür entscheidenden Wirkstoffe angegeben. Haben Sie sich schon einmal gefragt, wie denn diese wertvollen Inhaltsstoffe in die Kräuter kommen? Sie sind ja nicht von Anfang drinnen. Ich will Ihnen diese wunderbare Welt der Kräuterwirkstoffe und ihre Entstehung näher bringen. Wenn man das weiß, hat man noch mehr Achtung und Bewunderung für diese zarten Pflanzen, in denen so viel Power steckt. Dabei muss man sich eines vor Augen halten: Niemals enthält ein Heilkraut nur einen Wirkstoff. Da gibt es immer eine ganze Reihe verschiedener Substanzen, die im Team miteinander wirken. Es gibt allerdings in vielen Heilkräutern einen sogenannten dominierenden Hauptwirkstoff.

Wenn so eine Heilkräuter-Pflanze wächst, dann holt sie sich in einem überaus komplizierten biologischen Prozess aus der Luft, aus dem Regenwasser oder aus dem Gießwasser sowie aus dem Boden ganz bestimmte biochemische Substanzen, Mineralstoffe, Spurenelemente, Enzyme, Aminosäuren und vieles andere mehr. In besonders reichem Maße nehmen Kräuterpflanzen Wasserstoff, Kohlenstoff, Sauerstoff, die Spurenelemente Kupfer, Zink, Mangan, Kobalt, Silicium, Molybdän, Nickel, Chrom und Selen auf. Vor allem Selen, Zink und Silicium sind für die Immunkraft des Menschen so wichtig.

Sobald nun eine Heilpflanze verschiedene Elemente in sich gespeichert hat, werden in der Pflanze durch das Mitwirken von Licht, Sonne und Wärme die sogenannten anorganischen Stoffe in organische Eigensubstanzen der Pflanze umgewandelt. Sie sind die Nahrung und der Kraft- sowie Energiestoff für die einzelnen Kräuterzellen. Als Treibstoff für die Umwandlung von anorganischen in organische Stoffe spielt der Bioaktivstoff Chlorophyll – das Blattgrün – eine bedeutende Rolle, denn das Chlorophyll speichert in sich Sonnenenergie.

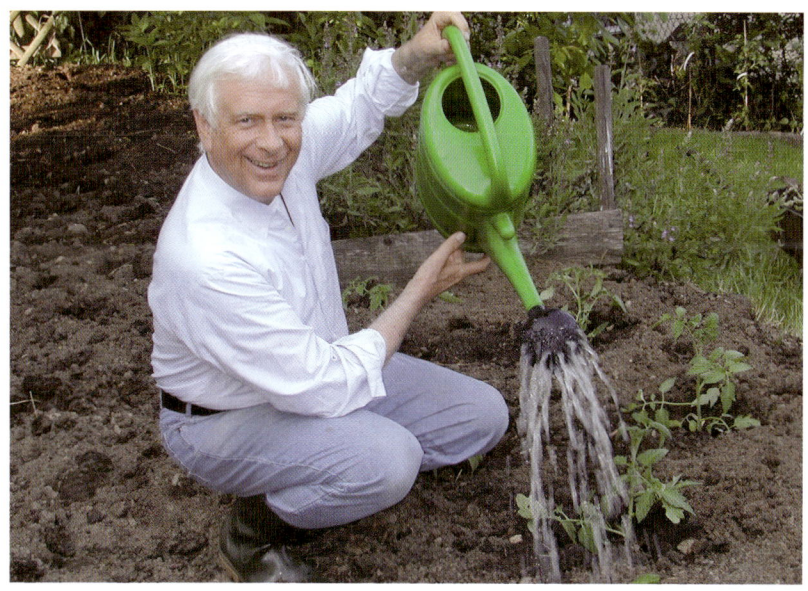

Auch mit dem Gießwasser trägt man dazu bei, dass sich in der Pflanze heilsame Stoffe bilden können.

Welche wertvollen Substanzen entstehen nun in einem Heilkraut bei diesem komplizierten, bewundernswerten Wirkstoffaufbau? Es bilden sich Kräuterzucker, Kräuterfette, Kräutereiweiß, Kräuterenzyme, Kräutergerbstoffe, Kräuterfarbstoffe, Kräutergeruchsstoffe und die ätherischen Öle. So ein Heilkraut kann all diese Inhaltsstoffe immer nur am Tag produzieren, wenn Sonnenlicht vorhanden ist.

Das erklärt auch, warum in sonnenreichen Gebieten der Erde viele Kräuter einen besonders hohen Anteil an Wirkstoffen haben. Es liegt damit auf der Hand, dass ein und dasselbe Heilkraut aus dem einen Anbaugebiet mehr, aus dem anderen Anbaugebiet weniger Wirkstoffe aufweist.

Die Wirkstoffe eines Heilkrautes werden in der Wurzel, in den Stielen, in den Blättern und in den Blüten produziert. Dort, wo sich die Stoffe in hoher Konzentration bilden, liegt die Bedeutung der Pflanze. Darum werden von manchen Heilkräutern nur die Blüten, von anderen nur die Blätter und wieder von anderen nur die Wurzeln verwendet.

SO WERDEN KRÄUTER ZU NATURARZNEIEN

Die wichtigsten Kräfte, die in Heilkräutern stecken

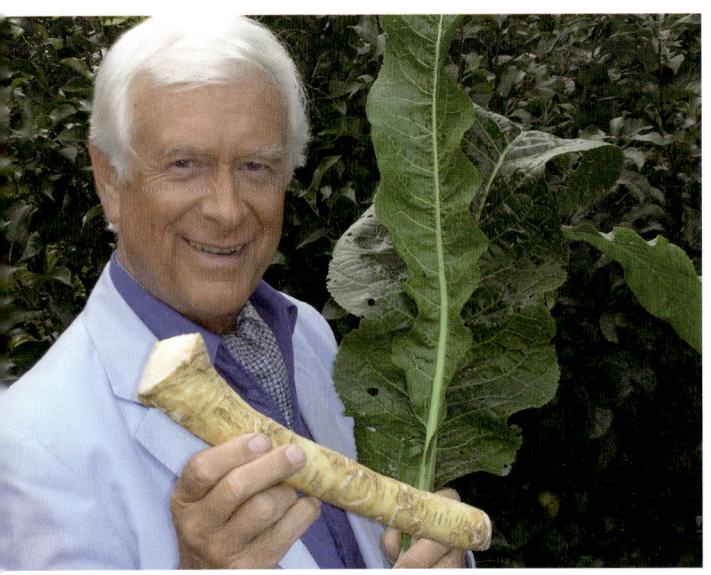

Die stärksten und wirksamsten Kräutersubstanzen sind die Alkaloide. Man kennt etwa 400. Am bekanntesten ist das Morphin. Bei den Alkaloiden handelt es sich um komplizierte Stickstoffverbindungen. Ihre genaue Zusammensetzung kennt man bis heute nicht genau. Eines aber weiß man: Sie wirken nur auf ganz bestimmte Zellen im menschlichen Körper. Das hat den Vorteil, dass man sie gezielt bei Beschwerden einsetzen kann.

Zu den Heilkräutern mit einem besonders hohen Alkaloidanteil gehören u. a. der Baldrian, der Enzian, die Kalmuswurzel, der Hauhechel, das Veilchen oder der Waldmeister.

Wer einen Kräutertee trinkt und damit ein ganz bestimmtes Ziel für die Gesundheit verfolgt, der sollte auch wissen, welche Kräfte er da so nützen kann, was in Blättern, Blüten, Stielen und Wurzeln drinnen steckt.

So wie wir Menschen Vitamine brauchen, so sind sie auch für den gesunden Wuchs von Heilpflanzen wichtig. Da aber viele Vitamine bei Hitze zugrunde gehen, tanken wir über Kräutertees keine großen Mengen, ausgenommen das Vitamin C aus dem Hagebuttentee, das durch ganz bestimmte Enzymverbindungen geschützt ist. Allerdings sollte man den Hagebuttentee binnen einer Stunde trinken, weil sich danach das Viitamin C verflüchtigt.

Am bekanntesten sind in den Kräutern die ätherischen Öle: flüssige, hochkonzentrierte Stoffe, die meistens einen aromatischen Duft aufweisen. Die einzelnen Wirkstoffe in den ätherischen Ölen nennt man Terpene. Sie werden im Stoffwechselgeschehen der Pflanze erzeugt, sind aber im Grunde genommen Abfallprodukte, die in speziellen Ölzellen der Pflanze gespeichert werden. Sie sind überaus lichtempfindlich. Daher muss man getrocknete Kräuter an einem dunklen Ort in einer luftundurchlässigen Packung aufbewahren. Ätherische Öle stehen uns etwa ein Jahr zur Verfügung. Bis zur nächsten Kräuterernte. Dann verflüchtigen sie sich. Nur in Alkoholauszügen ist es möglich, die ätherischen Öle mancher Kräuter bis zu sieben Jahre zu konservieren.

Besonders starke, wirkungsvolle ätherische Öle enthalten zum Beispiel die Pfefferminze, die Rosenblüten oder die Melisse.

Glykoside sind im Zellsaft von Kräutern nachzuweisen. Sie enthalten natürlichen Traubenzucker. Glykoside üben eine sehr intensive Wirkung auf den menschlichen Organismus aus: Manche wirken abführend, andere wieder herzstärkend und schweißtreibend, wieder andere entgiftend und infektionshemmend.

Ebenfalls zur Gruppe der Glykoside gehören die Saponine. Sie haben, wenn sie mit Wasser in Berührung kommen, eine seifenähnliche Eigenschaft: Sie beginnen zu schäumen. Saponine sind in jenen Kräutern in großer Menge vertreten, die beim Aufkochen zu einem Tee Schaum bilden. Bei der Zubereitung von Salbeitee ist das zum Beispiel der Fall. Manche Saponine fördern den Harnfluss, fördern die Durchblutung, wirken schmerzstillend und beschleunigen Heilprozesse.

Kräutertees enthalten auch Kohlenhydrate. Es handelt sich dabei um natürlichen Fruchtzucker, Stärke, Pektin, Inulin und Zellulose. Sie sind so wichtig, weil sie die Heilwirkung der anderen Inhaltsstoffe unterstützen und verstärken.
In allen Kräutern befinden sich auch Enzyme. Man kennt in der Phytotherapie mehr aus tausend. Sie haben oft entzündungshemmende Wirkung.

Viele Heilkräuter verfügen auch über natürliche Antibiotika, die uns gegen schädliche, krankmachende Bakterien

Die Kren-Wurzel nennt man das Penicillin aus dem Garten.
Das ist auf die antibakterielle Wirkung der Phytonozide zurückzuführen.

SO WERDEN KRÄUTER ZU NATURARZNEIEN

stark machen. Und sie stärken die Immunkraft. Das sind die Phytonozide. Besonders reich an pflanzlichen antibiotischen Substanzen sind der Knoblauch, die Zwiebel, der Kren – auch Meerrettich genannt – sowie Salbei und Cayennepfeffer.

Organische Säuren in den Kräutern, die zur Zeit der Fruchtbildung besonders intensiv produziert werden, wirken im menschlichen Organismus erfrischend, regen den Speichelfluss an, bekämpfen Infektionen in den Mund- und Rachenschleimhäuten und bringen die Verdauung in Schwung.

Die Mineralstoffe und Spurenelemente aus Kräutern werden vom Menschen sehr gut aufgenommen und verwertet. Sie bleiben auch beim Aufbrühen eines Tees erhalten.

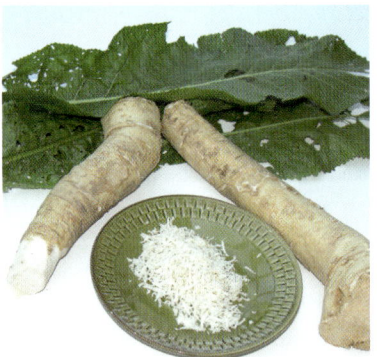

Harze in Kräutern wirken beruhigend und antibakteriell. Sie sind auch Holfer der ätherischen Öle.

Kräuter – und damit auch Kräutertees – enthalten auch Fette, spezielle Kräuteröle, die für die Heilpflanze Kraftreserven in Wurzeln, Früchten und Samen sind. Sie verbessern die Aufnahme vieler anderer Substanzen aus den Kräutern.

Sehr wichtig sind Bitterstoffe in Kräutern, weil sie die Immunkraft stärken und die Leber bei ihrer Entgiftungsarbeit unterstützen. Besonders reich an Bitterstoffen sind Arnika, Hopfen, Wermut, Salbei und Mariendistel.

Die Bioaktivstoffe der Kräuter – es handelt sich dabei um die Farbstoffe – sind vor allem in Blättern und Blüten zu finden. Die einen wirken antibakteriell, andere wieder stärken die Sehkraft, aber auch die natürlichen Abwehrkräfte.

Dank all dieser verschiedenen Wirkstoffe können Heilkräuter so vielfältig auf unsere Gesundheit einwirken: Sie regen die Verdauung an, können Schmerzen lindern, das Immunsystem stärken, den Körper entgiften, die Vitalität unterstützen. Ja, sie können sogar geistige Kräfte aktivieren und das seelische Gleichgewicht wieder herstellen.

So werden Kräutertees richtig zubereitet

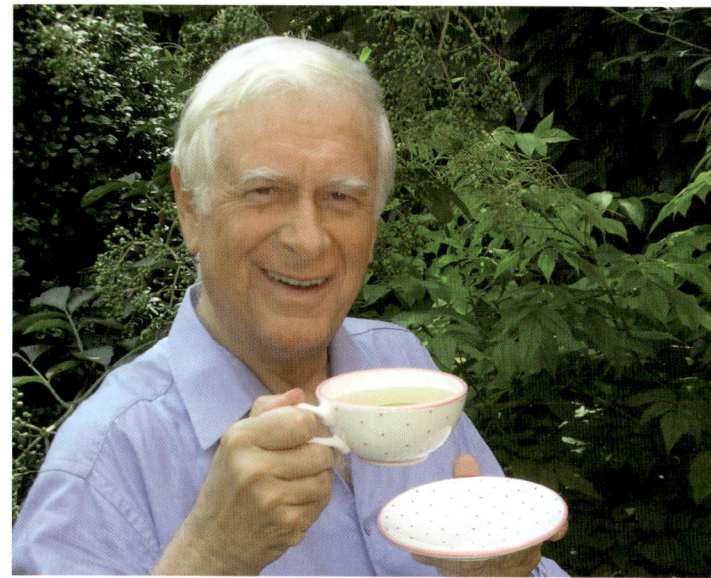

Die häufigste Anwendung von Kräutern ist nach wie vor in der Bevölkerung die Zubereitung von Tees. Daher ist es wichtig, dass man es richtig macht. Fehler bei der Zubereitung zerstören nicht nur den Geschmack des Kräutertees, auch die Wirkung wird beeinträchtigt.

Man unterscheidet bei der Teezubereitung vier verschiedene Möglichkeiten: das kurze Überbrühen, auch kurzer Aufguss genannt, das lange Überbrühen, auch langer Aufguss genannt, das Abkochen oder Aufkochen und dann das kalte Ansetzen, auch kalter Auszug genannt.

Das kurze Überbrühen ist in erster Linie für die Zubereitung von Tees aus frischen Kräutern gedacht: Brennnesseltee, Löwenzahntee oder Pfefferminzetee. Man übergießt die gut gewaschenen, klein geschnittenen Kräuter mit kochendem Wasser, lässt sie aber nur ein, zwei, höchstens drei Minuten ziehen. Das Ergebnis ist ein ganz heller Tee mit großer Wirksamkeit.

Das lange Überbrühen ist die am meisten verbreitete Art der Kräutertee-Zubereitung. Die getrockneten Kräuter – meist ein Teelöffel für eine Tasse – werden in einer Kräutertasse oder im Einsatz einer Kanne mit einem Viertelliter kochendem Wasser überbrüht und müssen dann etwa 8 bis 10, mitunter auch 15 Minuten zugedeckt zie-

Das Zubereiten von Heiltees aus Kräutern ist besonders beliebt und in vielen Familien üblich.

SO WERDEN KRÄUTER ZU NATURARZNEIEN

Das Mistelkraut ist eines der wenigen Heilkräuter, das kalt angesetzt wird.

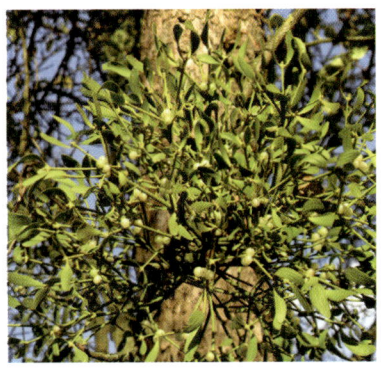

hen. Das Wasser für das Aufgießen muss sprudeln. Es macht also keinen Sinn, Wasser für die Teezubereitung im Mikrowellenherd zu erhitzen oder heißes Wasser aus der Leitung zu verwenden. Erstens werden dann die Wirkstoffe der Kräuter nicht gelöst und zweitens können schädliche Bakterien nicht abgetötet werden. Zu der Anweisung „zugedeckt ziehen lassen" ist zu sagen: Sobald die Kräuter mit kochendem Wasser übergossen sind, steigen die ätherischen Öle als Dampf auf. Wenn man die Kanne oder die Tasse nicht zudeckt, verflüchtigen sie sich in den Raum. Wenn man aber die Kanne oder Tasse mit einem Porzellanteller bedeckt und diesen dann nach der Ziehzeit vorsichtig anhebt, dann wird man an der Oberfläche Teetropfen entdecken. Die müssen unbedingt in die Tasse fließen, weil sich darin wertvolle ätherische Öle befinden.

Beim Aufkochen oder Abkochen werden die getrockneten Kräuter in kaltem Wasser auf die Herdplatte gestellt und zum Kochen gebracht. Sie sollten dann zwei bis drei Minuten kochen oder köcheln. Vor allem Wurzeln und Rinden von Heilpflanzen werden so zubereitet. Nach dem Abkochen müssen die Tees etwas ruhen und werden erst nach einigen Minuten durchgeseiht.

Es gibt Kräuter, die kalt angesetzt werden müssen. Man gibt abends die entsprechende Kräutermenge in einen Topf oder eine Kanne und übergießt mit kaltem Wasser. Dann lässt man das Ganze bei Zimmertemperatur über Nacht stehen, am nächsten Morgen wird durchgeseiht. Dann erst wird der Tee erwärmt und lauwarm getrunken. Klassische Kräuter fürs Kaltansetzen sind das Mistelkraut, die Eibischwurzel, die Kalmuswurzel sowie die Wegmalve.

Am besten wirken Kräutertees, wenn man sie ungesüßt genießt. Grundsätzlich sollte man keinen Zucker verwenden, eventuell Honig, Ahornsirup, Birnendicksaft oder selbstgebrühten Dicksaft aus den Blättern der Stevia-Pflanze. All diese natürlichen Süßungsmittel sollte man äußerst bescheiden einsetzen.

Duftende Schlankstoffe aus der Natur: Abnehmen mit Kräutergerüchen

Viele wollen abnehmen. Die einen essen weniger, hungern sich durch den Tag. Andere wieder treiben Sport. Wieder andere quälen sich in einem Kurzentrum für viel Geld. Mancher wird jetzt fragen: „Gibt es denn noch eine andere Möglichkeit, Übergewicht abzubauen?"

Es gibt sie. Und sie wird erstaunlicherweise viel zu wenig genützt. Es sind die duftende Schlankstoffe aus der Natur, ätherische Öle aus Kräutern, die es möglich machen, dass wir mit speziellen Gerüchen abnehmen können. Wichtig ist, dass man diese Gerüche kennt und dass man sie richtig einsetzt.

- Da ist zum Beispiel das Pfefferminzöl. Es verfügt über ungeheure

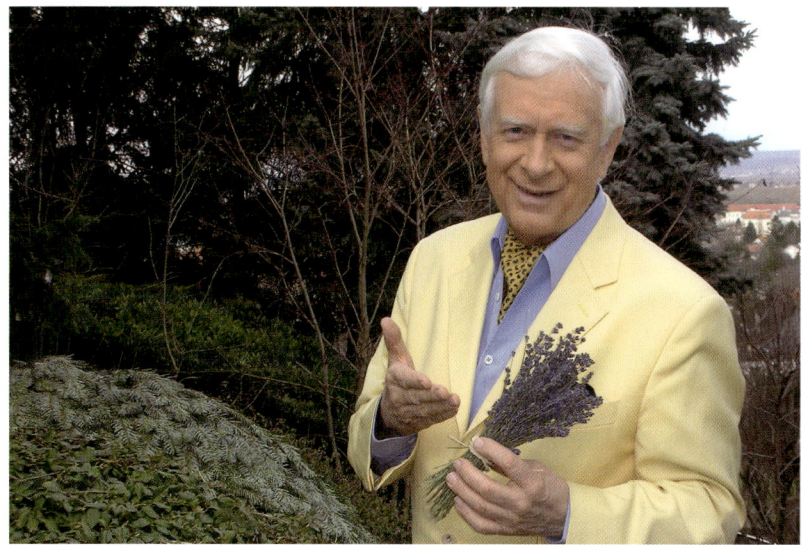

Lavendelduft kann mithelfen, Ängste abzubauen.

SO WERDEN KRÄUTER ZU NATURARZNEIEN

Kräfte: Es kann nicht nur den gefährlichen Heißhunger bremsen. Es hilft uns auch, dass wir auf lange Sicht unsere Eßgewohnheiten verändern können. Wenn man 3 bis 4 Mal täglich ein paar Tropfen Pfefferminzöl in ein Taschentuch gibt und daran schnuppert, hat man weniger Appetit auf Süßes und Fettes. Das führt dazu, dass man automatisch mehr Spaß an gesunden Lebensmitteln hat. Der Geruch der Pfefferminze aktiviert den Fettstoffwechsel, regt Leber und Galle an.

- Wer ein Abnehmprogramm durchführt, der braucht dazu enorme Disziplin. In erster Linie gilt es, Hungerattacken abzuwehren, damit man nicht schwach wird und keinen Frust entwickelt, weil man auf seine kalorienreichen Lieblingsspeisen verzichten muss. In dieser Situation helfen die Düfte von Zypressenöl, Zitrusöl und Fenchelöl. Wenn Sie während einer Diät Durchhaltekraft brauchen, dann geben Sie in die mit Wasser gefüllte Schale einer Duftlampe jeweils 3 Tropfen Zypressenöl, Zitrusöl und Fenchelöl. Und nehmen Sie die Gerüche über die Raumluft auf. Sie werden bald merken: Sie haben wieder Mut, ihr neues Ernährungsprogramm durchzuhalten und fühlen sich dabei fit.

- Eine besonders interessante Rolle spielt der Duft der Vanilleschote beim Abnehmen. Ideal ist dieser Duft für alle, die immer Sehnsucht nach Süßem haben und leidenschaftlich gern riesige Mengen an Schokolade naschen wollen. Es ist allgemein bekannt, warum das so ist. Süße Lebensmittel lassen den Serotoninspiegel im Gehirn ansteigen.

Der Botenstoff Serotonin macht glücklich und zufrieden. Und das Fett im Kakao der Schokolade macht noch weitere Endorphine aktiv, welche zu den Glückshormonen gehören.
Diese Sehnsucht nach Süßem, das dick macht, kann man mit dem Duft von Vanille stoppen. Vanilleöl sorgt nämlich dafür, dass besonders große Mengen an Serotonin im Gehirn ausgeschüttet werden. Am besten, Sie riechen an einem Fläschchen Vanilleöl oder geben ein paar Tropfen auf die Haut oder auf ein Taschentuch und schnuppern den Duft von dort weg. Im Nu ist die Sehnsucht nach Süßem verschwunden. Der Vanilleduft hat Sie völlig zufrieden gestellt.

- Wenn Sie im Zuge einer Diät verspannt sind, sich gestresst fühlen und stimmungsmäßig gar nicht gut drauf sind, dann können Sie sich mit

Hilfe von Lavendelduft wieder aufbauen und entspannen. Zu diesem Zweck sollten Sie immer ein Fläschchen mit Lavendelblütenöl bei sich haben.

Oder mischen Sie 50 Milliliter Jojobaöl mit 10 Tropfen Lavendelöl und massieren Sie von dieser Mischung ein wenig mit bloßen Fingern in die Schläfen.

- Bei jeder Diät gibt es Zeiten, wo man den Mut verliert und in eine depressive Stimmung verfällt. Da hilft der Duft von frischen Rosen. Der bringt Sie wieder in Hochform. Und so nützen Sie den Duft. Stellen Sie in einer Vase im Wohnzimmer einen Strauß duftender Rosen bereit und riechen Sie immer wieder daran, wann immer Sie vorbei kommen. Das wird Ihnen Kraft für weiteres gesundes Essen geben. Sie können natürlich auch ein Fläschchen Rosenöl mit sich tragen und immer wieder daran riechen.

- Ähnlich wirkt der Duft von Blutorangenöl. Er macht zugleich auch stark gegen Ängste, ob das Abnehmen denn überhaupt gelingen wird. Wenn man solche Befürchtungen hat, sollte man jeden Abend vor dem Zubettgehen an einem Fläschchen mit Blutorangenöl riechen.

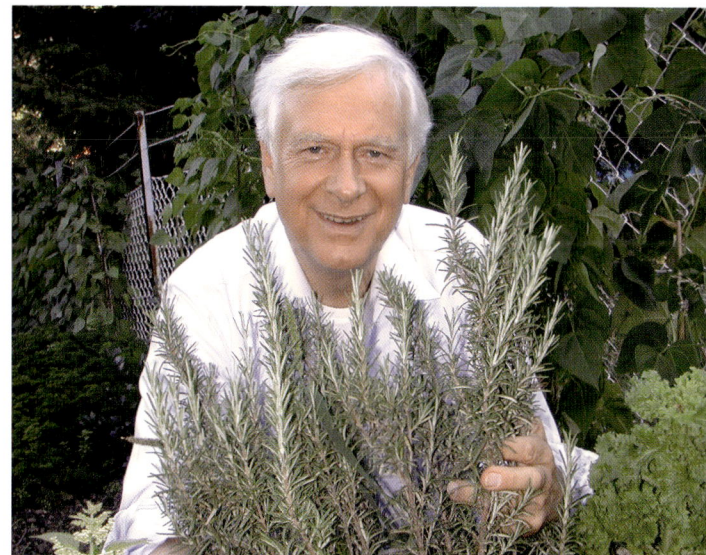

- Wer beim Abnehmen ist, hat oft weniger Kraft und Elan und macht daher auch zu wenig Bewegung. Auch da können die ätherischen Öle einer Pflanze helfen. Und zwar ist da das Rosmarinöl gerade das Richtige. Es fördert den Kreislauf, gibt Schwung und Elan und regt uns an, Sport zu treiben, der ja beim Abnehmen sehr hilfreich ist. In diesem Fall riechen Sie aber nicht direkt am Rosmarinöl, sondern massieren es in die Fußsohlen, aber auch in die Handflächen und riechen dann an den Händen. Die Fußsohlenmassage mit Rosmarinöl gibt müden Menschen eine Raketen-Dynamik.

Mit Rosmarin kann man die Durchblutung fördern und neue Energien in sich aufbauen.

SO WERDEN KRÄUTER ZU NATURARZNEIEN

- Auch ein duftendes Bad mit speziellen ätherischen Ölen kann das Abnehmen optimal unterstützen. Dazu sollten Sie folgende Mischung vorbereiten: Verrühren Sie 1 Esslöffel Sahne (Schlagobers), 2 Esslöffel Wiesenblütenhonig, 2 Tropfen Pfefferöl, 1 Tropfen Rosenöl, 5 Tropfen Lemongrasöl und gießen Sie die Mixtur ins Badewasser, das etwa 38 bis 39 Grad Celsius aufweisen sollte. Baden Sie darin 10 bis 15 Minuten und legen Sie sich dann zum Nachdampfen ins Bett. Während Sie in der Wanne liegen, sollten Sie tief die Düfte, die aus dem Wasser hochsteigen, einatmen.

- Wenn Sie mit dem Abnehmen Erfolg haben und – was besonders wichtig ist – vor allem das Bauchfett dezimieren können, dann müssen Sie vorbeugende Maßnahmen setzen, damit nicht viele Hautfalten entstehen, wo Fettgewebe abgeschmolzen ist.
Denn das ist oft eine hässliche Folge des Abnehmens. Da sollten Sie rechtzeitig mit hautstraffenden Massagen einsetzen. Und auch dafür gibt es ein spezielles duftendes Massageöl, das man selbst zubereiten muss: Verrühren Sie 6 Tropfen Rosengeranienöl, 12 Tropfen Myrtenöl, 40 Milliliter Mandelöl und 10 Milliliter Weizenkeimöl. Sie sollten mit dieser Mischung während einer Diät jeden Morgen nach dem Duschen oder Baden den ganzen Körper einmassieren. Das strafft während des Abbaues von Fettpolstern die Haut am Bauch sowie an den Oberschenkeln. Man kann sagen: Das ist eine duftende Schönheitsmassage fürs Abspecken.

Wer beim Kampf gegen etwaiges Übergewicht ätherische Öle mit ihrem Duft nützen möchte, der sollte unbedingt darauf achten: Es müssen rein natürliche Heilpflanzenöle sein mit der Bezeichnung „100 Prozent naturrein". Solche Öle kauft man am besten in der Apotheke, im Reformhaus oder im Naturkostladen.

Und bitte: Halten Sie sich an die Dosierungen. Der Umgang mit ätherischen Ölen ist nicht ganz unproblematisch.

Man muss vorsichtig und sparsam damit umgehen, weil man mit zu großen Mengen die Schleimhäute in den Atemwegen verätzen kann. Diese Gefahr ist natürlich besonders groß, wenn Sie synthetische Öle kaufen. Und da muss man wissen: Diese Öle haben einen penetranten Geruch, aber keinerlei positive Wirkung. Daher Hände weg davon.

So wird das Zuhause zu einer entspannenden Kräuter-Oase

Wie aber kann man sich nach einem anstrengenden Tag Freude bereiten, positive Stimmung und Energie aufbauen? Da gibt es viele Möglichkeiten: Sie nehmen eine lange heiße Dusche, ein stimmungsvolles Wannenbad, gehen in die Sauna oder verbringen 20 Minuten in einer Infrarotkabine. Vieles davon können Sie daheim in den eigenen vier Wänden genießen. Ein konkreter Vorschlag: Machen Sie einfach in Ihrer Freizeit Ihr Badezimmer zum Kurzentrum. Dabei sind Kräuter wichtige Begleiter. Und so wird das Wannenbaden besonders gesundheitsfördernd:

Steigen Sie erst 2 Stunden nach einer Mahlzeit in die Wanne. Das Badezimmer muss gut beheizt sein. Lassen Sie in Ihre Wanne zu 2 Drittel Wasser mit

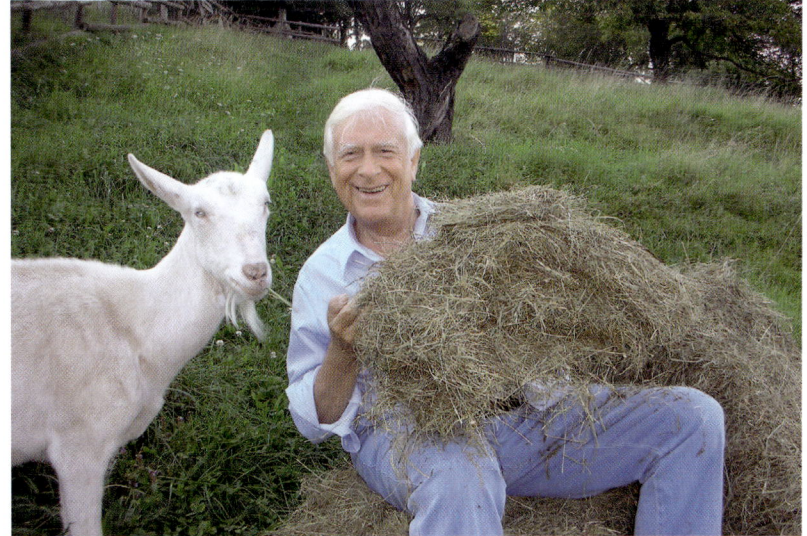

Ein Heublumenbad hilft gegen Verspannungen, Erschöpfung und rheumatische Beschwerden.

SO WERDEN KRÄUTER ZU NATURARZNEIEN

einer Temperatur von 37 Grad Celsius. Erst, wenn Sie darin sitzen, lassen Sie heißes Wasser nach, bis Sie eine Temperatur von 39 bis 40 Grad erreichen.

Die richtige Badedauer: 20 bis 25 Minuten. Sie sollten dabei tief atmen. Danach 1 Stunde im Bett ruhen und nachschwitzen. Ideal: Nach der Badekur sollten Sie Ihren Körper mit Kamillenöl, Minzöl, Ringelblumenöl oder Johanniskrautöl einmassieren.

So wird die Badewanne sogar zu einem Therapiezentrum gegen ganz bestimmte Leiden:

- Bei Wechseljahrbeschwerden genießen Sie zweimal die Woche ein Wannenbad mit Fichtennadelzusatz und bürsten dabei den ganzen Körper. Sie können ihn auch mit einem kalten Frotteelappen abreiben.

- Bei rheumatischen Beschwerden lassen Sie Wasser mit einer Temperatur von 42 Grad Celsius auf den Körper einwirken. Aber nur, wenn Sie sich dabei wohlfühlen.

- Gegen Frauenleiden nehmen Sie ein Wannenbad mit Moorzusätzen aus der Apotheke. Die Moorpräparate enthalten Pflanzenhormone. Keine Sorge: Die Wanne ist danach leicht wieder zu reinigen.

- Bei Kreislaufbeschwerden lassen Sie 20 Zentimeter hoch kaltes Wasser in die Wanne und steigen im Storchenschritt mit nackten Beinen darin 1 bis 3 Minuten umher.

Mit diesen Kräutern wird Ihr Wannenbad zum besonderen Genuss:

- Ein Baldrianbad baut Stress ab.

- Ein Melissenbad beruhigt die Nerven, bekämpft psychosomatische Störungen, Migräne und Wetterfühligkeit.

- Ein Brennnesselbad fördert die Durchblutung.

- Rosmarinbäder bekämpfen Erkältungen.

- Heublumenbäder eignen sich bestens gegen rheumatische Beschwerden und Muskelschmerzen.

- Kamillenbäder stillen Krämpfe.

- Lavendelbäder stärken den Kreislauf.

Grundsätzlich gilt für das Kräuterbad: 2 Handvoll getrocknete Kräuter aus der Apotheke oder aus der Drogerie werden mit 2 Liter kochendem Wasser übergossen, 15 Minuten ziehen lassen, dann durchseihen, den Kräutersud in die mit Wasser gefüllte Wanne gießen.

Doch es gibt außer Kräutern auch noch andere natürliche Badezusätze, welche die Wanne zum Kurzentrum machen.

Hier die wirkungsvollsten Bade-Elixiere:

- Erwärmen Sie 1 Tasse Bienenhonig im Wasserbad, mit 1 Liter warmer Milch verrühren, ins Badewasser gießen. Das verschönt die Haut, beruhigt die Nerven.

- Gießen Sie 3 Liter Buttermilch in die Wanne. Das hilft gegen Stoffwechselstörungen und Unterleibsbeschwerden.

- Molkepräparate helfen bei Hautallergien.

- Gießen Sie 1/2 Liter Apfelessig in die Wanne: Das lindert rheumatische Beschwerden, stärkt die Abwehrkräfte.

- Lösen Sie 1 Kilo Kochsalz aus der Küche in einem Eimer mit etwas Wasser auf. Diese Lösung gießen Sie ins Badewasser, nur 15 Minuten baden. Das macht bei Müdigkeit und Abgespanntheit wieder fit. Und es hilft auch gegen Cellulite.

Doch nicht nur die Badewanne, auch die Dusche kann im Winter daheim zu einem Wellnesszentrum werden. Es

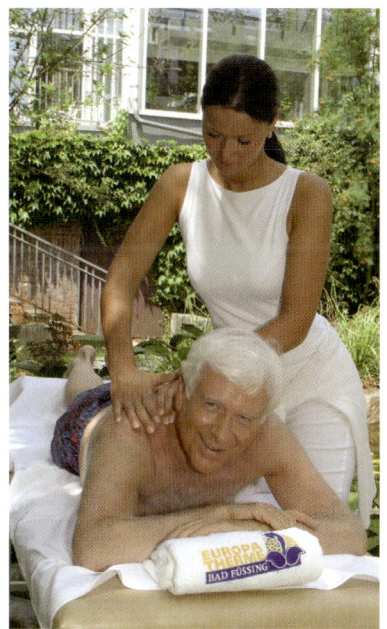

Massagen mit ausgewählten Heilkräuter-Ölen wie zum Beispiel Kamillen- oder Rosmarin-Öl sind nicht nur wohltuend. Sie bauen auch Verspannungen ab.

kann nämlich sehr frustrierend sein, wenn im Winter morgens draußen Dunkelheit herrscht. Da würde man am liebsten im Bett bleiben und weiterschlafen. Dazu kommt noch, dass viele von uns gerade nach dem Aufstehen nur sehr langsam in Schwung kommen. Die einen versuchen es mit starkem Bohnenkaffee, die anderen mit Jogging oder Gymnastik. Und jene, die nichts dagegen tun, schleppen sich müde in den Tag. Dabei gibt es ein so einfaches und genussvolles Wellnessrezept: Der beste Muntermacher ist die Dusche.

SO WERDEN KRÄUTER ZU NATURARZNEIEN

Auch in vielen Küchenkräutern stecken erstaunliche Heilkräfte

Schnittlauchbrot gegen die lästige Frühjahrsmüdigkeit, Basilikum für mehr geistige Fitness, Lavendel gegen Ängste und Zwiebel gegen Bluthochdruck.

Das mag für viele vielleicht ungewöhnlich klingen, ist es aber nicht. Unsere ganz gewöhnlichen, alltäglichen Küchenkräuter verfügen aber tatsächlich über solche Kräfte. Sie haben nicht bloß die Fähigkeit, die Speisen mit ihrem Aroma zu verbessern und unseren Gaumen zu erfreuen.

- Der Thymian macht Lammbraten erst zum großen Genuss. Fisch und Pizza erreichen mit Thymian das, was man ein Gaumenerlebnis nennt. Und die legendären Kräuter der Provence, die den Blattsalat erst zum Erlebnis machen, sind ohne dieses Küchenkraut nicht denkbar. Aber der Thymian kann noch viel mehr: Das ätherische Öl Thymol in Blüten und Blättern lindert Husten, löst den Schleim in den Bronchien und stärkt die Atemwege. Thymiantee oder Thymianhustensaft sind hochgeschätzte Naturarzneien in der Medizin. Und es ist kein Zufall, dass der Thymian vom Studienkreis „Entwicklungsgeschichte der Arzneipflanzenkunde" an der Universität Würzburg zur Arzneipflanze des Jahres 2006 gewählt wurde.

- Basilikum ziert eine sehr bekannte mediterrane Speise, die im Sommer wieder hochaktuell wird: Mozzarella mit Tomaten und Basilikumblättern. Ebenso beliebt ist Pesto aus der italienischen Küche: Spaghetti mit Basilikum. Nur wenige aber wissen, dass Basilikum in unserem Körper hochaggressive Schadstoffe bekämpfen kann, die uns alt und krank machen, dass man mit Basilikum Blähungen und Verstopfung bekämpfen kann. Außerdem hebt dieses wunderbar und intensiv duftende Küchenkraut die Laune schärft das Gehirn. Die beiden ätherischen Öle Eugenol und Estragol in den Basilikumblättern machen geistig fit. Und der Inhaltsstoff Methyl-Chavicol schützt uns vor Erkältungen.

- Wer gern Suppe isst und knackige Salate in den Speiseplan einbaut, der verwendet dazu gern die Bibernelle, ein Kraut, das man auch unter dem Namen Pimpinelle oder Bockwurz kennt. Die Bibernelle enthält die ätherischen Öle Pimpinellin und Saponin. Die beiden regen die Arbeit von Leber, Galle und Nieren an. Das bringt die gesamte Verdauung in Schwung. Außerdem kann man das Küchenkraut sehr wirksam als Tee gegen Heiserkeit einsetzen. 1 Teelöffel klein gehackte Bibernellenwurzel mit 1 Tasse Wasser 5 Minuten kochen, danach 5 Minuten zugedeckt ziehen lassen, durchseihen und mit etwas Honig gesüßt trinken. Hilft auch bei Husten.

- Bohnenkraut macht Hülsenfrüchte besser verdaulich und bekömmlicher. Doch mit den ätherischen Ölen Cymol, Thymol und Carvacrol wird das Bohnenkraut zur Naturarznei, die man gegen Blähungen, Völlegefühl sowie Durchfall einsetzen kann. Auch die männliche Potenz und die weibliche Liebeslust können verbessert werden.

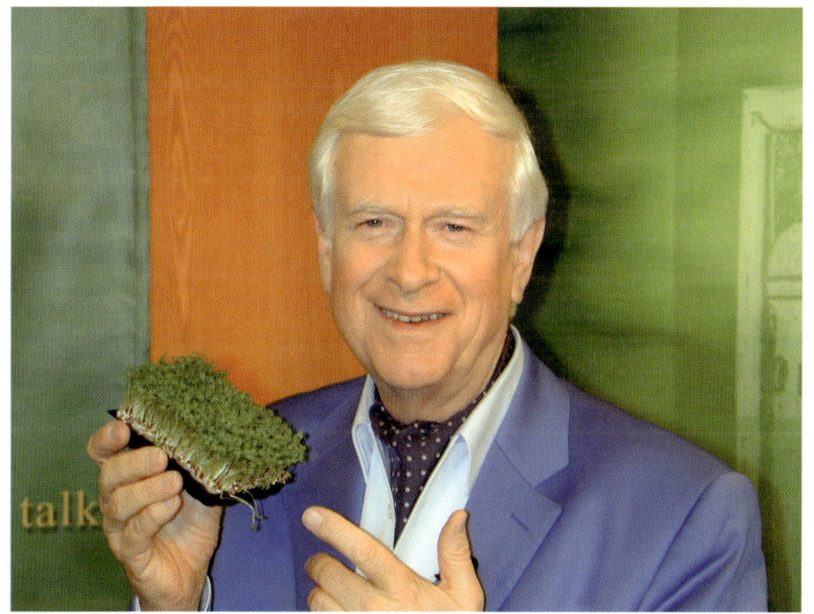

Kresse enthält Chrom und damit steuert sie das Sattsein und ist beim Abnehmen eine große Hilfe.

SO WERDEN KRÄUTER ZU NATURARZNEIEN

- Auch der Knoblauch ist für viele von uns ein wichtiges Küchenkraut, das zahllosen Speisen ein herrliches Aroma gibt. Vom Knoblauch allerdings wissen wir alle, dass er enorm die Durchblutung fördert und unsere Blutgefäße jung, elastisch und gesund erhält. Und dass er zu hohen Blutdruck sowie zu hohe Cholesterinwerte senken kann.

- Die Kresse ist ein herrliches Frischgewürz für knackige Blattsalate. Sie schmeckt auch köstlich auf einem Butterbrot, das man ganz dick damit belegt. Doch die Kresse ist auch eine Naturmedizin. Mit ihrem hohen Anteil an Vitamin C schützt sie uns vor Erkältungen. Sie versorgt uns aber auch mit dem Spurenelement Jod für die Schilddrüse und mit Senfölen zum Stärken von Harnblase und Harnwegen. Kresse gibt auch Kraft bei Erschöpfungszuständen. Besonders interessant aber ist die Kresse fürs Abnehmen. Das Spurenelement Chrom steuert nämlich das Sattwerden. Mit 2 Hand voll Kresse am Tag kann man sich beim Abspecken vor den verführerischen Hungerattacken schützen.

- Kümmel ist nicht nur wichtig zum Würzen von Ente und Gans sowie Pilz-, Kraut- und Kohlgerichten. Kümmel schützt uns vor Blähungen, macht Fett besser verdaulich, bekämpft Mundgeruch und Magenkrämpfe.

- Ein hochinteressantes Küchenkraut mit besonderer medizinischer Zukunft ist der Lavendel mit seinen duftenden Blüten. In der Küche setzt man Lavendel für Fisch-, Lamm- und Wildgerichte ein. Man gibt damit Soßen, Suppen, ja sogar Kuchen und Keksen eine ganz besondere Note. Doch 200 Wirkstoffe, allen voran das Linalyt-Acetat und das Linalool, machen die Lavendelblüten zur Arznei. Man kann mit Lavendel schwache Nerven beruhigen, kann Ängste und schlechte Laune vertreiben. Dazu brüht man entweder einen Tee auf oder man gibt einfach ein paar Tropfen Lavendelöl in ein Taschentuch und schnuppert tagsüber immer wieder daran.

- Liebstöckel macht jede Suppe erst zum wahren Genuss. Viele kennen es daher auch unter dem volkstümlichen Namen Maggikraut. Doch schon die Heilige Hildegard von Bingen, Paracelsus und Albertus Magnus haben Liebstöckel als Naturarznei hoch gelobt. Das Küchenkraut fördert den Harnfluss und entwässert. Es kann Krämpfe lösen, Blähungen bekämpfen. Aber es regt auch den Appetit an. Auch Aufstoßen und Sodbrennen kann man mit Liebstöckel gut bekämpfen. Viele Medikamente, die zum Entwässern eingesetzt werden, enthalten den hoch dosierten Extrakt aus der Liebstöckelwurzel.

- Petersilie ist für viele eines der wichtigsten Küchenkräuter für Salate, Suppen und Soßen. Doch sie schmeckt nicht nur köstlich. Sie ist reich an Vitamin C, schützte damit vor Erkältungen und Stress, hilft auch beim Abnehmen. In früheren Zeiten galt die Petersilie – roh gekaut – als Potenzmittel für den Mann.

- Die Pfefferminze passt hervorragend zu Lammfleisch, Fisch und Kartoffeln. Auch Gurken und Bohnen werden im Geschmack aufgewertet. Ja, sogar Obstsalat kann man damit verbessern. Und der Pfefferminztee ist für viele ein belebendes und beliebtes Frühstücksgetränk. Pfefferminze wirkt aber im medizinischen Sinn krampflösend, bekämpft schädliche Bakterien im Darm. Man kann Spannungskopfschmerzen lindern und ausschalten, wenn man Stirn, Nacken und Schläfen mit 10prozentigem Pfefferminzeöl aus der Apotheke einreibt.

- Was wären Kaninchen, Huhn und Lamm in der kulinarischen Zubereitung ohne Rosmarin? Auch die gebratene frische Makrele erreicht den Höhepunkt an Geschmacksvielfalt mit diesem Küchenkraut. Doch Rosmarin hat enorme Heilkräfte. Es aktiviert Herz und Kreislauf, gibt dem Organismus Schwung, hilft nach langen Flugreisen, Jetlag zu bekämpfen und macht geistig fit. Die einfachste Möglichkeit, fit in den Tag zu gehen: Reiben Sie nach dem Duschen und Abtrocknen die Fußsohlen intensiv mit Rosmarinöl (Apotheke, Reformhaus) ein.

- Schnittlauch ist ein sehr beliebtes Küchenkraut für Suppen, Salate oder einfach fürs Butterbrot. Gleich nach dem Salz ist Schnittlauch die zweitbeliebteste Würze in der Küche. Wenn man ihn ganz frisch konsumiert und dabei ganz fein schneidet, so dass der Saft mit den ätherischen Ölen rasch vom Körper aufgenommen werden kann, dann entwickelt der Schnittlauch Superkräfte. Er schützt vor Schnupfen und anderen Erkältungen, weil er reich an Vitamin C ist. Er ist eine hervorragende Waffe gegen die Frühjahrsmüdigkeit, weil er uns mit Eisen versorgt. Er stärkt die Atemwege und die Stimmbänder, bekämpft Heiserkeit.

Was wären Huhn, Lamm oder Kaninchen in der kulinarischen Zubereitung ohne Rosmarin?

SO WERDEN KRÄUTER ZU NATURARZNEIEN

Die Kraft aus Kräutern für gesunde & schöne Haare

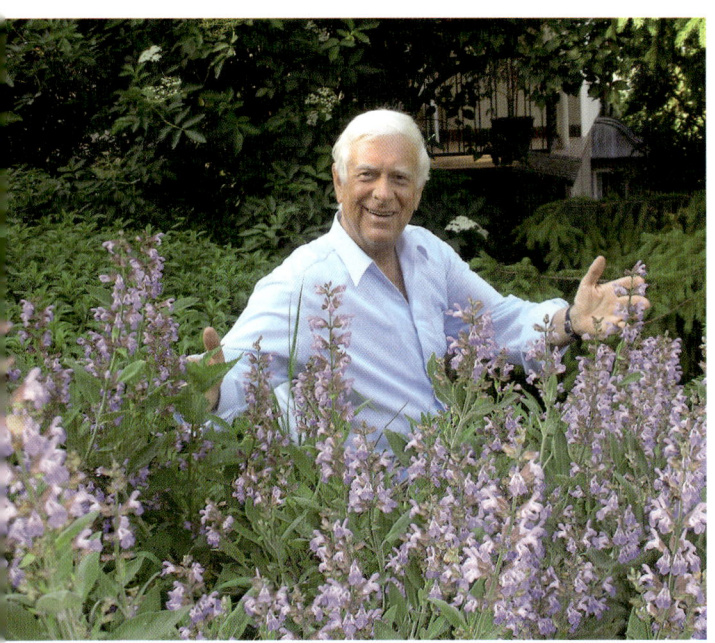

Wer jung aussehen und seine Haare gesund erhalten will, muss die Frisur nach besonderen Regeln der Naturkosmetik pflegen. Das Geheimnis: Man sollte ausschließlich Heilkräuter und andere Natursubstanzen einsetzen. Man muss allerdings wissen, wann man welche Naturkräfte gezielt einsetzt.

- Wer sein Haar durch Färben strapaziert hat, sollte zur Regeneration Avocado-Extrakt einsetzen. Die Wirkstoffe der Avocado machen die Haare auch geschmeidig. Es macht auch Sinn, regelmäßig reife Avocados zu essen.

- Ein Jungbrunnen fürs Haar sind Shampoos mit Weizenkeimextrakt.

- Fettiges Haar sollte regelmäßig mit Shampoo aus Meerestang gewaschen werden.

- Wenn man gegen trockenes und sprödes Haar ankämpft, ist ein Shampoo mit Eigelb das Richtige.

- Sehr sinnvoll ist der Einsatz von Shampoos mit Hirse-Extrakt. Sie geben dem Haar jugendliche Spannkraft, weil ihm damit viele Vitamine, Proteine und Kieselsäure zugeführt werden.

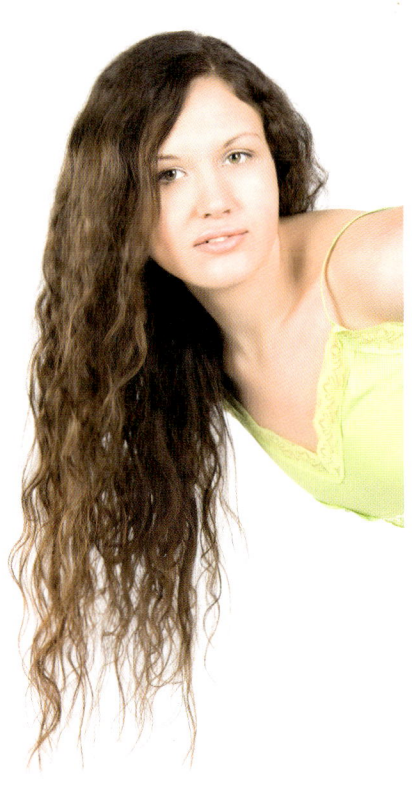

Heilkräuter, welche die Haare jung und attraktiv erhalten sollen, müssen aus biologischem Anbau kommen. Blüten, Blätter, Wurzeln und Rinden sollten ständig kontrolliert und schonend verarbeitet werden. Man bezieht solche Präparate am besten aus der Apotheke.

Hier die wichtigsten Jungbrunnenregeln für die Haare:

- Nehmen Sie niemals zuviel Shampoo. Es genügt die Menge in der Größe einer Haselnuss.

- Spülen Sie das Haar längere Zeit mit viel Wasser. Spülen Sie doppelt solange wie Sie die Haare gewaschen und die Kopfhaut dabei massiert haben.

- Föhnen Sie das Haar nie zu heiß. Der Föhn muss mindestens 15 Zentimeter Abstand vom Kopf haben.

- Kamm und Bürste müssen regelmäßig mit Shampoo gereinigt werden.

Prof. Bankhofer verwendet für seine Haare sehr oft Salbei-Shampoo. Das ist besonders gut für weiße und graue Haare.

- Sehr wichtig, damit das Haar nicht zu schnell altert, sind Shampoos mit Rosmarinextrakt.

- Wenn jemand bereits graues oder weißes Haar hat, lohnt es, regelmäßig die Haare mit Salbeitee zu waschen, und obendrein 2 Mal die Woche ein Shampoo mit Salbei-Extrakt einzusetzen.

SO WERDEN KRÄUTER ZU NATURARZNEIEN

Kräuter machen uns schön & erhalten uns länger jung

Frauen und Männer wollen ab einem gewissen Alter etwas für ein attraktiveres Aussehen tun und wollen möglichst lange jung wirken.

Dafür bieten Medizin und Kosmetik jede Menge Präparate. Mehr und mehr aber stellt sich heraus, dass man die besten Erfolge mit der Kraft der Kräuter erzielt. Und daher ist auch für eine Reihe von kosmetischen Gesundheitsproblemen der Trend zum Einsatz von Heilkräutern im Zunehmen.

- Spröde, rissige Lippen sind nicht nur unangenehm. Sie sehen auch hässlich aus. Es gibt viele Ursachen: Stress, zuviel Sonne, Wind, trockene Luft in beheizten Räumen, Klimaanlagen, aber auch ein Mangel an den Vitaminen A und E. Oder man befeuchtet zu oft mit der Zunge die Lippen. Hier bewährt sich am besten eine Creme oder ein Lippenpflegestift mit Kampfer oder mit Aloe Vera. Und jeden Abend vor dem Zubettgehen die Lippen mit Honig einreiben und 20 Minuten einwirken lassen.

- Trockene Haut entsteht sehr oft durch Stress und zuviel Sonne. Sie kann aber auch angeboren sein. Eine ideale Pflege für trockene Haut erzielt man mit Ringelblumencreme. Zusätzlich jeden Tag 3 Liter Wasser trinken. Sehr sinnvoll ist es auch, einmal in der Woche eine Gesichtspackung mit gekochten Kartoffeln zu machen, die man mit einer Gabel zerdrückt, mit Rahm vermischt und für 20 Minuten auf die Haut auflegt.

- Wer unter einer Haut leidet, die immer wieder zu Rötungen neigt, der hat eine unausgeglichene Hautdurchblutung. Seelische Einflüsse, eine Überfunktion der Schilddrüse oder Schwangerschaft können dahinter stecken. Hier hat sich der Lavendel bewährt. Er wirkt beruhigend auf den Blutkreislauf und auf das Nervensystem. Bereiten Sie einige Zeit jeden Tag Lavendelblütentee zu und waschen Sie damit das Gesicht. Es macht auch Sinn, Lavendelblütentee zu trinken. Hier das Rezept: 1 gehäufter Teelöffel getrocknete Lavendelblüten werden mit 1 Tasse kochendem Wasser übergossen, 8 bis 10 Minuten zugedeckt ziehen lassen, durchseihen. Entweder Sie tauchen in den lauwarmen Tee einen Wattebausch und reinigen damit die Gesichtshaut. Oder Sie trinken die Tasse ebenfalls lauwarm, mit ganz wenig Honig.

- Wer in einem zu warmen Raum schläft, wer ein übersäuertes Bindegewebe hat, wer allergisch auf manche Kosmetikprodukte reagiert, wer Nieren- oder Kreislaufprobleme hat, der leidet sehr oft unter angeschwollenen Augenlidern oder an Tränensäcken. Hier sollte man die Kraft der Rose einsetzen. Trinken Sie 3 Wochen lang Rosenblütenblättertee aus der Apotheke. 2 Teelöffel getrocknete Rosenblütenblätter aus biologischem Anbau werden mit 1 Tasse kochendem Wasser überbrüht, 8 Minuten ziehen lassen, lauwarm in kleinen Schlucken trinken. Jeden Abend die Gesichtshaut mit Rosenwasser reinigen und pflegen. Sehr sinnvoll ist es auch, hin und wieder eine dreiwöchige Kur mit täglich 3 Tassen Birkenblättertee (Apotheke) trinken.

- Viele, die zu wenig schlafen, zu wenig Bewegung in frischer Luft machen, zuviel Nikotin, Koffein und Alkohol konsumieren, haben oft fahle, müde Haut. Sie macht alt und sollte bekämpft werden. Die wichtigste Maßnahme ist es natürlich, die Auslöser aus der Welt zu schaffen. Dann aber kann die Haut mit der Kraft des Salbeis wieder aufgebaut werden. Die ätherischen Öle der Salbeiblätter wirken auf die Haut belebend. Waschen Sie die Haut vor dem Zubettgehen mit Salbeitee. Verwenden Sie Kosmetika, die Salbei enthalten. Und trinken Sie zwischendurch auch immer wieder einmal eine Tasse ungesüßten Kräutertee. Wer Salbeitee nicht mag, der kann Eisenkrauttee trinken.

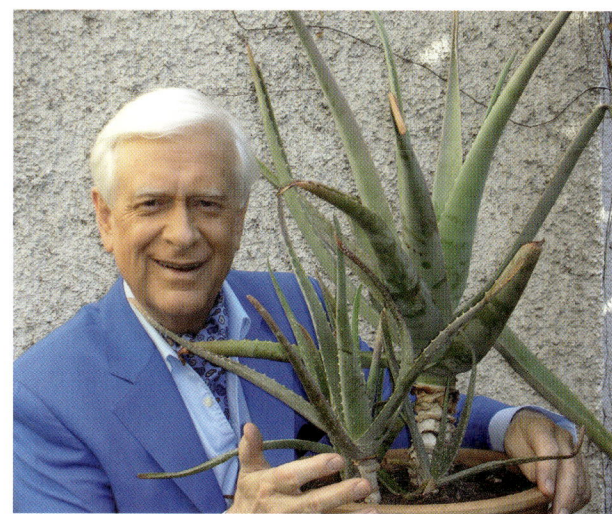

Die Aloe vera kann mit ihrem Wirkstoff Acemannan die Haut reparieren und länger jung erhalten.

SO WERDEN KRÄUTER ZU NATURARZNEIEN

Rund ums Jahr gesund und fit mit fermentierten Heilkräutern

Es gibt eine ganz besonders interessante Möglichkeit, Heilkräuter für die Gesundheit einzusetzen. Für manche Wissenschaftler und Ärzte ist dies sogar die effektivste Möglichkeit: der Einsatz von fermentierten Kräutern.

Diese Möglichkeit schafft der KE-Kräuterextrakt, die Entwicklung eines Österreichers, der viele Jahre dafür geforscht hat. Ing. Michael Spitzer aus Hollenstein an der Ybbs verarbeitet Berg- und Wiesenkräuter zu einem natürlichen Kräuterferment, das allein in einem einzigen Milliliter bis zu 500 Millionen gesundheitsfördernde Mikro-Organismen enthält.

Bei dieser Fermentation werden ausschließlich Meersalz, Melasse und levitiertes Quellwasser eingesetzt, weder fremde Bakterien, Pilze oder Hefen. Da wird nichts pasteurisiert oder sterilisiert. Das macht diesen Kräuterextrakt so wertvoll. Bei diesen Mikro-Organismen handelt es sich zum Großteil um Milchsäurebakterien und heilsame Hefestämme, die den Stoffwechsel und die Verdauung aufbauen und die Abwehr gegen schädliche Bakterien und Pilze stärken. Das ist einer der wichtigsten Vorgänge für eine optimale Immunkraft.

Das Wirkspektrum dieser fermentierten Heilpflanzen in Form des KE-Kräuterextraktes ist verblüffend breit:

Wir können damit die Immunkraft in Erkältungszeiten stärken und stabilisieren, können uns vor Infekten schützen, wenn rundum alle niesen, schnäuzen und husten. Wichtig ist, dass man weiß: Wo ist denn die zentrale Stelle im Organismus für die Immunkraft? In vielen Organen des Körpers werden körpereigene Abwehrkräfte aufgebaut und mobilisiert. Doch 70 Prozent unserer Immunkraft werden im Darm aufgebaut und stabilisiert.

In unserem Darm leben Millionen von positiven, guten und gesundheitsfördernden Bakterien. Sie beschützen uns und bekämpfen eindringende Krankheitserreger: Viren, schädliche Bakterien und Pilze.

Was können wir nun tun, dass die gesundheitsfördernden, positiven Bakterien hochaktiv bleiben? Wir müssen sie hegen und pflegen, dürfen sie nicht belasten und nicht beleidigen. Das bedeutet in der Praxis: nicht zu fett essen, nicht zu scharfe Gewürze verwenden, nicht zuviel Alkohol trinken, nicht zuviel Zucker konsumieren.

Es macht Sinn, Kohlgemüse, Sauerkraut und Naturjoghurt zu konsumieren. Doch es gibt auch eine Möglichkeit, unsere schützenden, gesundheitsfördernden Bakterien – die man als Darmflora bezeichnet – zu unterstützen, ihnen Hilfe zukommen zu lassen. Wir müssen ihnen Mikro-Organismen zuführen, welche die Darmflora stärken, als Helfer in den Darm kommen und im Verdauungstrakt Ordnung schaffen. Diese Möglichkeit schafft der KE-Kräuterextrakt.

Man muss sich das in der Praxis so vorstellen: Wer jeden Tag einen Messbecher KE-Kräuterextrakt aus der Apotheke einnimmt, der versorgt seine vielleicht nicht gerade so starken körpereigenen, lebenswichtigen Darm-

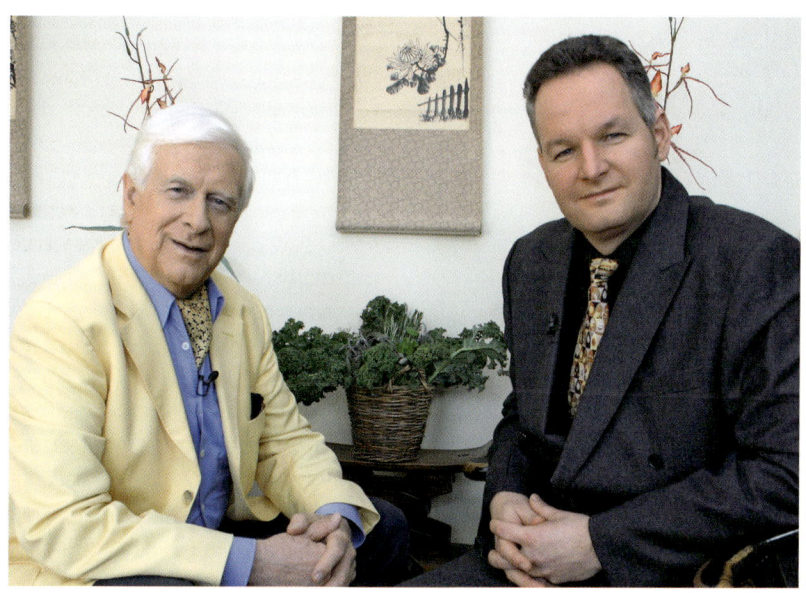

Zehn Jahre Forschungsarbeit waren notwendig, aus über 80 Heilkräutern einen Kräuterextrakt durch natürliche Fermentation herzustellen: Prof. Hademar Bankhofer im Gespräch mit dem Wissenschaftler Ing. Michael Spitzer.

SO WERDEN KRÄUTER ZU NATURARZNEIEN

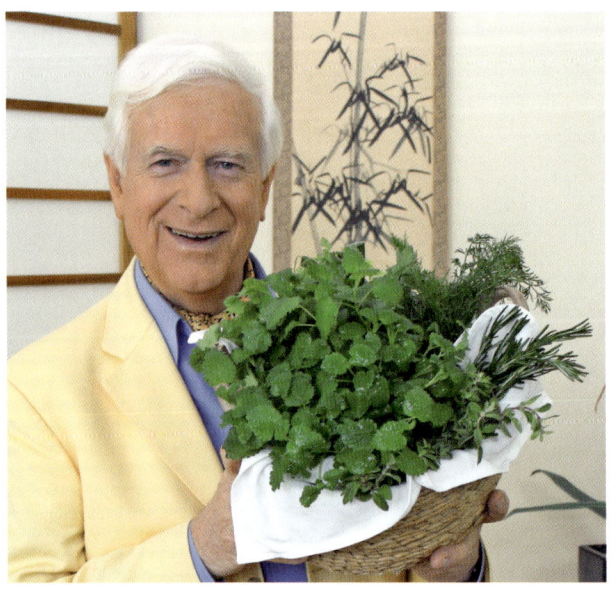

Seit rund 30 Jahren befasst sich Prof. Bankhofer mit der heilsamen Anwendung einzelner Kräuter.

bakterien – die sogenannte Darmflora – mit hochaktiven Helfern. Die körpereigenen Darmbakterien freuen sich, bekommen Tag für Tag Unterstützung. Und damit wird ständig die Immunkraft abgesichert, sodass sich im Körper weder schädliche Viren, gefährliche Bakterien noch belastende Pilze verbreiten und uns krank machen können. Der KE-Kräuterextrakt schafft das Fundament für körpereigene, starke Abwehrkräfte.

Viele von uns haben im Frühling das Bedürfnis, nach dem Winter etwas für den Körper zu tun. Da bietet sich eine kleine Fastenkur an. Die klassische Form des Heilfastens dauert 4 Wochen und sollte in einer Klinik unter ärztlicher Aufsicht durchgeführt werden. Man kann aber auch – nach Absprache mit dem Hausarzt – zuhause eine „kleine" Fastenkur für einige Tage durchführen.

Dazu muss man einiges wissen: Fasten heißt nicht hungern, wie viele glauben. Beim Fasten nimmt man keine feste, sondern nur flüssige Nahrung zu sich. Man fastet, damit unerwünschte Stoffwechselsubstanzen, die im Körper anfallen, abgebaut werden. Fettpolster sollen gelöst und abgetragen werden. Im normalen Alltag ist unser Körper für Aufnehmen und Speichern programmiert. Das Hauptziel beim Fasten lautet: Ausscheiden. Mit dem Fasten wird unsere körpereigene „Müllabfuhr" in Schwung gebracht.

Damit das alles so funktioniert, damit Gifte und andere Schadstoffe aus dem Organismus gewiesen werden, brauchen wir eine voll intakte Darmflora. Das ist die Welt unserer guten, gesundheitsfördernden Darmbakterien, die dafür sorgen, dass in unserem Darm und dann im übrigen Körper keine Krankheitserreger die Oberhand gewinnen. Speziell Senioren müssen darauf achten, weil ihre Darmflora durch die Einnahme von Medikamenten oder durch ein altersbedingt geschwächtes Verdauungssystem nicht mit voller Kraft arbeitet.

Darum sollte man sich beim Fasten – beim Ausleiten von Stoffwechselmüll – Hilfe holen. Und die kommt aus der Natur. In Form des KE-Kräuterextraktes aus der Apotheke.

Wer fastet, muss auch mit Nebenwirkungen rechen. Dazu gehören eine belegte Zunge, Mundgeruch, starker Körpergeruch, Frieren. Man muss in dieser Zeit auf Alkohol, Bohnenkaffee, Schwarztee und Süßigkeiten verzichten. Und wenn man wieder ins normale Leben einsteigt, macht es Sinn, sich gleich mit einer gesunden, ausgewogenen Ernährung vertraut zu machen, wenn man das bisher nicht getan hat. Es gibt speziell bei den Senioren Menschen, die keine Fastenkur durchführen dürfen. Dazu gehören Herzpatienten, Bluthochdruckpatienten, nervlich erschöpfte Menschen, alle, die an Depressionen leiden, und Diabetiker.

Eine Regenerations- und Aufbaukur mit dem KE-Kräuterextrakt jedoch kann jeder durchführen. Ein Messbecher davon täglich eingenommen baut eine gesunde, widerstandsfähige Darmflora auf und schafft eine Barriere gegen viele Krankheitserreger.

Im Frühling sowie im Herbst kommt es verstärkt bei vielen Menschen zu einer Magenschleimhautentzündung, zu einem Darmkatarrh. Oder man entdeckt bei einer Untersuchung den Helicobacter Pylori. Aber auch der letzte grippale Infekt der Saison macht vielen zu schaffen. Sehr oft entscheidet der Arzt aus Sorge um einen bakterielle Infektion: Es muss eine Therapie mit Antibiotika durchgeführt werden.

Das Problem dabei ist: Antibiotika unterscheiden nicht zwischen Gut und Böse. Sie bekämpfen alle Bakterien: die krankmachenden wie die gesundheitsfördernden. Die Folge: Nach so einer Therapie mit Antibiotika ist die Darmflora – die Welt der guten Bakterien – kaputt. Die Verdauung ist komplett durcheinander geraten. Meistens kommt es zu Durchfall. Damit der Betroffene schnell wieder gesund wird und vor allem wieder einen gesunden Stoffwechsel sowie eine gute Verdauung hat, muss im Darm wieder Ordnung geschaffen werden. Die Darmflora muss aufgebaut werden.

Mancher wird jetzt fragen: Wie geht das? Ganz einfach: Man muss dem Darm dabei helfen. Man muss ihm

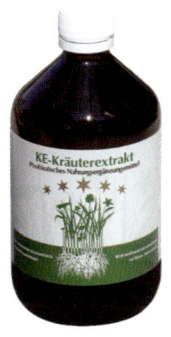

Eine Regenerations- und Aufbaukur mit dem KE-Extrakt kann jeder durchführen.

SO WERDEN KRÄUTER ZU NATURARZNEIEN

Mikroorganismen – Milchsäurebakterien und heilsame Hefestämme – zuführen, die rasche Aufbauarbeit leisten. Das beste Naturrezept dafür ist auch da wieder der KE-Kräuterextrakt. Die Milchsäurebakterien und Hefestämme, die darin enthalten sind, können ganz massiv die Darmflora regenerieren. Die körpereigenen gesundheitsfördernden und schützenden Bakterienstämme werden Schritt für Schritt wieder aufgebaut. Die Verdauung beginnt wieder normal zu arbeiten. Die natürliche Abwehr im Darm funktioniert wieder.

Wer eine über eine gewissen Zeitspanne jeden Tag einen Messbecher KE-Kräuterextrakt aus der Apotheke einnimmt, der kann die Folgen der Antibiotika-Therapie wieder ausgleichen. Manche Ärzte raten ihren Patienten, sie sollten bereits parallel zu den Antibiotika KE-Kräuterextrakt zur Vorbeugung gegen die Nebenwirkungen der Medikamente nehmen. Man kann damit größere Schäden an der Darmflora von vornherein verhindern und lindern.

Schwer gefährdet sind unsere Verdauung und damit die Darmflora, die Welt der positiven, schützenden und gesundheitsfördernden Darmbakterien auf Reisen in exotische Länder. Wer will nicht auch einmal die Pyramiden in Ägypten sehen? Wer möchte nicht an einer Fotosafari in Afrika teilnehmen oder im Rahmen einer Kreuzschifffahrt in fremden Ländern vor Anker gehen? Das sind sicher wunderbare Erlebnisse. Doch sie sind mit einer großen, sehr unangenehmen Gefahr verbunden. Das ist der lästige und schmerzhafte Reisedurchfall, auch „Montezumas Rache" oder der „Hammer des Orients" genannt.

Der Reisedurchfall ist die häufigste Urlaubserkrankung in südlichen, meist tropischen Ländern. Ausgelöst wird dieser Durchfall durch Viren, Bakterien und Parasiten. Sie geben Giftstoffe – sogenannte Toxine – an die Darmschleimhaut ab. Und die verursachen eine verstärkte Flüssigkeitsabgabe.

Man kann sich vor dem Reisedurchfall schützen: Meiden Sie in exotischen, fernen Ländern rohe Salate, rohes Gemüse, bereits geschälte Früchte, Joghurt, Milch, Mayonnaise und Speiseeis sowie offene Getränke und Wasser aus der Leitung. Halten Sie sich an den Spruch: „Koch es, brat' es. Oder vergiss es!"

Wenn Sie sich einen Reisedurchfall eingehandelt haben, dann sollten Sie viel trinken, aber immer Getränke aus Flaschen, die Sie selbst öffnen. Ein bewährtes Rezept der WHO lautet: Verrühren Sie in 1 Liter Mineralwasser oder Orangensaft 20 Gramm Zucker und 4 Gramm Salz. Und: So wenig wie möglich essen.

Doch das ist nicht alles. Wir müssen uns vor Augen halten: Wenn wir Reisedurchfall haben, dann ist in erster Linie unsere Darmflora – die Welt der gesundheitsfördernden, guten und schützenden Darmbakterien – schwer gestört und irritiert. Die guten Bakterien haben nicht mehr die Kraft, sich gegen die krankmachenden Bakterien, Viren und Parasiten zu wehren. Darum geht es uns auch so schlecht. Man kann nun mit einem einfachen Trick dem geschwächten Darm wieder neue Kraft geben und die Darmflora unterstützen.

Man muss hochwertige Mikroorganismen zuführen: Milchsäurebakterien und heilsame Hefestämme. Die ideale Nahrungsergänzung dafür ist auch da wieder der KE-Kräuterextrakt aus der Apotheke. Zu diesem Zweck sollte man KE-Kräuterextrakt im Reisegepäck mit dabei haben.

Erfahrene Reise-Experten empfehlen eine noch bessere Variante. Sie raten zur Vorbeugung und zum Schutz vor dem Reisedurchfall: Man sollte 2 bis 3 Wochen vor Antritt der Urlaubsreise täglich KE-Kräuterextrakt einnehmen, damit man mit einem superstarken Darm in das fremde Land kommt, erst gar nicht krank oder locker damit fertig wird.

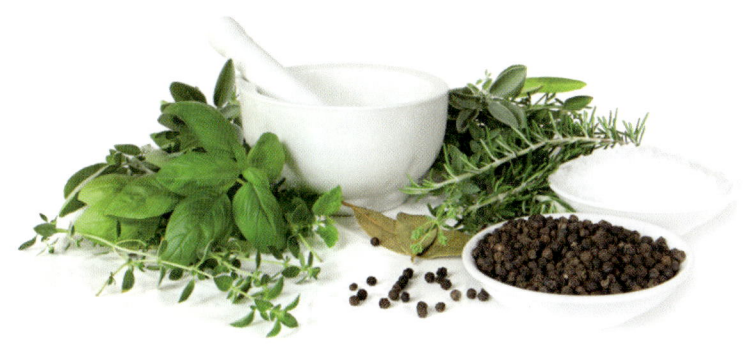

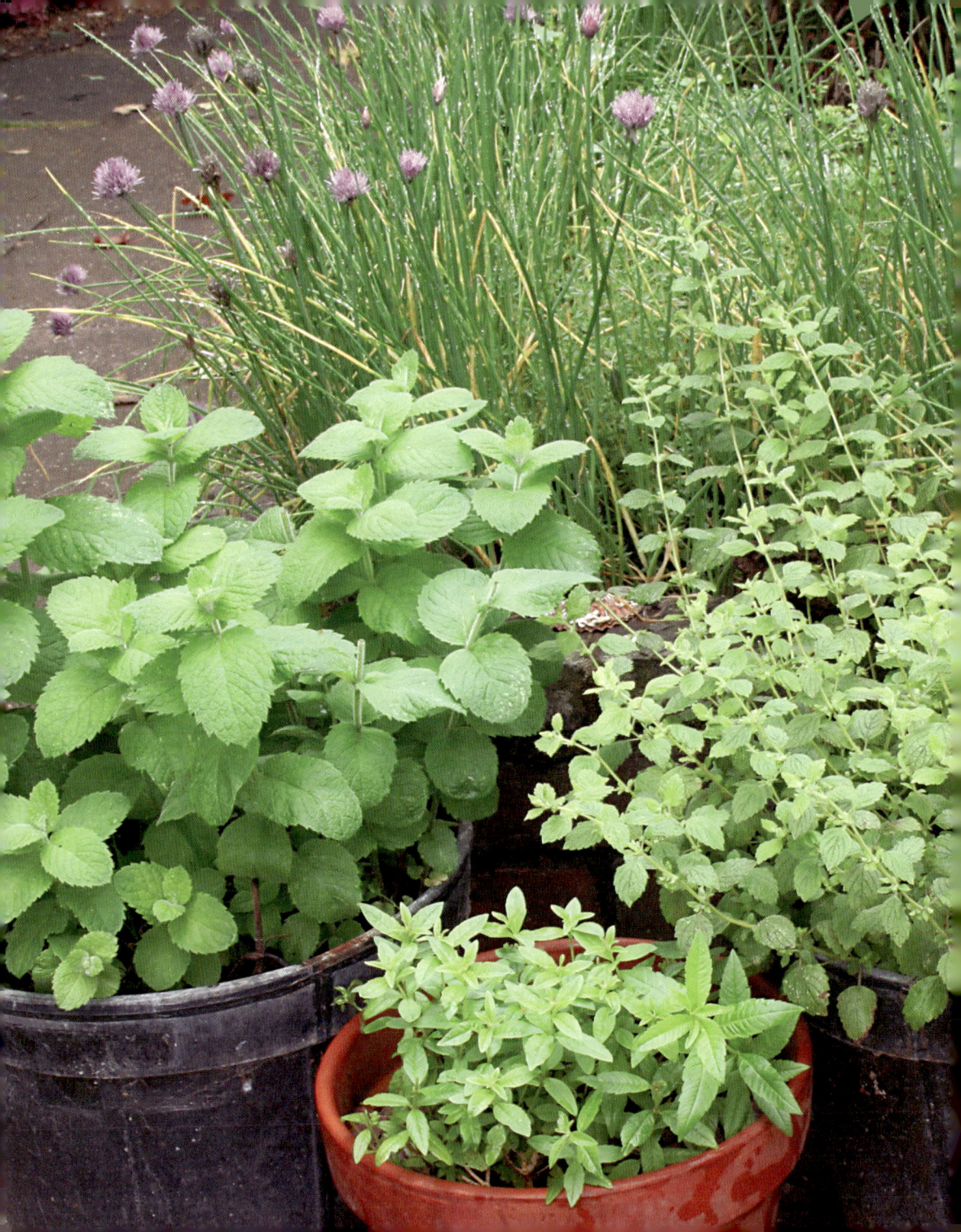

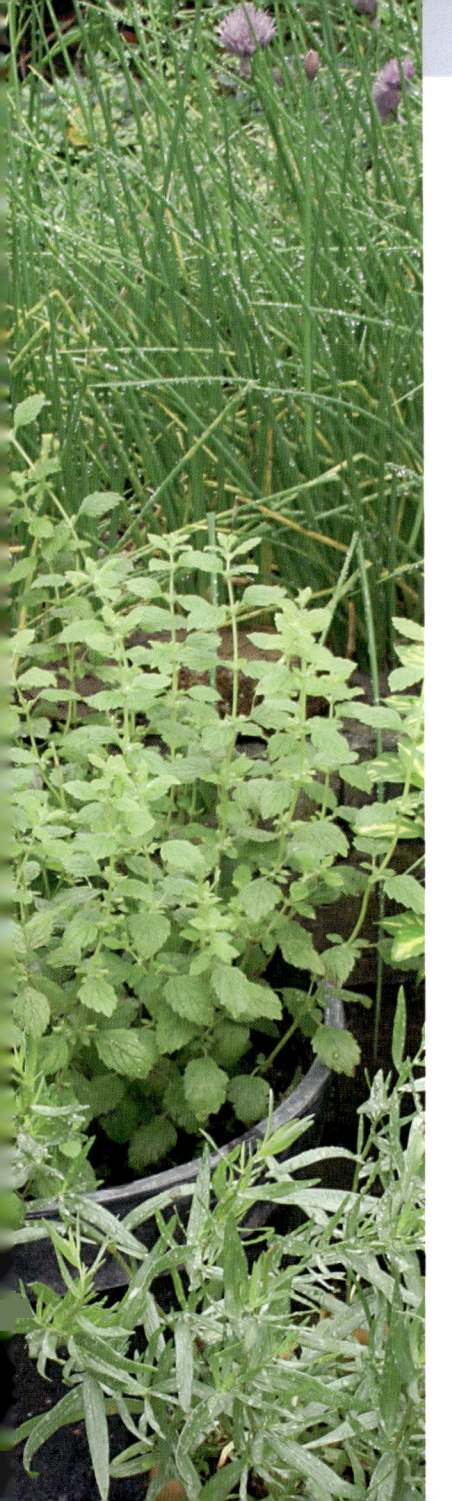

Kräuterkunde von A-Z

KRÄUTERKUNDE VON A-Z

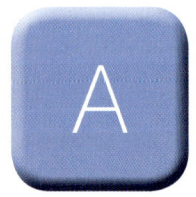

Das Kraut der schönen Helena: **Alant**

„Inula helenium", so lautet der lateinische Name des Alants, der im Volksmund auch Helenenkraut genannt wird. Der Sage nach soll nämlich die schöne Helena die Pflanze in ihren Händen gehalten haben, als Paris sie entführte. Wahrscheinlich leitet sich der Name aber von „helios", dem griechischen Wort für Sonne ab. Denn so goldgelb wie die Sonnenblumen sind auch die Blüten der Heilpflanze.

Der Alant stammt auch Zentralasien, ist aber schon seit langem bei uns in Europa heimisch und wächst auch frei an feuchten Standorten, an Waldrändern oder unter Hecken. Wer die Pflanze nicht wirklich gut kennt, sollte nur Alant aus dem Kräutergarten verwenden oder die getrockneten Wurzeln in der Apotheke kaufen.

Alant zählt im Garten zu den schönsten Pflanzen, da seine großen gelben Blütenköpfe wie kleine Sonnenblumen aussehen. Die Stängel können bis zu 2 m hoch werden, die Blätter bis zu 40 cm hoch.

Alant zählt im Garten zu den schönsten Pflanzen, da seine großen gelben Blütenköpfe wie kleine Sonnenblumen aussehen.

- Das Wichtigste am Alant aber sind seine Wurzeln. Sie stammen von Pflanzen, die bereits zwei oder drei Jahre alt sind. Die Wurzeln werden im Herbst ausgegraben, gesäubert, getrocknet und besonders dicke werden der Länge nach halbiert.

Der Alant galt seit jeher als Heil-, aber auch als Zauberkraut. Bereits die Griechen und Römer schätzten Alant als Heilkraut und Gewürz. Die Römer bereiteten vor rund 2000 Jahren mit der Alantwurzel eine Art „Hustenzuckerl" zu.

Um den bitteren Geschmack der Wurzel zu übertünchen, kandierten die Römer Alantwurzelstücke und färbten sie mit der aus Schildläusen gewonnenen Farbe rot.
In der Küche wurde das Helenenkraut in kleinen Mengen den Speisen als verdauungsförderndes Gewürz beigemengt.

In einem alten englischen Segensspruch aus dem 11. Jahrhundert wird

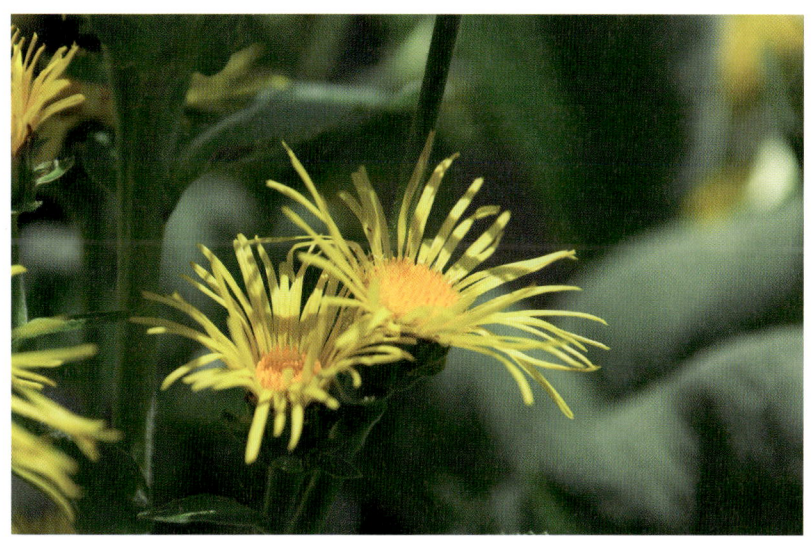

A

die Pflanze als ideales Mittel genannt, um Hexenschuss – so er dem bedauernswerten Opfer von einem „Widersacher" angehext wurde – zum Verschwinden zu bringen.

In manchen bäuerlichen Gegenden wurden am Heiligen Abend Wohnräume mit Alant geräuchert, da er angeblich die Dämonen vertreiben kann.

Hildegard von Bingen empfahl die Anwendung von Alant in Form des Alantweines, um Lungenleiden zu besänftigen, weil er nach dem Essen getrunken, „das Gift von den Lungen nimmt".

Im Jahr 1555 berichtet Jörg Wickram von der Herstellung eines „Alantbieres", auch Wein wurde mit Alant gemischt und in Südosteuropa rauchte man Tabak mit Alant.

Welche Heilkräfte werden dem Helenenkraut nun zugesprochen?

- Alant hat die Menschen früher gesund durch den Winter gebracht, vor allem bei Husten und Bronchitis wird die Heilpflanze wegen ihrer schleimlösenden Wirkung gern eingesetzt.

- Alant wirkt auch krampflösend und hilft, den Hustenreiz zu lindern.

In manchen bäuerlichen Gegenden wurden am Heiligen Abend Wohnräume mit Alant geräuchert, da er angeblich die Dämonen vertreiben sollte.

KRÄUTERKUNDE VON A-Z

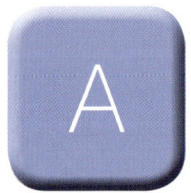

Gesund!

Alanttee

1 TL getrocknete Alantwurzel
1 Tasse Wasser

Für einen Aufguss die Wurzeln überbrühen und 10 Minuten ziehen lassen. Vor oder zu den Mahlzeiten getrunken, hilft der mild harntreibende Alanttee gegen Appetitlosigkeit. Gemischt mit Spitzwegerich lindert der Tee Bronchitis und chronischen Husten.

Alantwein

30 g frische Alantwurzeln
30 g 80%iger Weingeist
960 g Weißwein

Wurzeln in Scheiben schneiden, mit Weingeist übergießen und gut durchmischen. Weißwein dazugießen und die Flasche bei 25 bis 30 Grad Celsius 2 Tage stehen lassen. Flüssigkeit abseihen und die Wurzeln gut auspressen.

Alanttinktur

50 g fein geschnittene Alantwurzel
20 g Wermut
30 g Tausendguldenkraut
50 g süße Orangenschalen
1,5 l 60%iger Ansatzbranntwein

Gegen Appetitlosigkeit, aber auch gegen Verschleimung der Atmungsorgane helfen 3 Mal täglich 15 bis 20 Tropfen Alanttinktur. Alantwurzeln, Wermut, Tausendguldenkraut und Orangenschalen in Ansatzbranntwein bei Zimmertemperatur stehen lassen. Nach 10 bis 12 Tagen abseihen und gut auspressen.

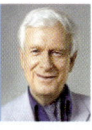

Prof. Bankhofers Tipp

Alanttee ist sehr bitter.
Eine Kombination mit anderen Kräutern ist deshalb ratsam. Schon eine kleine Menge Süßholzwurzeln gibt dem Alanttee einen besseren Geschmack.

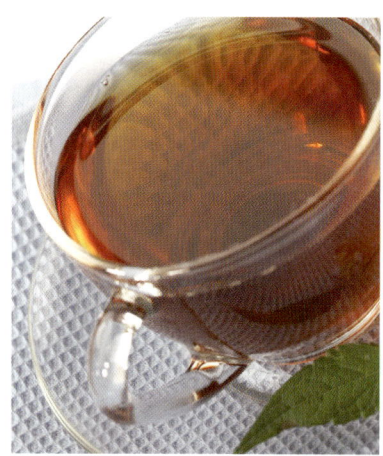

Die ungezähmte Power der Wüstenlilie
Aloe Vera!

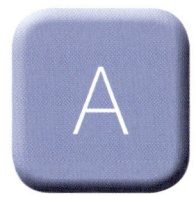

Auf den ersten Blick sieht die Aloe Vera wie ein Kaktus aus. Sie ist davon aber sehr weit entfernt. In der Botanik gilt sie als Liliengewächs, wird daher auch vielfach als „Wüstenlilie" bezeichnet. Exakt zugeordnet ist die Aloe Vera eine nahe Verwandte unseres heimischen Spargels, der Zwiebel und des Knoblauchs. Wissenschaftler haben weltweit rund 300 verschiedene Arten der Aloe Vera entdeckt. Doch die wertvollste, die in der Medizin und Kosmetik Bedeutung hat, ist die Aloe Barbadensis Miller, auch als die „wahre", „echte" und einzige Aloe bezeichnet.

Sie ist eine der ältesten Heilpflanzen und wächst in Regionen mit heißen, trockenen Sommern und milden Wintern: in Mittel- und Südamerika, Mexiko

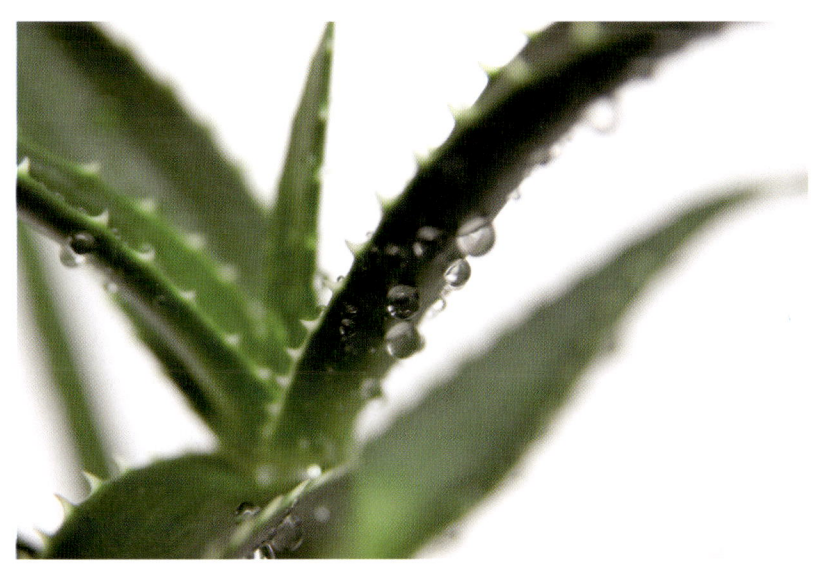

KRÄUTERKUNDE VON A-Z

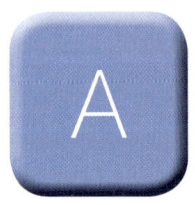

Wenn man eine Aloe Vera zuhause im Topf großzieht, darf man frühestens nach 4 bis 5 Jahren ein Stück von einem Blatt abschneiden.

oder in der Dominikanischen Republik. Sie wirkt nicht sehr spektakulär, ist eine schlichte Schönheit, immergrün und fleischig. Beeindruckend sind aber die leuchtend gelben Blüten. Die fleischigen, mit Dornen besetzten Blätter erinnern an eine Agave. Und die Blätter sind das Besondere an der sukkulenten Pflanze. Sukkulent bedeutet: Die Blätter mit derber Haut dienen der Pflanze als Wasser- und Nährstoffspeicher.

Die Aloe ist mit einem hohen Wasseranteil ein großartiger Feuchtigkeitsspender. Doch die wertvollen Inhaltsstoffe stehen im Mittelpunkt. Bisher wurden bis zu 160 Wirkstoffe entdeckt und analysiert. Sie alle befinden sich in dem wertvollen Pflanzenmark – auch Gel genannt.

Bereits Alexander der Große ließ Verletzungen der Soldaten mit dem Saft der Aloe Vera behandeln. Nofretete und Cleopatra verwendeten Aloe-Pasta zur Haut- und Schönheitspflege. Auch im Mittelalter wurde die Pflanze in Klostergärten angebaut und zur Behandlung von Geschwüren und Wunden verwendet. Dafür wurden oft Blätter angebrochen und das austretende Gel als Salbe aufgetragen.

Die wundheilende und feuchtigkeitsspendende Wirkung des abgepressten dickflüssigen Aloeextraktes macht sich die Kosmetikindustrie seit langem zu nutze. Es gibt zahlreiche Salben, Cremes und Gels auf dem Markt. Grundsätzlich ist es empfehlenswert die Aloeprodukte – Saft, Pulver, Gel oder Trockenextrakt in der Apotheke, Drogerie oder Reformhaus zu kaufen.

Aloe und Magie

Die magischen Kräfte der Aloe wurden bereits sehr früh genutzt! Schon die Sumerer haben die Aloe bei religiösen und magischen Ritualen zum Räuchern eingesetzt. Auch in Indien war im heiligen Räucherwerk Aloe enthalten.

In Lateinamerika gilt die Aloe als heiliges Wesen, dessen immergrüne Lebenskraft Kranke wieder gesund machen kann.

Ein Stück getrocknete Aloe am Körper getragen, soll vor dem bösen Blick schützen und galt im mittelalterlichen Europa als Talismann.

Und in alten erotisierenden Getränken aus den sogenannten Zauberbüchern dieser Zeit kommt auch immer wieder die Aloe als fixer Bestandteil vor.

Eine Pflanze mit „Geist": Vertrauen Sie auf die „engelhaften" Kräfte der Angelika!

„Angelika archangelica" lautet der lateinische Name der Pflanze. Sie wird im Volksmund auch Engelswurz, Heiligen-Geist-Wurz oder Brustwurz genannt.

Die Engelswurz gilt als eine Symbolpflanze des Christentums. Der Name der Pflanze soll daher kommen, dass einem heilkundigen Mönch ein Engel erschienen ist, der ihm die wohltätige Pflanze überreicht haben soll.

Ursprünglich kommt die Engelswurz aus dem hohen Norden – aus Island, Grönland oder Skandinavien. In Deutschland und Österreich wurde sie zu allererst in den Heilkräutergärten der Klöster kultiviert und war als Medizinalpflanze sehr geschätzt.

Die Angelika ist ein Doldengewächs und hat einen intensiv-würzigen Geschmack. Sie braucht zudem im

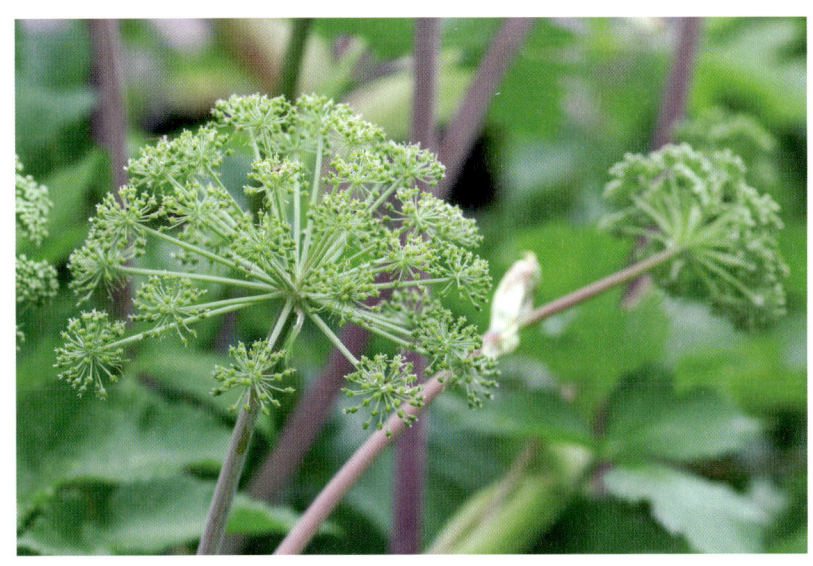

KRÄUTERKUNDE VON A-Z

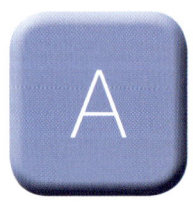

Kräutergarten viel Platz, da sie bis zu 2 Meter hoch werden kann. Große Dolden tragen grünweiße Blüten, die im Juli und August auf feuchten Wiesen, an Bächen und Flüssen weithin leuchten. Wenn sie kultiviert wird, braucht die Angelika nahrhafte Humusböden. Hauptanbaugebiete sind heute die russischen Länder, Tschechien, die Slowakei, Belgien, Frankreich, Italien und die Schweiz.

Angelika wird gerne mit anderen Kräutern gemeinsam für Liköre angesetzt und ist in fast allen Klosterlikören enthalten, wie z. B. dem „Benediktiner", dem „Chartreuse" oder dem „Melissengeist", einem Destillat der Karmeliternonne Maria Clementine Martin.

Darüber hinaus war die Wurzel auch Bestandteil des „Theriak", der beinahe 2000 Jahre lang – vom Römischen Reich bis ins 19. Jahrhundert – als wichtigster Heiltrank galt. Er dürfte von seiner Wirkungsweise dem heute erhältlichen „Schwedenbitter" sehr ähnlich gewesen sein.

Prof. Bankhofers Tipp

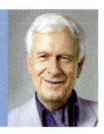

Wenn Sie unruhig und seelisch unausgeglichen sind, kann eine Duftlampe mit ein paar Tropfen echtem ätherischem Angelikaöl die Nerven beruhigen!

Worin liegen nun die besonderen Kräfte der Engelswurz für unsere Gesundheit?

- Angelika enthält die ätherischen Öle Furokumarine und Angelicin, außerdem sehr viele Bitterstoffe. Dadurch ist die Wurzel ein sehr aromatisches Bittermittel, das vor allem auf den Magen-Darmbereich gut wirkt

- Die Absonderung der Magensäure und die Bildung von Verdauungssäften in der Bauchspeicheldrüse werden erhöht. Sie wirkt krampflindernd und hilft bei Verdauungsstörungen.

- Wer einen Kräuterschnaps mit Angelika trinkt, kann den Gallenfluss verbessern, über Umwege erhöhte Cholesterinwerte senken, Blähungen schneller in den Griff bekommen und den Magen stärken.

- Der Angelika wird auch seelische Heilkraft zugesprochen. Alle, die mutlos, ängstlich und ohne Vertrauen sind, sollten einige Tage lang täglich zwei Schalen Angelikatee trinken. Das soll die Angst mindern, das Selbstvertrauen stärken und den Menschen ruhiger werden lassen.

- Auch eine Duftlampe mit echtem ätherischem Angelikaöl, 4 bis 5 Tropfen in Wasser aufgelöst, soll die Nerven beruhigen.

ACHTUNG: Angelika sollte nur von Kräuterfachkundigen gesammelt werden, da die Engelswurz schon mit dem giftigen Schierling verwechselt wurde. Besser in der Apotheke kaufen!

Gesund!

Angelikatee

1 TL zerkleinerte Angelikawurzel
1 Tasse Wasser

Gegen Verdauungsbeschwerden, Appetitlosigkeit, Blähungen, hilft täglich eine Tasse Angelikatee, lauwarm und eine halbe Stunde vor dem Essen getrunken. Dazu aus zerkleinerter Angelikawurzel einen Aufguss bereiten, 10 Minuten ziehen lassen. Die gleiche Wirkung hat auch eine Abkochung. Nur kurz aufwallen und einige Minuten ziehen lassen.

Angelikawein

60 g fein geschnittene Angelikawurzel
2 g Anissamen, 1 l Weißwein

Angelikawurzel in Weißwein ansetzen. Nach 1 bis 2 Tagen Anis hinzufügen, noch einmal 1 bis 2 Tage stehen lassen, abseihen. Ein- bis zweimal pro Tag 1 Esslöffel hilft gut gegen Verdauungsbeschwerden.

Angelikalikör

2 Handvoll Angelikawurzel
1 l Branntwein
500 g Honig

Für einen appetitanregenden Likör Angelikawurzel in Branntwein ansetzen. Nach 1 Woche filtern und Honig darin auflösen. Mittags und abends ein Likörglas vor den Mahlzeiten zu sich nehmen.

In der Küche

Angelika in der Küche

Die frischen Blätter und die Stängel werden gerne in der Küche verwendet. Junge Blätter kann man in den Salat geben, die Stiele werden in Stücke geschnitten, gekocht und verleihen der Gemüsesuppe ein besonderes Aroma. In den nördlichen Ländern wird aus Angelikablättern und –stielen auch ein eigenes Gemüse bereitet.

Sogar im Apfelkompott kann man Angelikastängel mitkochen und essen. Die Stiele können auch kandiert und als gesunde Süßigkeit verzehrt werden.

Die Angelikawurzel war auch Bestandteil des berühmten „Theriak", der fast 2000 Jahre als wichtigster Heiltrank galt und in seiner Wirkungsweise dem heute erhältlichen „Schwedenbitter" sehr ähnlich sein dürfte.

KRÄUTERKUNDE VON A-Z

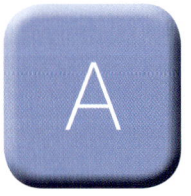

Ob Husten oder Winde, mit **Anis** verziehen sie sich geschwinde …

Bestimmt haben Sie schon Anisgebäck genascht oder Anisbrot gegessen, ganz sicher aber haben Sie schon – oft nach einem üppigen Essen – den berühmten Anisschnaps, in Griechenland Ouzo genannt, in der Türkei Raki und in Italien Sambucco, gekostet.

Aber der Anis kann mehr, viel mehr …

Anis entstammt dem großen Kräutergarten des Orients. Schon der griechische Philosoph Pythagoras bezeichnete im 6. Jahrhundert vor Christus mit Anis gewürztes Brot als Delikatesse, und die Römer reichten Anisgebäck bei hohen Festlichkeiten. Anis ist nicht nur ein wohlschmeckendes und aromatisches Gewürz, sondern auch ein altes Heilmittel. Es entfaltet seine wohltuende Wirkung vor allem im Verdauungs- und Bronchialtrakt.

Anis, Pimpinella anisum L., gehört wie Dill, Fenchel und Kümmel zur artenreichen Familie der Doldengewächse, den Apiaceen. Die Geschichte des botanischen Namens ist äußerst verwickelt. Das Wort „Pimpinella" soll im Mittelalter aus dem lateinischen „bipinnula" (= zweifaches Federchen) entstanden sein. Es erinnert an die mehrfach gefiederten Blätter im oberen Stängelabschnitt. Die Bezeichnung „anisum" geht auf den griechischen Namen „aneson" für Dill zurück, mit dem der Anis oft verwechselt wurde.

Wussten Sie, dass sich die Geschichte der Anispflanze als Gewürz und Heilmittel bis ins Altertum zurückverfolgen lässt? Ägypter, Kreter und die Bewohner Vorderasiens bauten sie bereits vor 4000 Jahren an. Davon zeugt die Erwähnung des Anis im Papyrus Ebers, einer altägyptischen medizinischen Rezeptsammlung aus der Zeit um 1500 vor Christus.

Auch die Griechen der Antike schätzten mit Anis gewürztes Brot, wie es dort noch heute zu Ostern gebacken wird. Der griechische Arzt Dioskurides (1. Jahrhundert nach Christus) empfahl Anisfrüchte zur Behandlung von

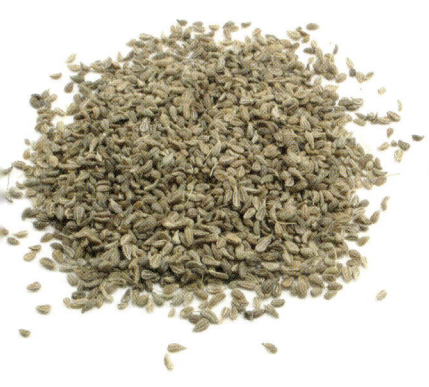

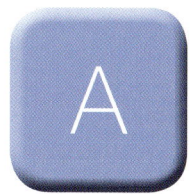

Vermutlich im achten Jahrhundert wurde die Pflanze auch bei uns heimisch: Die Benediktinermönche brachten den Anis über die Alpen nach Deutschland. Anis gehört zu den 73 Pflanzen der „Capitulare de villis", der Landgüterordnung Karls des Großen, die der Benediktinerabt Ansegnis etwa 795 verfasste. Ausgehend von den Klostergärten eroberte Anis im Verlauf des Mittelalters allmählich die deutschen Küchen.

In alten deutschen Kräuterbüchern werden den aromatischen Anisfrüchten viele Heilwirkungen zugeschrieben. Die Volksmedizin verwendet bis zum heutigen Tage Aniszubereitungen vorwiegend als Husten- und Verdauungsmittel.

Noch unbekannt allerdings ist, dass laut Volksglauben der Anis auch müde Männer wieder auf die Beine bringen soll! So schätzten die Bewohner ländlicher Gegenden Anis als Aphrodisiakum. Wenn sich die Männer im Herbst nach der Feldarbeit wieder mehr den häuslichen Pflichten zuwandten, verwöhnten ihre Frauen sie mit anishaltigen Liebeselixieren. Der Anis musste hierfür bei Vollmond gepflückt werden. Auch heute noch werden die Früchte als wichtige Zutat des Hochzeitskuchens verwendet.

Atembeschwerden, Schmerzen und Blähungen. Selbst gegen Bisse und Stiche giftiger Tiere sollten sie helfen.

Die Römer verfeinerten mit dem Gewürz zum Beispiel ihre Festtagskuchen. Bei Ausgrabungen im römischen Kolosseum fanden Archäologen Anis zwischen den Sitzreihen. Wahrscheinlich knabberten damals die Zuschauer der grausamen Gladiatorenkämpfe Anisgebäck zur Beruhigung ihrer Nerven. Plinius der Ältere (23 bis 79 n. Chr.) lobte in seinen Schriften die wohltuende Wirkung des Anis bei Verdauungsstörungen …

… Und sogar bis in unsere Träume soll er uns laut Plinius begleiten, der Anis …

„Anis gibt dem Atem guten Geruch, dem Gesicht frisches Aussehen und erleichtert schwere Träume, hängst du ihn so über dem Schlafenden auf, dass er den Anis nicht riecht."

Plinius

KRÄUTERKUNDE VON A-Z

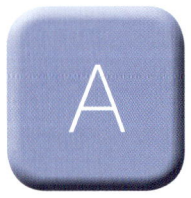

Wo ist der Anis nun zu Hause?

Die genaue Heimat der Anispflanze ist unbekannt. Vermutlich stammt sie aus dem östlichen Mittelmeerraum. Sie beansprucht sonnige und windgeschützte Lagen. Je gemäßigter und kühler das Klima, desto weniger Samen reifen. In größerem Umfang wird Anis in Südeuropa, der Türkei, Südrussland sowie in Indien, Mittel- und Südamerika angebaut, in Deutschland und Österreich ziert er manchen Garten.

Obwohl auch Wurzeln und Kraut der Anispflanze ätherisches Öl enthalten, ist für die Heilanwendung nur die Frucht von Bedeutung. Die drei bis fünf Millimeter langen, zweiteiligen Spaltfrüchte (Doppelachänen), die eiförmig bzw. birnenförmig sind, reifen im September oder Oktober heran. Geerntet werden sie, wenn sich die Früchte der mittleren Dolden braun und die Stängel gelb färben.

Neben dem ätherischen Öl (2 Prozent) zählen auch Zucker, Eiweiß und fettes Öl zu den Inhaltsstoffen der Anisfrüchte.

Anis kann man im Lebensmittelhandel in einwandfreier Qualität bekommen und selbstverständlich in der Apotheke kaufen.

Was bewirken die Anisfrüchte nun für unsere Gesundheit?

Anis wirkt generell bei Blähungen: Schon der berühmte Pfarrer Kneipp wusste: „Anis ist wie Fenchel sehr zu empfehlen. Seine Wirkung auf Gase (Winde) übertrifft jene des Fenchels bei weitem."

Darüber hinaus dient er der Magenkräftigung, bei Husten sowie zur Steigerung der Milchsekretion während der Stillzeit und hat auch eine antibakterielle Wirkung!

Gesund!

So bereiten Sie den Anistee am besten zu:

1 bis 2 gestrichene Kaffeelöffel Früchte frisch im Mörser zerstoßen, mit ¼ Liter siedendem Wasser übergießen, 15 Minuten zugedeckt ziehen lassen, abseihen und mehrmals täglich 1 Tasse Tee trinken. Bei Husten am besten mit Honig gesüßt.

Hier noch ein paar hilfreiche
Anis-Rezepte

Anislikör

40 g frischer, zerstoßener Anissamen
1 Liter Weinbrand
1 g Zimt
500 g Zucker

Zerstoßenen Anissamen mit Weinbrand aufgießen und Zucker dazumischen. Den Ansatz ca. 6 Wochen stehen lassen, dann abfiltern. Nach dem Essen ein Gläschen wirkt gegen Magendrücken, Völlegefühl und Blähungen.

Der Drink für strapazierte Mägen:
Anisette (Alkoholfrei)

Zutaten:
1 Esslöffel Anissamen
250 ml Mineralwasser
1 Prise Safran
1 Esslöffel Kleehonig
1 unbehandelte Orange
4 Eiswürfel
Mineralwasser

Die Anissamen zerstoßen und mit dem Mineralwasser aufkochen, 10 Minuten ziehen lassen. Durch ein Sieb abgießen, das Safranpulver und den Honig auflösen und abkühlen lassen. Die Orange mit einem Sparschäler spiralig anschälen, Orange halbieren, den Saft auspressen und in den Anissud geben. Die Eiswürfel auf die Gläser verteilen, die Anis-Orangen-Mischung darüber gießen, mit Mineralwasser auffüllen, mit den Orangenspiralen dekorieren.

Anisöl

Zutaten:
2 El zerstoßene Anissamen
1 Tasse hochwertiges Olivenöl

Den Samen in ein Glas geben und das Öl langsam darüber träufeln, gut verschlossen in die Sonne stellen und jeden Tag vorsichtig schütteln. Nach 2 Wochen abseihen, in eine dunkle Flasche umfüllen.

Einige Tropfen davon auf einem Stück Würfelzucker helfen gegen Blähungen. Sanft in die Haut einmassiert, lindert das Anisöl den Juckreiz bei Insektenstichen.

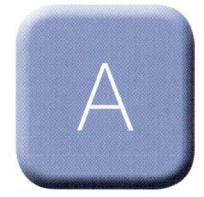

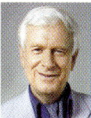 Prof. Bankhofers **Tipp**

Geben Sie einige Tropfen des Anisöls auf einen Würfelzucker: Dies hilft gegen Blähungen!

KRÄUTERKUNDE VON A-Z

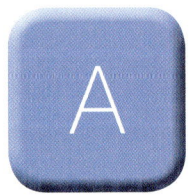

Das gibt uns Berge: Die heilende Wirkung und die magischen Kräfte von **Arnika**!

Arnika, „Arnika montana", auch Bergwohlverleih, Bergwurz oder Mönchswurz genannt, ist eine unter Naturschutz stehende Pflanze aus der Familie der Korbblüter. Sie wächst hauptsächlich im Gebirge oberhalb von 800 Metern.

Während der Blütezeit von Juli bis August verwandelt sie die Wiesen in wunderbar Farbflächen: Die Pflanze mit den leuchtend dunkelgelben Blütenköpfen ist aber nicht nur schön anzusehen und hat einen angenehmen, herben Duft, sondern hat auch eine große Heilwirkung und wird deshalb auch als Erste-Hilfe-Kraut bezeichnet.

In früheren Zeiten wurden Arnikatinkturen und Arnikasalben bei allen bösen Wunden, wie Bissen, aber auch Quetschungen, Verstauchungen und Blutergüssen von heilkundigen Mönchen eingesetzt. Pfarrer Kneipp beschreibt die Wirkung der Arnikatinktur als „zauberhaft". Er gurgelte angeblich jeden Tag mit Arnikatee, man sagt, seine kräftige und gesunde Stimme käme davon.

Hildegard von Bingen pries die Wirkung von Arnika für die Liebe: „Wenn ein Mann oder eine Frau in Liebe erglüht, dann wird, wenn jemand sie oder ihn auf der Haut mit Wolfesgelena (=Arnika) berührt, der Berührte in der Liebe zum anderen verbrennen, und wenn das Kraut vertrocknet ist, dann werden Mann oder Frau durch die Liebesglut fast rasend, so dass sie schließlich unsinnig werden."

Und der große Dichter Johann Wolfgang von Goethe pflegte Arnikatee zu trinken, wenn ihn Durchblutungsstörungen seiner Herzkrankgefäße quälten.

Eine Anwendung in der Naturmedizin finden die Blüten und die Wurzeln der Pflanze. Arnika erblüht im Juni bis Juli, man sammelt die Blüten, die Blätter und das Kraut zur Blütezeit.

Wurzeln gräbt man im September und Oktober aus. Daraus werden meist Tinkturen hergestellt. Die Wirkung dieser Tinktur ist sehr vielfältig. Sowohl bei

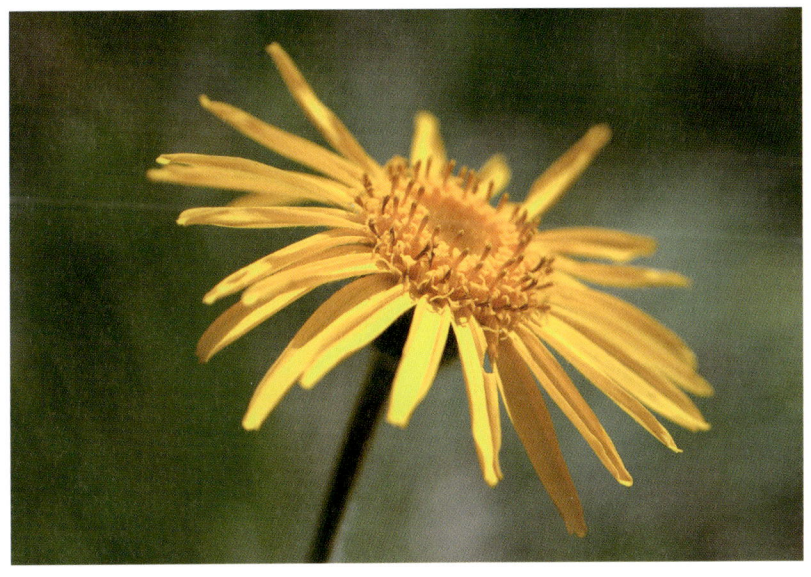

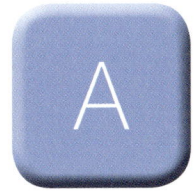

Pfarrer Kneipp gurgelte angeblich jeden Tag mit Arnikatee, man sagt, dass seine gesunde und kräftige Stimme davon käme.

Tee als auch bei Arnikatinkturen steht die äußerliche Anwendung im Vordergrund.

Vor dem übermäßigen Trinken von Arnikatee wird stets gewarnt, weil es zu innerlichen Reizerscheinungen und Vergiftungen mit Schwindel, Zittern, Herzjagen und -stolpern kommen kann.

Durch die vorzüglichen Kräfte der Inhaltsstoffe – Arnicin, Gerbstoffe und die beiden Flavonglykoside Astragallin und Isoquerzetin-, um nur einige zu nennen, wirkt Arnika bei der Heilung von Blessuren (äußerlich bei Wunden aller Art, bei Zerrungen sowie Muskel- und Sehnenriss, bei Quetschungen, Blutergüssen), aber auch bei Verstauchungen, oberflächlichen Venenentzündungen, Entzündungen im Mund- und Rachenraum, rheumatischen Beschwerden und zur Behandlung von Entzündungen nach Insektenstichen.

Ein Absud und Auszüge der Arnika kann man als Gurgelmittel, als Badezusatz oder für Umschläge verwenden.

Eine ähnliche Wirkung hat übrigens auch eine Salbe, die Arnika enthält. Eine solche Salbe hilft bei Zerrungen, bei Quetschungen, bei Verstauchun-

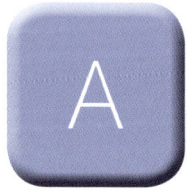

gen, bei Blutergüssen, bei Muskel- und Gelenkschmerzen.
Umschläge, die die Arnika-Tinktur enthalten, können bei Schwellungen und Schmerzen helfen.

Gesund!

Arnikatee

Ein bis zwei Teelöffel getrocknete Blüten mit ¼ Liter kochendem Wasser übergießen und vor dem Abseihen 10 Minuten ziehen lassen.

Arnikasalbe

Salben und kühlende Gels mit 10 bis 15 Prozent Arnikaextrakt gibt es in Drogerien und Apotheken. Diese wirken bei Verletzungen und Schwellungen sowie bei Entzündungen. Daraus ergeben sich die zusätzlichen Anwendungen bei örtlichem „Muskelrheuma" und Insektenstichen.

Arnika-Umschlag

4 EL Arnikablüten, 1 Tasse Wasser

Zur Linderung chronischer Arthrose- oder Rheumaschmerzen hat sich ein warmer Umschlag bewährt. Dazu einen Aufguss aus Arnikablüten 5 bis 10 Minuten ziehen lassen. Ein Leinentuch damit tränken, ausdrücken und warm für ¼ bis ½ Stunde auf die betroffenen Stellen legen.

Arnikatinktur

30 Blütenköpfe, 0,5 l Weingeist oder Korn.

Zum Einreiben bei Quetschungen, Verstauchungen und Prellungen oder auch bei Insektenstichen eignet sich eine im Verhältnis 1:3 verdünnte Arnikatinktur.

Dazu Blüten 1:5 mit starkem Weingeist ansetzen, die Flasche für 3 bis 5 Wochen in die Wärme stellen und täglich schütteln.

Schönheit

Arnika-Gesichtsdampfbad

Dieses Gesichtsbad verleiht dem Teint eine gesunde, rosige Farbe und ist auch bei unreiner Haut empfehlenswert. Dazu eine Handvoll Blüten mit kochendem Wasser übergießen. Ein großes Handtuch über den Kopf geben und das Gesicht so dicht wie möglich an die dampfende Flüssigkeit halten!

Arnika-Reinigungsmilch

7,5 g Lanolin, 2 g Alkohol (aus der Apotheke), 7,5 g Vasilinöl, 2 g Tween 80 Emulgator – damit sich Wasser und Öl verbinden, 30 g Arnikablütentee, hergestellt aus destilliertem Wasser, 9 Tropfen Arnikatinktur.

Lanolin, Alkohol und das Tweed 80 werden in einem Wasserbad geschmolzen. Nun den lauwarmen Arnikatee und die Tinktur langsam, aber kräftig einrühren. Nach etwas längerem Rühren und Abkühlen dann die dickflüssige Masse in eine dunkle Flasche abfüllen.

Die Reinigungsmilch großzügig auf das Gesicht und den Hals auftragen. Mit viel lauwarmem Wasser abspülen.

Wöchentlich anwenden.

Arnika-Aufguss für blondes Haar

Dieser Aufguss von Arnikablüten eignet sich speziell bei blondem Haar, das leicht nachfettet!

1 Handvoll frischer oder getrockneter Arnikablüten, ½ l abgekochtes Wasser.

Die Arnikablüten mit kochendem Wasser übergießen, 1 ½ Stunden zugedeckt ziehen lassen und anschließend alles durch einen Kaffeefilter fein abseihen. Nach dem Waschen der Haare diese Flüssigkeit in die Kopfhaut einmassieren!

Arnikaöl

10 g getrocknete Arnika-Blütenblätter 0,2 l hochwertiges Sonnen- oder Olivenöl

Arnikablüten in eine helle Flasche geben. Dann Sonnenblumen- oder Olivenöl darauf gießen. Die Flasche fest verschließen und ca. 6 Wochen an einem hellen sonnigen Platz ziehen lassen. Einmal täglich gut durchschütteln. Anschließend sauber abfiltern und in eine Glasflasche füllen und dunkel aufbewahren. Die Haltbarkeit von selbst gemachtem Arnikaöl beträgt ca. 6 Monate.

Arnika-Gesichtsmaske

3 EL Arnikaöl. 1 Eigelb, ein wenig Zitronensaft

Man rührt tröpfchenweise drei Esslöffel des Arnikaöls in das Ei. Öl und Ei sollten die gleiche Temperatur haben. Ein wenig Zitronensaft dazugeben! Nun mit einem Pinsel auf das Gesicht auftragen und ca. 45 Minuten einwirken lassen und anschließend mit warmem Wasser abwaschen.

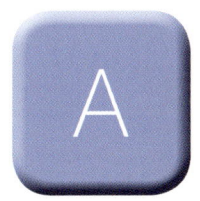

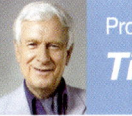

Prof. Bankhofers **Tipp**

Bei Haarausfall soll es helfen, 2 Mal täglich die Kopfhaut mit Arnikatinktur einzureiben und gut einzumassieren.

KRÄUTERKUNDE VON A-Z

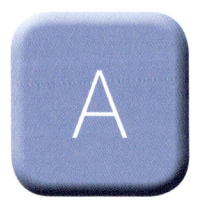

„Nomen est omen": Der **Augentrost**: Ein Lichtblick für unsere Augen!

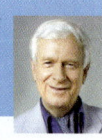

Prof. Bankhofers Tipp

Augentrosttee stärkt Menschen, die anfällig für Husten, Schnupfen und geschwollene Halsdrüsen sind! Längere Zeit über den Tag verteilt ¼ l Tee trinken!

Der Augentrost „Euphrasia officinalis", auch Augenkraut, Lichtkraut, Donnerkraut oder Milchdieb genannt, wächst auf trockenen Wiesen und Moorböden, in Ebenen und im Gebirge sowie auf Waldlichtungen. Im Volksmund wurde der Augentrost früher oft auch als „Schmarotzer" bezeichnet! Zu Recht: Er zieht nämlich einen Teil seiner Nährstoffe aus den Wurzeln anderer Gräser und Kräuter, die er schlicht und einfach anzapft und deren Wachstum damit gehemmt wird. Aus dieser Eigenschaft des „Halbschmarotzers" resultiert auch der Name Milchdieb, da durch den schlechten Wuchs der Gräser der Ertrag des Weideviehs gemindert werden kann.

Zu den Inhaltsstoffen der Pflanze, die von August bis September bei spätem Blühbeginn geerntet wird, zählen das Gylkosid Aucubin, ätherisches Öl, Bitter- und Gerbstoff, Harze und blauer Farbstoff.

Die einjährige krautige Pflanze erreicht eine Wuchshöhe von 5 bis 25 cm. Die Blüten sind weiß, häufig violett geadert und haben auf den unteren Blütenblättern einen gelben Fleck. Die Blätter sind knapp einen Zentimeter lang, sind eiförmig-länglich und gekerbt gezähnt. Wie der gesamte Blütenstand sind sie dicht drüsenhaarig.

Wie man dem Namen schon sagt, wirkt der Augentrost bei Erkrankungen der Augen. Entzündungen der Lider, der Bindehäute und der Augen selbst können damit behandelt werden. Auch bei ermüdeten Augen ist die Pflanze wirksam.

Sie ersetzt zwar keine Brille, kann aber helfen, die natürliche Sehkraft aufrecht zu erhalten und die ursprüngliche Sehkraft wieder herzustellen.

Wussten Sie aber, dass Augentrost auch noch andere Fähigkeiten hat? Augentrosttee stärkt Menschen, die wenig Widerstandskraft haben und besonders anfällig für Husten, Schnupfen und geschwollene Halsdrüsen sind!

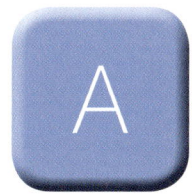

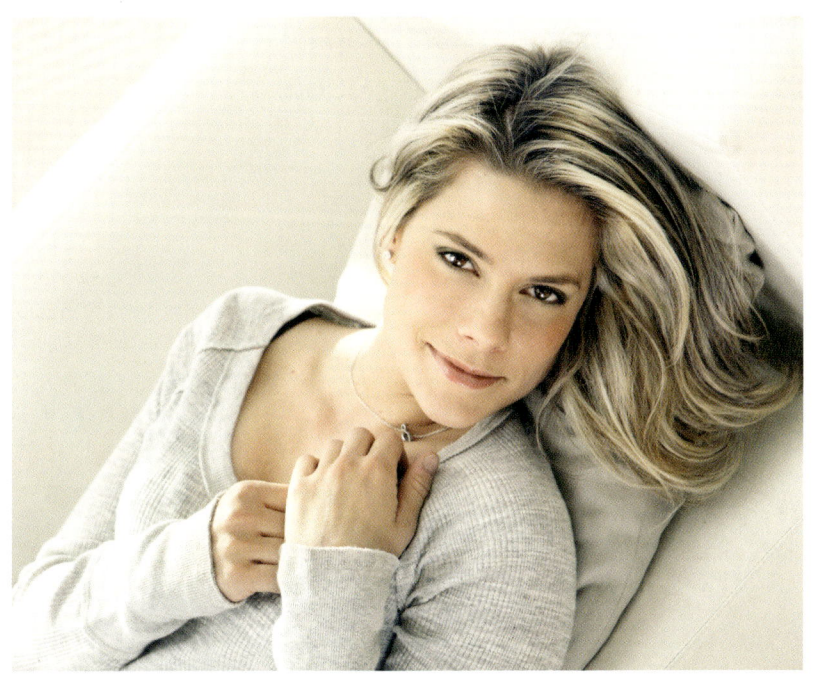

Die Augentrost-kompresse hilft gegen kleine Fältchen rund um die Augen.

Gesund!

Hier das Teerezept

1 gehäufter Teelöffel mit 1 Tasse kaltem Wasser übergießen, zum Sieden erhitzen, nur wenige Minuten ziehen lassen, abseihen und entweder 2 Tassen täglich trinken oder lauwarm für Augenumschläge und Spülungen verwenden.

Gesund und schön!

Feine Augenkompresse

1 El Augentrost
¼ l Wasser
1 El Bienenhonig

Augentrost in heißem Wasser bis zu 10 Minuten ziehen lassen und Bienenhonig hinzufügen.

Damit kann man die kleinen Fältchen rund um die Augen lindern.

KRÄUTERKUNDE VON A-Z

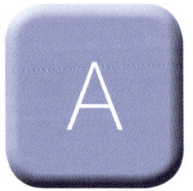

Wellness / Schönheit

Augenkühlkompresse mit Augentrost

20 g Augentrostkraut (getrocknet), ½ l heißes Wasser

Augentrostkraut mit heißem Wasser übergießen und zugedeckt 15 Minuten ziehen lassen. Den Augentrosttee filtrieren, in einen Eiswürfelbehälter füllen und einfrieren. Dann mit dem Eiswürfel in kreisförmigen Bewegungen um die Augen streichen, die Flüssigkeit einziehen lassen.

Danach mit Augentrost-Creme (Rezept siehe unten) eincremen.

Creme mit Augentrost und Ringelblume

*100 g Ringelblumenöl,
5 g Augentrost getrocknet,
10 g reines Bienenwachs*

Das Ringelblumenöl erwärmen und den Augentrost dazugeben. 15 Minuten bei schwacher Hitze zugedeckt ziehen lassen. Abseihen und in dem warmen Öl das Bienenwachs zum Schmelzen bringen. In Dosen füllen und nicht zugedeckt auskühlen lassen.

Augentrostöl

*1 El getrockneter Augentrost
1/8 l reines Olivenöl*

Augentrost in einer hellen Flasche mit Olivenöl übergießen und 5 bis 6 Wochen an einem hellen Ort ziehen lassen. Danach filtrieren und in dunklen Flaschen aufbewahren.

Pflegende Augentrost-Wimperncreme

*1 g Kakaobutter, 2,5 g Augentrostöl
ganz wenig Lanolin*

Kakaobutter, Augentrostöl und Lanolin im Wasserbad schmelzen und auf Körpertemperatur abkühlen lassen. Die Creme auftragen und 30 Minuten einwirken lassen. Bringt uns glänzende, kräftige Wimpern und macht sie widerstandsfähig.

Nach der Wimpernpflege ist es empfehlenswert, besonders wenn man unter Krähenfüßen, Tränensäcken oder Fältchen leidet, die Augen mit einer straffenden und pflegenden Augentrostcreme zu verwöhnen, die vor dem Schlafen gehen aufgetragen wird und die ganze Nacht wirken kann.

Beim Baldrian, beim Baldrian, da kommen wir zur Ruhe dann!

Baldrian – „Valeriana officinalis L. heißt im Volksmund auch Katzenkraut oder auch Hexenkraut.

Hexenkraut wird der Baldrian vermutlich wegen seiner beruhigenden Wirkung benannt, die bereits im antiken Griechenland geschätzt wurde. Viele Apotheken haben heute eigene Baldrianzubereitungen. Sie sind beliebte Einschlafhilfen, vor allem, weil sie nicht süchtig machen und den natürlichen Schlafablauf ungestört lassen.

Baldrian ist eine kräftige, hohe Pflanze mit kleinen, rötlich-weißen doldenartigen Blüten, die es in verschiedenen Arten gibt. Sie wird über einen Meter

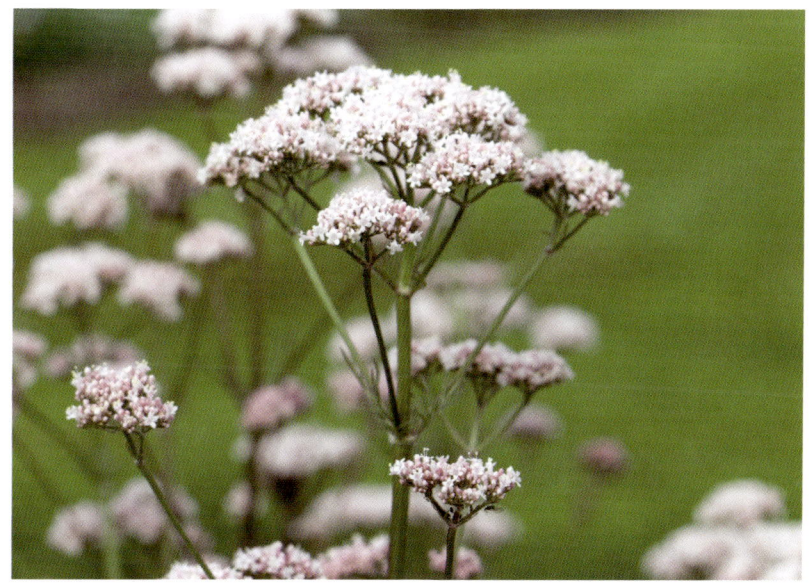

„Dass im Baldrian etwas Besonderes stecken muss, darüber belehren uns die Katzen, die er so betäubt, dass sie sich in ihm wälzen."

Sebastian Kneipp

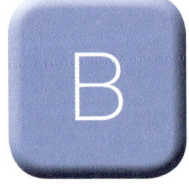

hoch. Die Baldrianwurzel ist es auch, die im Herbst gesammelt wird. Die Wurzel nimmt während des Trocknens den typischen Baldriangeruch an.

Das ätherische Öl, Ester, Alkaloide und Glykoside des Hexenkrautes sind sehr wirksam – und das Beruhigungsmittel schlechthin. Schlaflosigkeit, nervöse Unruhe, nervöses Herzklopfen – Baldrian beruhigt, wirkt aber erst, wenn er ein bis zwei Wochen regelmäßig angewendet wurde.

Hildegard von Bingen empfahl, aus pulverisiertem Baldrian, Dinkelmehl und Wasser Fladen zu backen und davon reichlich zu essen. So würden Bauchkrämpfe oder Nervenschmerzen verschwinden. Und in alten Kräuterbüchern wird empfohlen, bei Niedergeschlagenheit, Mutlosigkeit und Angst morgens und abends eine Messerspitze der pulverisierten Baldrianwurzel mit einem Löffel Honig zu nehmen.

Beruhigend!

Baldrianbad

100 g Baldrianwurzeln werden mit 1 Liter Wasser 10-12 Stunden wie bei der Teezubereitung angesetzt und dem Bad beigegeben.

Ein Baldrianbad wirkt abends besonders beruhigend und entspannend. Es sollte jedoch nicht länger als eine Viertelstunde dauern.

Baldriantee

2 TL zerkleinerte Baldrianwurzeln werden mit ¼ l kaltem Wasser übergossen und unter gelegentlichem Umrühren 10 bis 12 Stunden stehen gelassen.

Bei Unruhezuständen, etwa vor Prüfungen – oder bei Schlafstörungen schluckweise 1 Tasse trinken.

Baldriantinktur

*200 g zerkleinerte getrocknete Baldrianwurzel
1 l 40%iger Korn oder Obstbrand*

Die Wurzelstücke in ein gut verschließbares Gefäß geben und den Alkohol darüber gießen, an einen warmen Ort stellen. Nach ca. 4 Wochen abseihen.

Gegen Nervosität und Schlafprobleme davon 10 bis 12 Tropfen einnehmen.

Woran ich glaube, ist die Kraft der Bärentraube – bei Nieren- und Blasenschwäche!

Die zur Familie der Heidekrautgewächse zählende immergrüne Bärentraube wird im Volksmund auch Wolfsbeere, Mehlbeere, Möhrbeere, Sandbeere oder Rauschbeere genannt.
Ihren eigentlichen Namen erhielt sie aber daher, dass man beobachtete, dass Bären die kleinen roten Früchte der Bärentraube besonders gerne fressen (der lateinische Name Uva-Ursi heißt Bärentraube).

Sie wächst als reich verzweigter Zwergstrauch mit knorrigem Stämmchen. Die derben, ovalen, auf der Oberseite glänzend dunkelgrünen und auf der Unterseite blass grünen und netznervigen Blätter wachsen an aufwärts gebogenen Zweigen und werden bis zu drei cm lang. Im Frühling und Frühsommer blüht die Bärentraube grünweißlich bis rosa und bildet dann etwa sechs bis acht mm dicke rote, mehlige Beerenfrüchte aus. Einige Quellen beschreiben die Früchte als ungenießbar, andere bezeichnen sie als essbar. Giftig sind sie jedenfalls nicht.

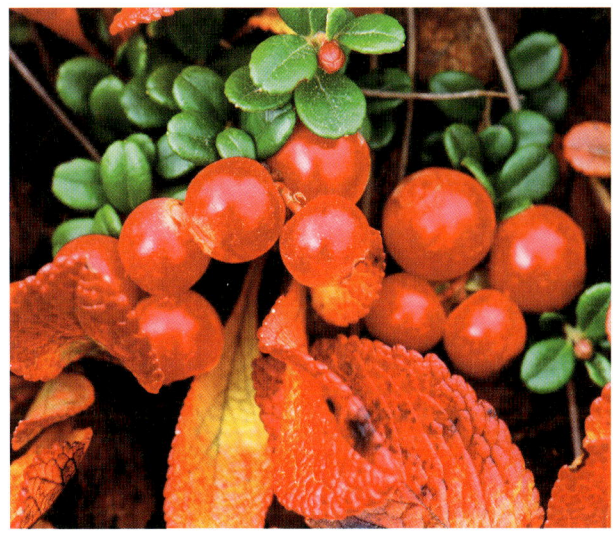

Die Bärentraube liebt sonnige und warme Stellen, wächst kissen- oder teppichartig in hoch gelegenen Gebieten auf Zwergstrauchheiden. Oft findet man sie direkt neben der Preiselbeere, mit der sie leicht verwechselt werden kann. Von Ende März bis Anfang Juni blüht die Bärentraube. Medizinisch verwendet werden die Blätter, die von

Im Volksmund nannte man das Bärenkraut wegen seiner Wirkung auf das Blasen- und Nierensystem auch Harntraube!

KRÄUTERKUNDE VON A-Z

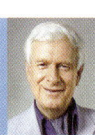

Prof. Bankhofers Tipp

Wenn man eine Kur mit Bärentraubentee macht, soll man Fruchtsäfte, Sauerkraut, saures Obst und Ähnliches meiden, da der Wirkstoff Hydrochinon sich nicht entfalten kann!

April bis November gesammelt werden können. Sie enthalten im Spätherbst die meisten Wirkstoffe.

In Skandinavien werden die Bärentrauben in Brote eingebacken. Man stellt daraus auch einen Sirup her. Die Wirkung der Blätter der Bärentraube auf das Blasen- und Nierensystem sind schon seit langer Zeit bekannt. Im Volksmund nannte man die Pflanze deshalb auch Harnkraut. Ihre erste schriftliche Erwähnung stammt aus dem 12. Jahrhundert aus dem walischen Kräuterbuch „Meddygon Gyddvai". Seit dem 18. Jahrhundert zählen die Bärentraubenblätter zu den wichtigsten Heilpflanzen für Erkrankungen des Nieren- und Blasenbereichs.

Die Blätter des „Harnkrauts" wirken antibakteriell, desinfizierend, entzündungslindern und zusammenziehend und werden bei Entzündungen der Niere und der Blase sowie bei Nieren- und Blasenschwäche und Infektionen der Harnwege, bei Harnverhaltung oder Grieß- und Steinleiden eingesetzt. Der Hauptinhaltsstoff Arbutin wird erst im Urin zu antibakteriellen Substanzen umgewandelt. Bärentraubenblätter färben den Urin deshalb braun.

Bärentraubenblätter müssen kalt angesetzt und auf keinen Fall mit heißem Wasser übergossen werden, da sonst der Gerbstoffanteil zu groß wird und dies zu Magenproblemen und Übelkeit führen kann.

Gesund!

Hier das Rezept für den Tee

Für den Kaltauszug ein bis zwei Teelöffel der Blätter mit einem ¼ Liter kaltem Wasser übergießen und 12 bis 24 Stunden stehen lassen, hin und wieder umrühren.

Nach dem Abseihen auf Trinkwärme bringen.

Zwei bis dreimal täglich eine Tasse trinken, besonders bei akuten Blasenentzündungen.

ACHTUNG: Der Wirkstoff Hydrochinon kann sich bei saurem Harn nicht entfalten, daher bei einer Kur Fruchtsäfte, Sauerkraut, saures Obst und Ähnliches meiden.

Die Bärentraube kann außerdem die Wehen fördern!

Der Jungbrunnen: **Bärlauch**

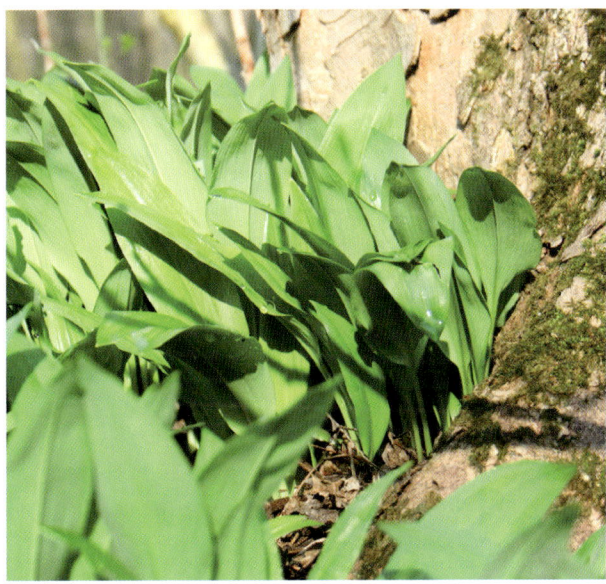

Bärlauch wächst in ganz Europa und Nordasien in schattigen Auen und Auwäldern sowie besonders an Laubwaldhängen, ist aber mittlerweile auch vielfach in Gärten in Kulturen anzutreffen. Seine Blätter erschienen ab Februar/März, er blüht von April bis Juni und mit der Blüte endet die Erntezeit.

Bärlauch ist in jüngster Zeit aus unserem Speiseplan nicht mehr wegzudenken und das ist gut so. Man kann den „wilden Knoblauch", wie er auch genannt wird, schon von weitem an so manchem Waldesrand riechen. Aber auch auf den Märkten und in vielen Gemüseläden werden frische Bärlauchblätter angeboten. Greifen Sie zu. Sie können damit eine Menge für Ihre Gesundheit tun.

- Bärlauchblätter sind reich am ätherischen Öl Allicin, wie man es ja auch aus dem Knoblauch kennt. Mit einem Vorteil: Der penetrante Knoblauchgeruch ist nur während des Essens zu spüren. Er wird über Haut und Atemwege sehr rasch abgebaut. Der Hauptwirkstoff im Bärlauch erhält uns jung, bremst das Altern.

- Bärlauch enthält die gefäßerweiternde Substanz Adenosin. Damit kann zu hoher Blutdruck gesenkt werden.

KRÄUTERKUNDE VON A-Z

B

Bärlauch ist ein wertvoller Herzschutz: Das hat Dr. Ruthard Jacob vom Physiologischen Institut der Universität Tübingen bei genauen Messungen herausgefunden.

- Wir können uns aus Bärlauch mit dem Antistressmineral Magnesium versorgen und stärken damit Herz und Kreislauf.

- Das Eisen in den Bärlauchblättern fördert die Vitalität.

- Das Spurenelement Mangan bekämpft Müdigkeit, macht fit, stärkt die Nerven sowie das Herz, bekämpft Wasseransammlungen im Körper.

Wer im Mai regelmäßig frischen Bärlauch isst, fördert damit die Durchblutung, weil das Blut flüssiger wird.
Zu hoher Blutdruck und zu hohe Cholesterinwerte werden gesenkt. Man kann das Herz stärken, geistige Fitness fördern und in Einzelfällen sogar Tinnitus – die lästigen Ohrgeräusche – lindern.

Sogar namhafte Universitäten haben sich in den letzten Jahren mit dem Bärlauch befasst:

- Prof. Dr. Robenek hat herausgefunden: Mit Bärlauch kann man frühzeitiger Adernverkalkung vorbeugen, zu hohes Cholesterin senken: Das schädliche LDL-Cholesterin wird gesenkt, das schützende HDL-Cholesterin hingegen angehoben.

- Prof. Dr. Ruthard Jacob vom Physiologischen Institut der Universität Tübingen legte mit genauen Messungen den Beweis vor: Bärlauch ist ein wertvoller Herzschutz.

- Prof. Dr. Holger Kiesewetter, Chefarzt der Abteilung für Klinische Hämostaseologie und Transfusionsmedizin an der Freien Universität Berlin hat im Rahmen einer Studie beobachtet: Bereits eine Portion Bärlauch am Tag in Form eines Bärlauchsalates mit 1 Gramm Bärlauchwirkstoff verbessert die Fließeigenschaften des Blutes.

Bärlauch-Rezepte

Und so genießt man den Bärlauch am besten

Man wäscht die Blätter gut, schneidet sie ganz klein und mischt sie in den Kopfsalat oder Kartoffelsalat.

Man streut sie aufs Butterbrot und aufs Rührei, rührt sie in Magerquark (Topfen) zu einem Frühlingsstreichkäse ein.

Besonders beliebt:

Bärlauchsuppe

100 g frische, sauber geputzte Bärlauchblätter
2 kleine Zwiebeln oder Lauch
2 EL Butter
1 EL Weizenmehl
1 l Gemüsebrühe

Die Zwiebel ganz fein schneiden und in der Butter goldgelb anrösten. Die fein geschnittenen Bärlauchblätter dazugeben und kurz anrösten. Mehl dazugeben und leicht anschwitzen lassen, mit der Brühe aufgießen, das Ganze 1 Mal kurz aufkochen und danach 30 Minuten ziehen lassen. Vor dem Servieren kann die Suppe püriert und je nach Geschmack mit Sauerrahm oder Creme fraiche verfeinert werden.

Bärlauchpesto

100 g frischer, sauber geputzter Bärlauch, eine Prise Salz
0,3 l Oliven- und hochwertiges Sonnenblumenöl zu gleichen Teilen
20 g fein geriebene Pinien- oder Walnusskerne
20 g Parmesan
20 g Schafkäse

Den Bärlauch putzen und klein schneiden. Die gesamten Zutaten in eine große Schüssel füllen und mit dem Stabmixer fein zerkleinern. In absolut saubere Schraubgläser füllen. Wichtig ist, dass der gesamte Glasinhalt ca. ½ cm mit Öl bedeckt ist.

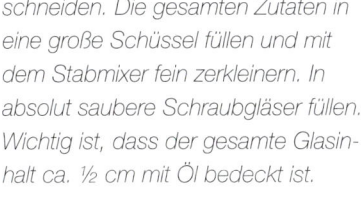

Bärlauchschnaps
(nur tropfenweise einnehmen, wirkt appetitanregend)

2 Handvoll frischer Bärlauch
1 l Obstler

Den Bärlauch waschen und mit einem Küchenpapier gründlich trocken tupfen. Klein schneiden und in ein Ansatzgefäß geben. Mit dem Alkohol übergießen. An einen warmen, aber nicht sonnigen Platz stellen und ab und zu gut durchschütteln. Nach 4 Wochen filtrieren und in Flaschen füllen.

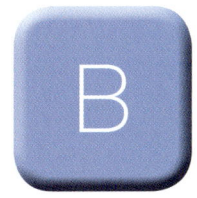

Aber Vorsicht: Wenn Sie Bärlauchblätter nicht exakt am Aussehen und am Geruch erkennen, dann lassen Sie die Finger vom Selbstpflücken. Man verwechselt sie allzu leicht mit Maiglöckchen- oder mit Herbstzeitloseblättern. Die aber sind giftig. Man kann daran sterben.

KRÄUTERKUNDE VON A-Z

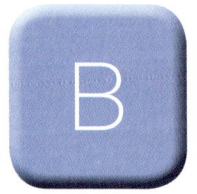

Dieses Besenkraut „kehrt" gut bei Magen- und Darmbeschwerden: der Beifuß

„Artemisia vulgaris" wird im Volksmund auch Jungfernkraut, Weiberkraut oder auch Wilder Wermut genannt. Es ist überliefert, dass die arme Bevölkerung die getrockneten Stiele der Pflanze zum Kehren benützte.

In einem alten englischen Kräutersegensspruch heißt es über das Besenkraut: „Du, das älteste aller Kräuter, du hast Macht gegen 3 oder gegen 30, du hast Macht gegen Gift und Ansteckung, du hast Macht gegen das Übel, das das Land dahinfährt."

Seinen Gattungsnamen Artemisia verdankt der Beifuß der griechischen Göttin Artemis, der Spenderin des Lebens, die auch als Geburtsgöttin galt. Der Beifuß ist rund um den Globus und quer durch die Geschichte bekannt. Während der römische Zenturios sich auf langen Märschen Beifußblätter in die Sandalen legte, um die Füße gesund zu erhalten, ist er in China seit Jahrtausenden als Hauptbestandteil von „Moxa" bekannt, das man zur Räuchern bestimmter Akupunktur-Stellen benützte.

Auch bei uns wurde mit Beifuß geräuchert: für die Reinigung des Körpers und des Geistes, für das Loslassen von alten Sorgen und einen Neubeginn.

Auch in unseren Breiten wurde mit Beifuß geräuchert: für die Reinigung des Körpers und des Geistes, für das Loslassen von alten Sorgen und einen Neubeginn.

Hildegard von Bingen empfahl ihn, um dem Völlegefühl nach dem Verzehr von fetten Speisen vorzubeugen, da Beifuß „den Magen wärmt."

Der Beifuß stammt aus der Familie der Lippenblütler und fühlt sich in unwirtlichen Gegenden wohl. Er steht mit seinen bis zu 2 Metern Größe unauffällig an Wegrändern und auf Geröllhalden. Er liebt karge Böden und Sonne. Alles an ihm strahlt Kraft und Intensität aus. Sein Stängel ist hart und stark verästelt, seine kräftigen gefiederten Blätter haben eine auffällig dunkelgrüne Färbung.
Die kleinen Blüten sind grünlich-gelb. Er verbreitet einen herb-aromatischen Geruch.

Geerntet wird der Beifuß über den ganzen Sommer, wobei man die oberen Triebteile abschneidet, sobald er blüht.

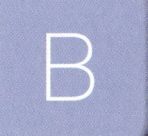

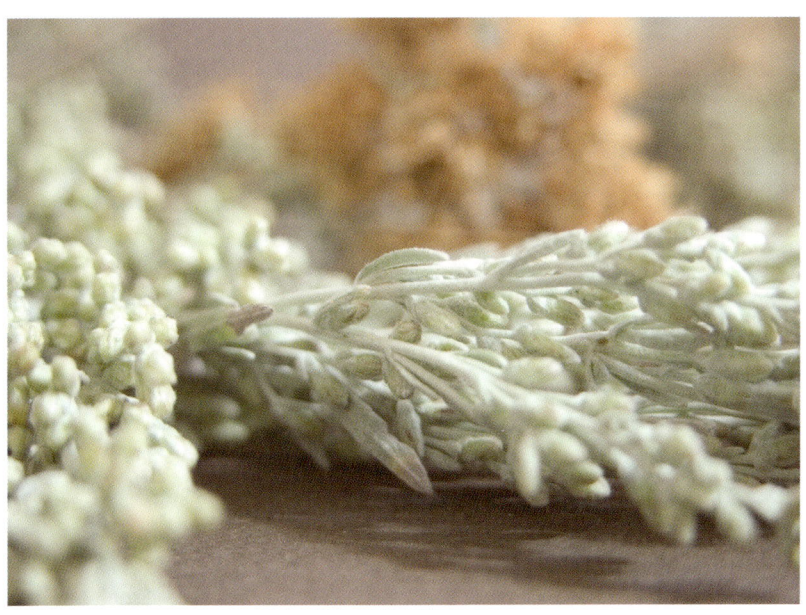

In alten Kräuterbüchern wird auch die Beifußwurzel genannt, die im Spät-Herbst ausgegraben, getrocknet und zu Pulver verarbeitet wird. Dieses Beifußpulver wurde als Mittel gegen Epilepsie eingesetzt.

Der Einsatz des Besenkrauts für Gesundheit und Wohlbefinden:

- Beifuß regt die Magensäfte und die Gallensekretion an und hilft so, fettige, schwere Gerichte zu verdauen.
- Er fördert aber nicht nur den Appetit, sondern regt auch die gesamten Körperkräfte an. So ist er auch dafür bekannt, die Menstruation zu fördern.
- Zudem wirkt er krampflösend und bei Blähungen. Seine Wirkung ist mit jener des Wermutkrautes vergleichbar, nur in schwächerer Form.
- In der Küche hatte Beifuß als Gewürz seinen Platz – man kann allen sehr schweren Speisen getrocknete Blütenknospen beigeben.
  Das würzige, leicht bittere Aroma verbessert den Braten, die Heilkräfte regen die Verdauung an und machen auch noch so fette Gänse für den Magen besser verträglich.

KRÄUTERKUNDE VON A-Z

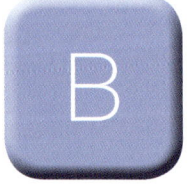

Wussten Sie, dass im Mittelalter Beifuß als Jungbrunnen sowie zum Abwehren jeglicher böser Kräfte erwähnt wurde?

Gesund!

Beifußtee

1 TL geschnittenes Beifußkraut
¼ l Wasser

Den Aufguss 1 bis 2 Minuten ziehen lassen, dann abseihen.

1 bis 3-mal täglich ungesüßt trinken.

Bei Schwangerschaft sollte der Tee gemieden werden!

Beifußwein

20 g Beifußblätter,
1 Prise Rosmarin, 1 Prise Pfefferminze
0,75 l süßer Weißwein

Beifuß, Pfefferminze und Rosmarin in ein Gefäß füllen, mit Weißwein übergießen und gut verschließen. Nach 10 Tagen abseihen. Hilfreich (1 Gläschen) bei Verdauungsstörungen.

Beifuß in der Küche

Kräuterfüllung für die Gans

250 g Semmelbrösel, 100 g fein gehackter Schinken, 2 Eier, 1 fein gehackte Zwiebel, 250 g fein gehackter Sellerie, 3 El fein gehackter Thymian, Petersilie, Majoran und Salbei, 1 TL gehackte Beifußspitzen, 1 TL geriebene Zitronenschale, Pfeffer und Salz

Aus allen Zutaten mischt man eine kräftig abgeschmeckte Füllung. (Für eine etwa 4 kg schwere Gans).

Kräutersalz für fette Speisen

20g Salz, 10g Quendel, 6g Beifuß, 6g Rosmarin

Diese mit Salz zerstoßene Kräutermischung ist besonders aromatisch und lange haltbar. Der Beifuß als Beigabe bewirkt, dass fette Speisen wesentlich besser verdaut werden.

Magie des Besenkrauts

Der Beifuß ist ein ungemein vielseitig verwendetes Kraut, dem vor allem magische Kräfte zugesprochen werden. Im Mittelalter wurde Beifuß zum Erlangen hellseherischer Kräfte, als Jungbrunnen oder zum Entfachen des Liebesfeuers erwähnt, aber auch zum Abwehren jeglicher böser Kräfte. Beifuß war auch eines der neun heiligen Kräuter der keltischen Druiden, jenes, das gegen das Böse und gegen Gift schützen sollten.

Ein ach so königliches Kraut: Das **Basilikum**

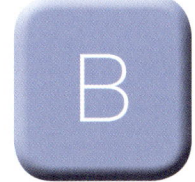

Das Wort Basilikum – „Ocimum basilicum", so der lateinische Name, leitet sich von „Basileus", dem griechischen Wort für König ab. Basilikum gilt auch als „Kraut der Könige" oder einfach als königliche Pflanze.

Diese königliche Pflanze gedeiht im Mittelmeerraum frei auf sonnigen Plätzen, bei uns muss sie im Frühling vorgezogen werden, bis sie ins Kräuterbeet gesetzt werden kann. Feuchte, nasskalte Sommer mag das Basilikum gar nicht. Trotzdem ist das Kraut eine pflegeleichte Pflanze – nur vor einem Tier muss man sie schützen: Der Nacktschnecke, denn die mag – wie auch viele Menschen, wie die Geschichte des Basilikums zeigt, das Kraut auch sehr gerne.

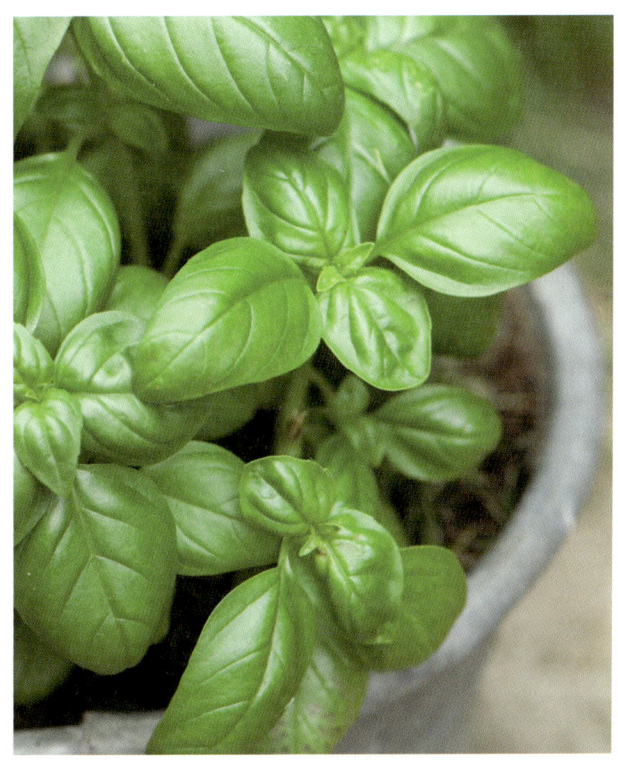

Was weiß man nun aus der Geschichte dieser Pflanze? Bereits im antiken Griechenland wurde sie hoch geschätzt und die Ägypter flochten aus der würzig-duftenden grünen Pflanze Kränze, die sie ihren Herrschern mit ins Grab legten.

Stets wurde sie auch zu religiösen Riten eingesetzt: Sogar das Öl, mit dem die Könige gesalbt wurden, soll Basilikum enthalten haben.

KRÄUTERKUNDE VON A-Z

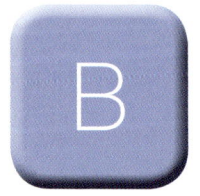

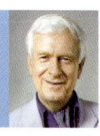
Prof. Bankhofers Tipp

Wussten Sie, dass Fluginsekten im Gegensatz zu den Menschen das Basilikum gar nicht mögen? Probieren Sie es aus: Ein Topf mit Basilikum auf dem Fensterbrett schlägt Fliegen in die Flucht.

Im Glaubensleben vieler Hindus ist die Pflanze unter dem Namen Tulsi als besonders heiliges Kraut bekannt, das in religiösen Zeremonien eine Rolle spielt und mit vielen Legenden verbunden ist.

Sie ist Bestandteil von Ayurveda, der traditionellen indischen Heilkunst und wird in Süd- und Südostasien in der Küche und zum Vertreiben von Insekten verwendet. Der Strauch mit den zarten Blättern steht in Indien an unzähligen Hauseingängen oder in den Höfen. Indien ist auch das Land, wo das Basilikum ursprünglich herkommt.

Das Basilikum hat aber auch einige höchst betörende Eigenschaften: Zu seinen magischen Kräften gehört der Liebeszauber: In allen Rezepturen für „Speisen, die verliebt machen", darf die königliche Pflanze nicht fehlen. In Griechenland wurde bei Hochzeiten der Fußboden des Schlafzimmers des Brautpaars mit Basilikum und Ginster bestreut und noch heute räuchert man Räume mit Basilikum aus, um sie in erotische „Schwingung" zu versetzen.

Auch bei uns erfreut sich das Küchenkraut immer größere Beliebtheit: Man sieht es in Gärten, auf Terrassen, auf so manchem Balkon und auf Fensterbänken. Es riecht intensiv und gibt den Speisen einen unverkennbaren herrlichen Geschmack. Jetzt aber kommt die Supermeldung aus den USA: Ernährungswissenschaftler am United State Departement of human Nutrition in Boston , der größten Ernährungsbehörde der Welt, haben im Rahmen von Analysen herausgefunden: Die ätherischen Öle in den Basilikumblättern sind wertvolle Schutzsubstanzen gegen die hochaggressiven Moleküle in Umweltschadstoffen und senken damit das Krebsrisiko und das frühzeitige Altern. Das Basilikum ist somit als Heilkraut für unsere Zeit wie geschaffen

Ein neuer Aspekt zu den bereits bekannten erfreulichen Eigenschaften des Basilikums.

Welche gesundheitsfördernden Eigenschaften besitzt die wunderbar duftende Pflanze noch?

- Die wichtigste Substanz im Basilikum ist das gelblich-grüne ätherische Öl Methyl-Chavicol. Es stärkt unser Immunsystem und hält uns jung. Vor allem Senioren sollten deshalb Basilikum in ihren täglichen Speiseplan einbauen.

- Sehr wertvoll sind auch die ätherischen Öle Estragol, Eugenol, Lineol und Linalol. Estragol und Eugenol hat man vor Jahren genau untersucht. Die beiden Stoffe machen uns geistig fit, regen das Denken in kurzer Zeit an. Man kann das selbst testen: Wenn man sich geistig müde fühlt, sollte man 2 frische Basilikumblätter kauen. Man spürt direkt, wie sich Konzentration und Erinnerungsvermögen dabei verbessern. Die geistige Fitness wird durch spezielle Tannine in den Basilikumblättern unterstützt.

- Zudem kann man in den Basilikumblättern Cineol nachweisen: einen wirksamen Stoff gegen Erkältungen.

- Manche Männer behaupten, dass Basilikum die Potenz fördert. Plinius der Ältere weist in seinen Schriften bereits in der Antike darauf hin. Im 16. Jahrhundert haben Ärzte Basilikumkuren bei mangelnder Liebeskraft verordnet.

- Man kann mit Basilikumgerichten die Nerven stärken, kann Blähungen und Völlegefühl verhindern oder lindern.

Gesund!

Basilikumessig

*1 l Apfelessig
2 bis 3 Zweige frisches Basilikum*

Zubereitung: Die Basilikumblätter für 2 bis 3 Wochen in die Essigflasche legen. Das verbessert nicht nur den Geschmack, sondern soll überdies die „Manneskraft fördern und die Frauenlust heben".

Basilikumwein

*1 Bund frisches Basilikum
1 l trockener Weißwein*

*Zubereitung: Basilikumblätter etwas zerkleinern, in eine Flasche geben, den Wein darüber gießen und verschlossen kalt stellen.
Nach 2 Tagen abseihen, in eine dunkle Flasche füllen und im Kühlschrank aufbewahren. Dieser Wein wirkt gläschenweise als Aperitif appetitanregend und nach dem Essen verdauungsfördernd.*

Ernährungswissenschaftler am United State Department of human nutrition in Boston fanden heraus, dass mit dem Basilikum den aggressiven Umweltschadstoffen ein wirksames Kraut gewachsen ist.

KRÄUTERKUNDE VON A-Z

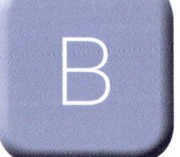

Gesund!

**Basilikumlikör
(wirkt appetitanregend und verdauungsfördernd)**

*2 Handvoll Basilikum (Blätter, Stiele, Blüten)
2 EL Pfefferkörner
Schale einer unbehandelten Orange
200 g weißer Kandiszucker
1 l Korn*

Basilikum kurz mit kaltem Wasser abwaschen und gründlich mit Küchenpapier trocken tupfen. Das Kraut mit den Pfefferkörnern, der Orangenschale und dem Kandiszucker in ein lichtundurchlässiges Ansatzgefäß geben. Mit Alkohol übergießen und gut verschließen. Kräftig durchschütteln. Für 3 Wochen an einen gleich bleibend warmen Ort stellen – nicht in die Sonne. Jeden Tag gut durchschütteln. Den Likör durch ein Sieb abseihen, in Flaschen füllen, gut verschließen und an einem nicht zu warmen Platz 2 Wochen ruhen lassen. Likör filtrieren und wieder abfüllen.

Kochrezepte

Hier einfache Rezepte für den gesunden Genuss von Basilikum:

Die kleingehackten Blätter in Soßen, Suppen, in Frischkäse, aber auch ins Rührei mischen (Tipp: Das Basilikum sollte den Speisen erst zuletzt beigemengt werden, damit es nicht durch das „Mitkochen" seine Kraft verliert.)

Die klassische Art: Spaghetti mit Basilikumpesto /Rezept siehe unten. beliebt: Mozzarella mit Tomaten und Basilikumblättern. Supergesund und eine Topgehirnnahrung: Zum Eugenol und Estragol in den Basilikumblättern kommt noch das Five-Hydroxy-Trytamin in den Tomaten und das Eiweiß im Mozzarella.

**Basilikumpesto
(für 4 Personen)**

*1 Bund Basilikum (ca. 50 g)
100 g Pinienkerne
40 g Parmesan
3 Knoblauchzehen
125-150 ml Olivenöl*

Zubereitung:
Pinienkerne in einer Pfanne ohne Öl langsam bräunen und abkühlen lassen. Die abgezupften Basilikumblätter, Pinienkerne und den gehäuteten Knoblauch in einem Mixer oder mit dem Pürierstab fein zerkleinern. Den Parmesan dazugeben und mit dem Öl zu einer Paste vermengen.

Basilikumpesto kann auch für einige Tage im Kühlschrank aufbewahrt werden, wenn die Oberfläche mit einer Schicht Öl bedeckt ist.

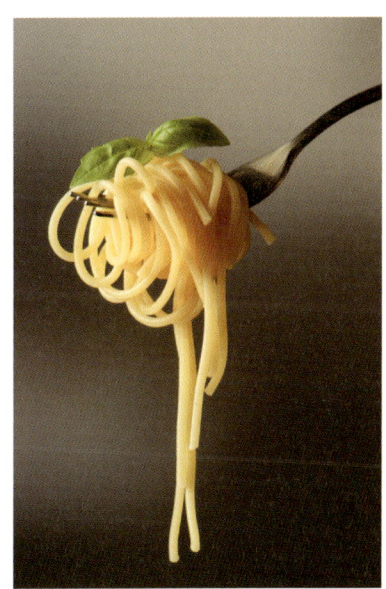

Basilikum-Aufstrich

Zutaten für 6 Personen
250 g Topfen (Quark) 20% F. i. T., 2 EL Creme fraiche mit Kräutern,
1 TL eingelegtes Basilikum (in Feinkostgeschäften erhältlich) oder frische Basilikumblätter, gehackt, 1 Prise Kräutersalz, 1 Prise Chilipulver, einige Tropfen Zitronensaft, Paprika edelsüß zum Bestreuen.

Topfen mit Creme fraiche und Zitronensaft verrühren. Basilikum unter die Topfencreme mischen und mit Salz und Pfeffer sowie Chilipulver abschmecken. Zum Schluss die mit der Topfencreme bestrichenen Sandwich-Scheiben mit Paprika edelsüß bestreuen.

Basilikumnudeln

500 g grüne oder bunte Vollkornnudeln, 15 Blatt frisches Basilikum, Saft einer Zitrone, 4 EL Petersilie, Pfeffer, Salz, 4 EL Sonnenblumenöl

Die Nudeln in Salzwasser kochen, abgießen und abtropfen lassen. Das Öl mit dem Zitronensaft, der Petersilie und dem Basilikum verrühren. Unter die heißen Nudeln ziehen und mit Pfeffer und Kräutersalz abschmecken.

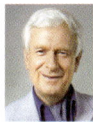

Prof. Bankhofers
Tipp

Sie können diesen köstlichen Aufstrich sowohl auf grobkörnigem Brot als auch auf Weißbrotscheiben (Baguette) genießen!

KRÄUTERKUNDE VON A-Z

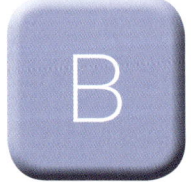

„Brennende Gefahr", doch gegen Rheuma wunderbar: Die Brennnessel

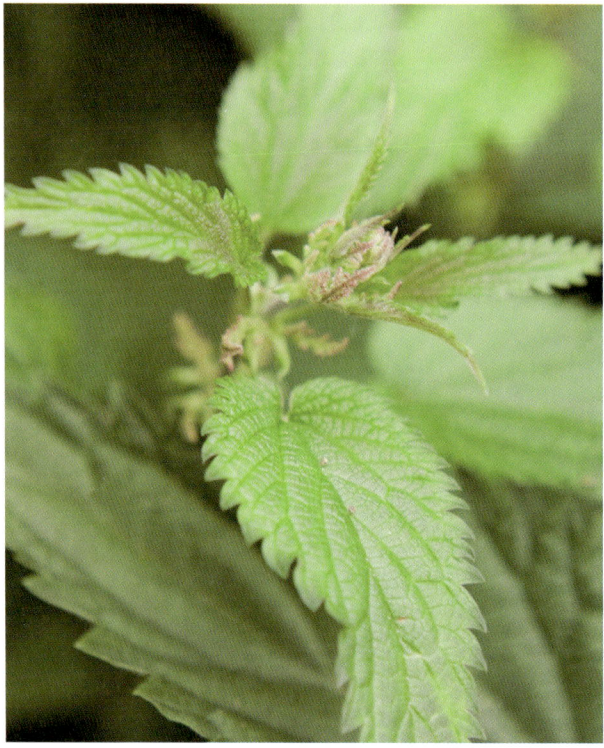

„Urtica dioica". Doch die vielfach nur als Unkraut bezeichnete Pflanze hat zahlreiche wohltuende Wirkungen.

So schrieb Sebastian Kneipp: „Wer an Rheumatismus leidet, und kein Mittel findet, denselben auszutreiben, bestreiche oder schlage die schmerzenden Stellen täglich ein paar Minuten mit frischen Brennnesseln."

Im volksmedizinischen Bereich wurde die Brennnessel wegen ihrer blutreinigenden, harntreibenden und den Stoffwechsel anregender Wirkung immer geschätzt und bei Erkrankungen der Harnwege, Leber und Gallenbeschwerden oder zur Anregung des Stoffwechsels eingesetzt.
In der Kosmetik wurde und wird sie gerne als Haarwuchsmittel und zur Bekämpfung von Schuppen eingesetzt.

Jeder kennt sie, jeder hat schon einmal ihre durchaus brennenden Eigenschaften am eigenen Körper gespürt: Die Rede ist von der Brennnessel,

Verwendet wird das ganze Kraut, aber auch die Wurzel. Das Kraut wird ab April geerntet, die Wurzel im September / Oktober.

In früheren Zeiten oder in Zeiten der Armut war die Brennnessel aber auch ein wichtiger Bestandteil der Ernährung – sie wurde als spinatähnliches Gemüse zubereitet (Rezept siehe in der zweiten Spalte), als Suppe oder als vegetarischer Mittagstisch genossen.

Bauen auch Sie die Brennnesseln wieder verstärkt in Ihren Speiseplan ein!

Denn dann liefern sie uns die meisten Wirkstoffe für unsere Gesundheit. Wichtig ist allerdings, dass Sie die Brennnesseln im eigenen Garten, in unberührter Natur pflücken oder bei Ihrem Gemüsehändler kaufen.

Hände weg von Brennnesseln, die am Straßenrand oder in der Nähe von Industrieanlagen wachsen. Sie sind mit Umweltschadstoffen angereichert und können der Gesundheit schaden.

Junge, zarte Brennnesseln enthalten sehr viel grünen Farbstoff Chlorophyll, der unsere Zellen jung erhält und uns geistig fit macht.

Sie liefern uns Bitterstoffe, Gerbstoffe, Carotinoide, Lignane und viele Vitamine, Mineralstoffe und Spurenelemente. Bei den Mineralstoffen ist das Calcium für Haare, Haut, Nägel und Knochen so besonders wertvoll. Brennnesselblätter enthalten sehr viel davon.

Und was das Vitamin C betrifft haben sie sogar 6 Mal soviel Vitamin C wie Spinatblätter.

Und hier einige köstliche Anregungen für die Küche:

- Bereiten Sie aus Brennnesselblättern Spinat zu. Sie verfahren dabei genau wie mit den Spinatblättern. Dazu ein Vorteil: Spinat enthält viel Oxalsäure, kann also die Bildung von Calcium-Oxalat-Nierensteinen verursachen. Brennnesselblätter enthalten keine Oxalsäure.

- Machen Sie es wie die Italiener in und rund um Florenz. Die genießen sehr gerne Pasta Verde. Brennnesselblätter werden heiß gewaschen, einmal kurz in Wasser aufgekocht, klein geschnitten und in einem Mixer mit frischen Knoblauchzehen und etwas Olivenöl zu einer Soße verarbeitet. Sie wird über breite Bandnudeln gegossen.

- Sie können auch feine Brennnesselspitzen klein gehackt in die Kräutersuppe dazugeben. Einmal mit der Suppe kurz aufkochen lassen.

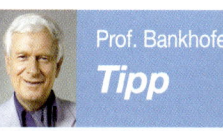

Prof. Bankhofers **Tipp**

Wenn die Zeit der zarten, jungen Brennnesseln da ist, sollte man die frischen Blätter dieses Heilkrautes so oft wie möglich in verschiedenen Speisen genießen!

KRÄUTERKUNDE VON A-Z

Gesund!

Brennnesseltee

2 TL Brennnesselwurzel- oder –blätter (frisch oder getrocknet)
¼ Tasse Wasser

Den Aufguss mit siedendem Wasser übergießen, 10 Minuten stehen lassen, dann abseihen. Bei Harnwegsentzündungen oder Rheuma hilft eine Kur mit 2 Tassen Tee pro Tag über 3 Wochen. Als Entschlackung, besonders zu Frühjahrsbeginn, ist eine 8-wöchige Kur empfehlenswert.

Brennnesselöl

2 Handvoll getrocknetes Brennnesselkraut
0,5 l Olivenöl

Olivenöl in ein Glas füllen, Brennnesselkraut dazugeben und gut verschließen. An einem hellen Ort etwa 4 Wochen stehen lassen und jeden Tag schütteln. Abseihen, in einer Flasche gut verschlossen lagern.

Dieses Öl ist der Tipp von Hildegard von Bingen bei Vergesslichkeit, Gedächtnisschwäche und Nervosität.

Das Öl eignet sich, wie auch andere Ölsorten in der Küche, zum Beispiel für Salate oder Saucen und Marinaden.

Wellness / Schönheit

Brennnessel-Alkoholauszug

2 Hand voll frische Brennnesselblätter
1 Liter 40%iger Korn

Brennnesselblätter ein paar Mal durchschneiden, in eine Flasche füllen, mit Schnaps übergießen und gut verschlossen in die Sonne stellen. Nach 4 bis 8 Wochen abseihen.

Verdünnt mit warmem Wasser (1:7) in die Kopfhaut massiert, wirkt diese Brennnesseltinktur gegen fettes Haar und Schuppen.

Brennnesselsaft

1 großer Bund Brennnesseln
Etwas Wasser

Die gewaschenen, frischen Pflanzen in ein Gefäß legen und mit Wasser beträufeln, so dass sie gut benetzt werden. Nach 3 Stunden die gut durch getränkten Pflanzen im Mixer zerkleinern, den Kräuterbrei anschließend in ein Tuch schlagen und fest ausdrücken. Den Saft in einem Gefäß sammeln.

Morgen und abends 2 EL Brennnesselsaft wirken gegen Frühjahrsmüdigkeit und blutbildend. Den Saft aber immer nur frisch zu sich nehmen, nicht wenn er schon zu gären beginnt. Im Reformhaus können Sie haltbaren qualitativ hochwertigen Brennnesselsaft kaufen!

Brennnesselschnaps (harntreibend und nierenanregend)

20 g Brennnesselblätter
20 g Tausendguldenkraut
10 g Gänseblümchen
10 g Ringelblumen
20 g Holunder
80 g Zucker
1 l Wodka

Die Blüten und Kräuter in ein Ansatzgefäß geben und mit dem Alkohol aufgießen. Die Flasche an einem warmen, nicht zu sonnigen Platz stellen und 2 Wochen lang jeden Tag kräftig durchschütteln. Dann den Ansatz eine Woche ruhen lassen. Den Ansatz filtrieren und in Flaschen abfüllen.

Magie

„Schmetterlinge im Bauch"

90 g gekochte, junge Brennnesselblätter
20 g fein gehackter Zwiebel
170 g gekochte, passierte Kartoffeln
1 Ei
70 g Mehl
1 EL Salz, Pfeffer

Alle Zutaten werden rasch zu einem festen Teig verarbeitet, Nockerln formen und im Salzwasser kochen, bis sie an der Oberfläche schwimmen. Die Nockerln schmecken auch überbacken mit Parmesan oder einem anderen geriebenen Käse hervorragend! Gemeinsam genießen!

Probieren Sie es einmal aus: Ein Gläschen des Brennnesselschnapses wirkt harntreibend und nierenreinigend.

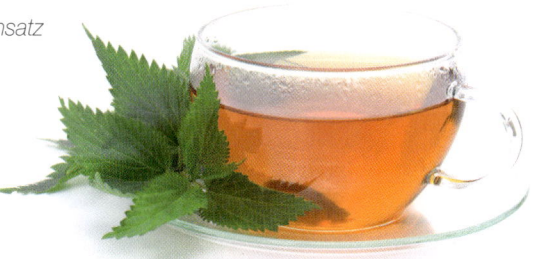

KRÄUTERKUNDE VON A-Z

Für eine Stimme klar und rein, setzt man die Bibernelle ein!

Die Bibernelle, auch kleine oder große Pimpinelle („Pimpinella saxifrago oder major") genannt, heißt auch Bockswurz, Pfefferwurz oder Sternpetersilie.

Sie wird als Gewürzkraut für Suppen und köstliche Salate gerne verwendet und geschätzt.
Meistens fügt man den Speisen ein paar zarte Blätter bei.

Im Mittelalter kannte man den Spruch: „Esst Bibernell! Esst Bibernell! Dann sterbet Ihr nicht so schnell."

Dies wurde angeblich einem Bauern in der Schweiz im Jahr 1629 von einer himmlischen Stimme mitgeteilt, da zur dieser Zeit gerade die Pest ausgebrochen war. Auch aus Bayern ist eine ähnliche Geschichte überliefert.

Da die Wurzel einen starken Geruch hat, der an Ziegenböcke erinnert, wird sie auch „Bockswurz" genannt!

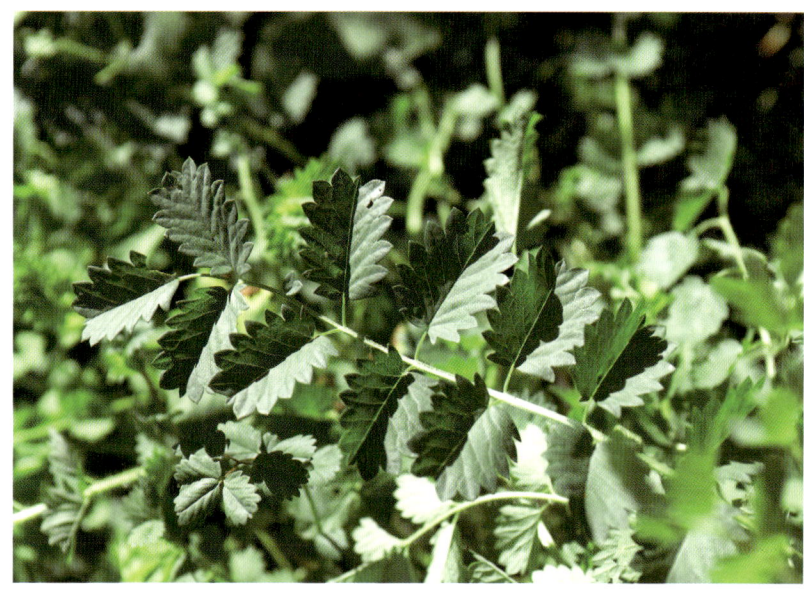

Die Bibernelle kommt ursprünglich aus dem Mittelmeerraum, wächst seit langem wild auf feuchten Wiesen und schattigen Plätzen, Berghängen und Äckern.

Im Garten wird sie auch zur Zierde angepflanzt. Sie zählt zu den Doldengewächsen und trägt weiße Blüten, die von zierlich gefiederten Blättern umrankt sind.

Sie blüht den ganzen Sommer über und ihre Wurzel wird vor oder nach der Blüte gesammelt – im März oder dann erst Ende September.

Da die Wurzel einen starken Geruch hat, der an Ziegenböcke erinnert, wird sie wahrscheinlich auch „Bockswurz" genannt.

Ob die Bibernelle erfolgreich gegen Pest und Cholera war, ist nicht mehr überprüfbar, heute weiß man allerdings, wo die Bibernelle mit Erfolg eingesetzt werden kann:

- Die Bibernelle enthält die ätherischen Öle Pimpinellin und Saponin. Diese regen in ihrer Kombination die Arbeit von Galle, Leber und Nieren an. Damit wird die gesamte Verdauung in Schwung gebracht.

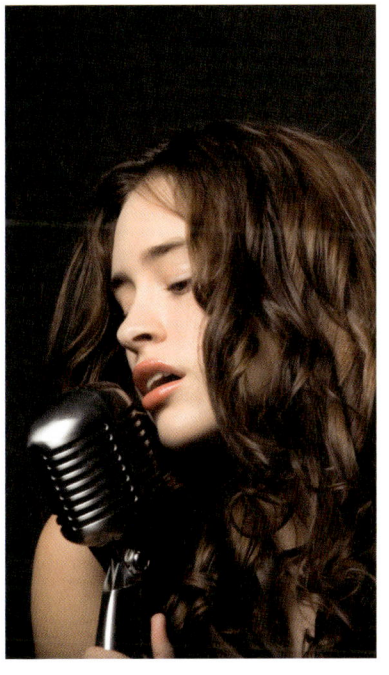

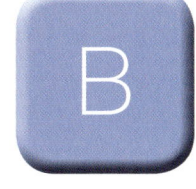

Der Bibernellentee regeneriert auch angegriffene Stimmbänder.

- In erster Linie aber ist es höchst sinnvoll, Bibernellentee gegen Husten, Halsschmerzen und Heiserkeit einzusetzen. Das Besondere daran: Der Tee regeneriert auch angegriffene Stimmbänder. Darum galt der Bibernellentee in alten Zeiten als Geheimtipp vieler Sänger.

- Der Schweizer Kräuterpfarrer Künzle hat speziell allen Rednern und Politikern geraten, die Kraft der Bibernelle zu nützen: „Die Bibernelle macht die Stimme kräftig", schrieb er.

KRÄUTERKUNDE VON A-Z

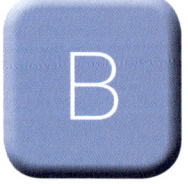

Gesund!

Zum Durchspülen von Nieren, Blase und Harnwegen

2 gehäufte Teelöffel der geriebenen Bibernellenwurzel mit ½ Liter Wasser ansetzen. Das Ganze zum Kochen bringen und einige Minuten köcheln lassen. Durchseihen, mit ganz wenig Honig gesüßt 3 Tassen täglich trinken – und das eine ganze Woche lang.

Bibernellentee

1 TL klein gehackte Wurzel mit 1 Tasse Wasser 5 Minuten leicht kochen, danach fünf Minuten zugedeckt ziehen lassen. Durchseihen, pro Tasse mit einem Esslöffel Honig süßen. Diesen Tee trinkt man bei Husten und Heiserkeit.

Kräftige Stimme

Für eine kräftige Stimme und gegen Heiserkeit kaut man tagsüber ein Stück getrocknete Bibernellenwurzel und spuckt sie dann wieder aus.

Der Bibernellentee galt in alten Zeiten als Geheimtipp vieler Sänger!

Bibernellentinktur

*200 g zerkleinerte getrocknete Bibernellenwurzel
1 l 40%iger Korn oder Obstbrand*

Die Wurzelstücke in ein gut verschließendes Gefäß geben und den Alkohol darüber gießen, an einen warmen Ort stellen und nach ca. 4 Wochen abseihen. 10 bis 12 Tropfen täglich bei Erkrankungen der oberen Atemwege einnehmen.

Bei Appetitlosigkeit täglich 20 Tropfen der Bibernellentinktur auf ein Stück Zucker träufeln und einnehmen.

Bibernellenwein

*50 g fein geschnittene Bibernellwurzel
1 l Weißwein*

Bibernellwurzel in ein Gefäß geben, mit Weißwein übergießen und gut verschlossen 10 Tage ruhen lassen, danach abseihen. Bei Erkrankungen der oberen Atemwege täglich ein Gläschen davon trinken.

Die **Birke**: Mit Saft und Kraft gegen Wasseransammlungen!

Der Name „Birke" kommt aus dem Altindischen und bedeutet „glänzen, hell sein". Birken bilden eine Gattung innerhalb der Familie der Birkengewächse (wie auch die Erle, die Hainbuche und die Haseln).

Die Birke ist ein sommergrüner Baum oder Strauch. Auffälligstes Kennzeichen ist die weiße Rinde, die sich im Lauf der Zeit in Querbändern löst. Durch ihre helle Rinde und ihre durchscheinenden, lebendigen Blätter galt sie als Sinnbild des Lichts.

Birkensaft war und ist für die nordischen Völker ein Lebenselixier, das vor allem wegen seiner entgiftenden Wirkung geschätzt wird. Hildegard von Bingen empfahl Birkensaft bei Geschwüren, Konrad von Megenberg lobte die nieren- und hautreinigende Funktion des „Birkenwassers."

Birken sind Pionierbäume, dass heißt sie besiedeln extreme Standorte – das hängt auch damit zusammen, dass die lichtbedürftige Birke sehr konkurrenzschwach ist.

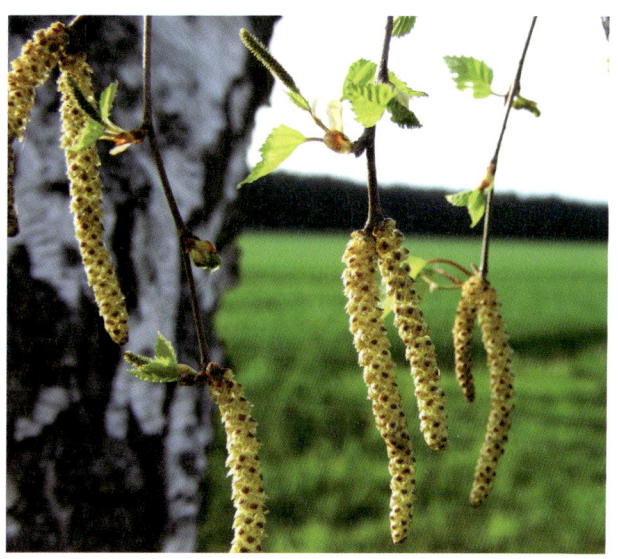

Manche Birken erreichen Wuchshöhen bis zu 30 Meter (Moorbirke, Hängebirke), während die Zwerg- und Strauchbirke nur 0,2 bis 3 Meter hoch werden.

Kaum eine Baumart ist derartig vielseitig verwendbar wie die Birke. Zu gesundheitlichen Zwecken bietet die Birke ein breites Spektrum an Verwen-

B

Die Birke bietet ein breites Spektrum an Anwendungen, wobei sowohl die Blätter als auch der Saft und ein aus der Rinde bereiteter Tee eine Rolle spielen.

dungen, wobei sowohl die Blätter als auch der Saft und ein aus der Rinde bereiteter Tee eine Rolle spielen. Zu ihren Wirkstoffen zählen ätherisches Öl, Bitterstoffe, Saponine, Flavonoide, Vitamin C, Harz und viele Nebenwirkstoffe.

Ihr wird eine wassertreibende Wirkung nachgesagt: Sie soll gegen Wasseransammlungen im Gesicht (Tränensäcke), im Knöchelbereich usw. wirken. Zudem ist sie schweißtreibend und stoffwechselfördernd. Birkentee aus Birkenblättern soll gut gegen Rheuma oder Nierenleiden sein.

Die Gerbstoffe der Birkenblätter wirken zusammenziehend, sodass sie als Bestandteil eines Durchfalltees oder äußerlich zur Wundbehandlung verwendet werden können.

Der Birkensaft, den man im Frühjahr durch (artgerechtes und vorsichtiges) Anzapfen des Baumes gewinnt, schmeckt nicht nur, sondern gilt auch als sehr gesund und kann sogar als Haarpflegemittel verwendet werden.

In der Steinzeit wurden auch Schuhe und Kleidung aus Birkenbast gefertigt, und die Indianer bauten ihre Kanus aus der leichten und wasserundurchlässigen Birkenrinde.

Gesund!

Birkenblätter-Tee

2 gehäufte Kaffeelöffel Birkenblätter mit ¼ l siedendem Wasser überbrühen, ca 10. Minuten ziehen lassen, dreimal täglich eine Tasse trinken. Als Frühjahrskurs mehrere Wochen fortsetzen.

Wellness / Schönheit

Birkenblätter-Auszug (gegen Haarausfall)

8 TL getrocknete Birkenblätter in einer Schüssel mit 120 ml kochendem Wasser übergießen und 8 Minuten ziehen lassen. Die ausgekühlte, abgeseihte Flüssigkeit mit der gleichen Menge 90%igen Weingeist mischen. Täglich eine geringe Menge etwa 5 Minuten in die Kopfhaut einmassieren und Haarausfall wird gebremst.

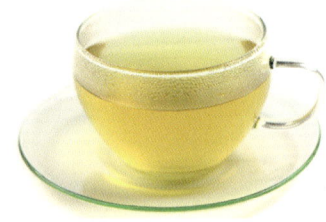

Blutwurz – Die wirksame Wurzel bei Durchfall und Magenbeschwerden

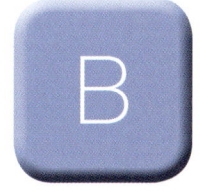

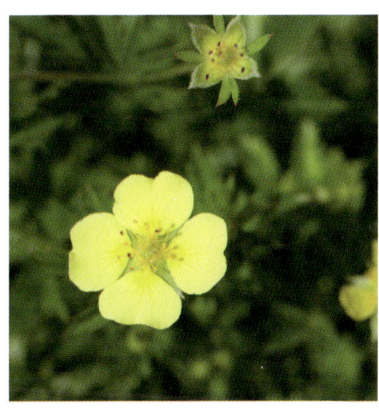

ätherisches Öl und Harz. So kann die Blutwurz auch, wie der Name bereits sagt, gegen Magenkrämpfe eingesetzt werden und wirkt bei Zahnfleischentzündungen, bei Entzündungen im Mund- und Rachenraum und bei Darmkoliken.

Blutwurz ist sowohl als Tee als auch als Tinktur (Apotheke) wirksam.

Die Blutwurz – Potentilla erecta L. – wird auch Birkwurz, Feigwurz, Bauchwehwurz, Ruhrwurz, Siebenfingerkraut, Schnürwurz oder Tormentillkraut genannt und wächst in ganz Europa auf sandigen, sonnigen Böden, in lichten Wäldern und Wiesen.
Der weiße Wurzelstock dieser bis 40 Zentimeter hohen, gelb blühenden Pflanze verfärbt sich bei Beschädigungen intensiv rot.

Seine Gerbstoffe helfen gegen Gärungsdurchfall. Weitere Inhaltsstoffe sind das Glykosid Tormentillin sowie

Gesund!

Blutwurztee

Ein bis drei Esslöffel der getrockneten Wurzel werden mit ½ l Wasser übergossen, 15 Minuten sieden.

Auch Magenempfindliche können drei Mal täglich eine Tasse schluckweise trinken.

Bei Erfrierungen, Verbrennungen, Wunden und Hämorrhoiden können Teilbäder und Umschläge mit dem Blutwurztee eingesetzt werden.

Bei Entzündungen der Schleimhäute im Mund, des Zahnfleisches und der Mandeln kann man den Tee als Gurgelmittel verwenden.

KRÄUTERKUNDE VON A-Z

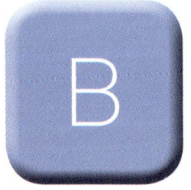

Tut mir eine Wunde weh, verwende ich den **Bockshornklee**

Der Bockshornklee gehört zur Familie der Hülsenfrüchtler. Der lateinische Name foenum-graecum bedeutet „griechisches Heu". Der Bockshornklee wird u. a. auch noch Kuhhornklee, Ziegenhorn, Hirschwundkraut, Rehkörner oder feine Grete genannt.

Im Nahen Osten, in Nordafrika und Spanien wird Bockshornklee als Nahrungsmittel oder Futterpflanze angebaut und geröstet, gekocht oder frisch verzehrt. Darüber hinaus ist er auch eine Gewürzpflanze und ist beispielsweise ein wesentlicher Bestandteil von Currypulvermischungen.

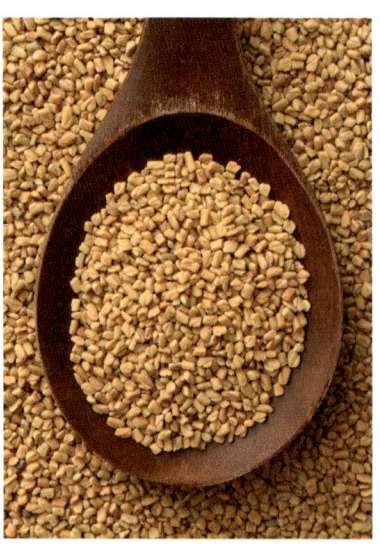

Wussten Sie, dass Bockshornklee ein wesentlicher Bestandteil von Currypulvermischungen ist?

Der Bockshornklee stammt ursprünglich aus dem Perserreich. Seine Verwendung lässt sich bis zu den Alten Ägyptern zurückverfolgen, wo er sowohl in der Pflanzenheilkunde und Geburtshilfe als auch in religiösen Handlungen eine Rolle spielte.

Die Benediktinermönche haben ihn in ihren Kräutergärten akklimatisiert und er wird in der „Capitulare de villis" (verfasst etwa 795) von Karl dem Großen zum Anbau angeordnet. Hildegard von Bingen nannte ihn als Heilmittel gegen Hautkrankheiten.

Durch Pfarrer Kneipp wurde die Verwendung von Bockshornklee in der Volksheilkunde wieder belebt, da er sie folgendermaßen lobte:
„Foenum graecum ist das beste von allen mir bekannten Heilmitteln zum Auflösen von Geschwülsten und Geschwüren."

Heute wird der Bockshornklee in den Mittelmeerländern, in Frankreich, Nordafrika und Italien angebaut und wegen seiner entzündungshemmenden Wirkung bei Geschwüren, Furunkeln und Hautkrankheiten verwendet. Er ist eine fast kahle Pflanze, die bis zu 50 cm groß werden kann und blüht im Juni und Juli.

Die Blüten sind gelb-weiß, die Blätter der Pflanze ähneln denen des Klees. Die Sammelzeit des wirkstoffreichen Samens ist von Juli bis August.

Verwendung in der Naturheilkunde finden die Samen der Pflanze, die getrocknet werden.

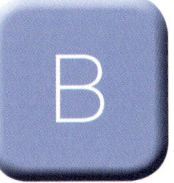

Gesund!

Bockshornklee-Tee

Diese Samen haben reichlich Eiweiß und Schleimstoffe in sich. Naturheilkundlich wird der Bockshornklee in grob pulverisierter Form angewendet. Den Aufguss, den man aus einem Teelöffel zerstoßenem Samen mit einem Viertelliter Wasser zubereitet, kann man zur Kräftigung für Rekonvaleszente verordnen. Er wird dann zwei- bis dreimal täglich getrunken. Der Bockshornklee riecht und schmeckt nicht besonders gut, daher kann man diesem Aufguss Menthol oder Orangenöl beimengen.

Bockshornklee-Tee nach Pfarrer Kneipp

Zur innerlichen Anwendung wird der Samen am besten kalt angesetzt. Man lässt ihn einige Stunden ziehen, seiht diesen nach kurzem Aufkochen sogleich ab und süßt ihn mit Honig.

Bockshornklee soll bei Abszessen und Furunkeln in Form eines Umschlags helfen, auch bei offenen Beinen, Neuralgien, Gelenkentzündungen und Ischias hat er sich bewährt.

Breiumschlag

100 g Bockshornklee-Samen mit wenig Wasser anrühren und aufkochen.

Der warme Brei wird auf Leinen gestrichen und bis dreimal täglich auf die leidende Stelle des Körpers gestrichen.

KRÄUTERKUNDE VON A-Z

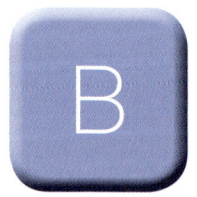

Vertraut dem **Bohnenkraut:**
Es stärkt das Herz und dient dem Magen und auch zur Lust gibt's was zu sagen!

Bohnenkraut wurde von seiner Heimat am Schwarzen Meer von den Mönchen über die Alpen gebracht und bereits in dem „capitulare de villis" von Karl dem Großen erwähnt.

Das Bohnenkraut – „Satureja hortensis" heißt im Volksmund auch Pfefferkraut, weil es früher als Pfefferersatz verwendet wurde. Als Küchenkraut ist es überall sehr beliebt: Es ist die ideale Würze für Speisen mit Bohnen und Erbsen, weil die Hülsenfrüchte so besser verdaut werden können. Daher kommt auch der Name des Küchenkrauts.
Es gibt aber auch Fleisch- und Fischgerichten ein besonderes Aroma sowie Salaten und Saucen.

Bohnenkraut hat seine Heimat am Schwarzen Meer und im Mittelmeerraum, wurde von den Mönchen über die Alpen gebracht und bereits in dem „capitulare de villis" von Karl dem Großen erwähnt.

Das mehrjährige Winter-Bohnenkraut fühlt sich aber auch in unseren Gärten sehr wohl. Es ist anspruchslos, liebt Sonne und Trockenheit und benötigt nur etwas mehr Platz, damit die Blätter sich gut entwickeln können. Geernet wird das Kraut zur Zeit der Blüte (ab Juni), zwischendurch können auch immer Stiele geschnitten werden, wenn man die Blätter frisch verwenden will.

Bohnenkraut hat zahlreiche sehr typische Wirkstoffe. Dazu zählen die ätherischen Öle Cymol, Thymol und Carvacrol sowie viele Bitter- und Gerbstoffe.

Diese Inhaltsstoffe machen das Küchenkraut zu einer Heilpflanze, die man bei zahlreichen gesundheitlichen Störungen einsetzen kann:

- Das Bohnenkraut beeinflusst den gesamten Magen- und Darmbereich, man kann mit dem Pfefferkraut Blähungen, Völlegefühl, Magenkrämpfe sowie Durchfälle bekämpfen.

- Der Gallenfluss wird beschleunigt, das verbessert die gesamte Verdauung.

- Bohnenkraut weckt alle Lebensgeister, verbessert die Laune und

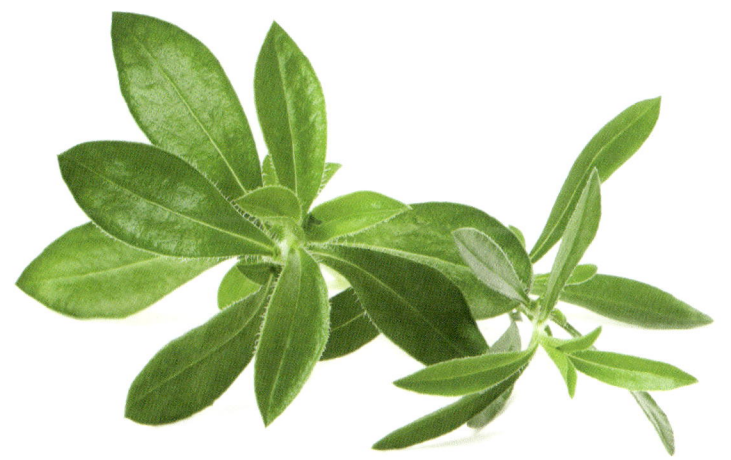

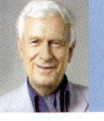 **Prof. Bankhofers Tipp**

Bei Husten kann man einerseits Bohnenkrauttee trinken oder mit 1 Liter Bohnenkrauttee inhalieren!

die Leistungsfähigkeit des Menschen. Wer regelmäßig Bohnenkraut zu sich nimmt, geht mit mehr Elan durchs Leben. Wenn Sie zum Beispiel zu Mittags mit Bohnenkraut würzen, fühlen Sie sich am Nachmittag nicht so müde.

- Seit dem Mittelalter wird Bohnenkraut auch bei hartnäckigem Husten verwendet, denn seine Inhaltsstoffe stärken die Atemwege. Man kann Bohnenkraut für die Bronchien in zweifacher Weise gegen Husten nützen: entweder als Bohnenkrauttee trinken oder die aufsteigenden Dämpfe von 1 Liter Tee 10 Minuten lang einatmen. Die Bohnenkraut-Inhalation ist relativ unbekannt.

Gesund!

Bohnenkrauttee

2 TL frisches oder getrocknetes Bohnenkraut mit ¼ Liter kochendem Wasser übergießen und 15 Minuten zugedeckt ziehen lassen, durchseihen. Man trinkt morgens und abends 1 eine Tasse ungesüßten Tee. Abends trinkt man den Tee am besten 45 Minuten vor dem Schlafen gehen.

Der im Jahr 2004 verstorbene Kräuterpfarrer Weidinger, der sich sehr genau mit dem Bohnenkraut befasst hat, schrieb in seinen Aufzeichnungen. „Das Bohnenkraut hat

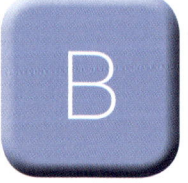

sich oftmals bewährt, Potenzschwierigkeiten beim Mann und Frigidität der Frau zu beheben. Man muss aber sehr viel Geduld haben. Der Tee muss über lange Zeit beharrlich getrunken werden, bis man eine Wirkung erlebt."

Bohnenkraut ist aufgrund seiner ätherischen Öle aber auch für die Schönheit gut einsetzbar:

Wellness / Schönheit

Bohnenkraut-Öl

1 Handvoll Bohnenkraut, 1 l Olivenöl

Bohnenkraut in ein Gefäß legen und mit Olivenöl bedecken. Sechs Wochen an einem hellen Ort stehen lassen. Danach filtrieren und in Flaschen füllen.

Bohnenkraut-Reinigungsmilch für reifere Haut

Durch die ätherischen Öle des Bohnenkrauts ist die wohlriechende Reinigungsmilch ideal für „reifere Haut".

Nach dem Waschen reichlich auf Gesicht, Hals und Dekollete auftragen, 5 Minuten einwirken lassen und mit warmem Wasser abspülen.

5 g reines Bienenwachs
25 g Bohnenkraut-Öl
3 g Wollfett (aus der Apotheke)
20 g Bohnenkrauttee
2 Tropfen reines Pfefferminzöl

Im Wasserbad werden die ersten drei Zutaten bei nicht zu hoher Temperatur geschmolzen.

Den Kräutertee und das ätherische Öl kräftig umrühren und danach in Cremedosen füllen.

Gesichtskompresse

2 EL frisches Bohnenkraut
1 EL des getrockneten Krautes
¼ l Wasser

Das Bohnenkraut mit dem heißen Wasser übergießen und 4 Minuten zugedeckt ziehen lassen.

Filtrieren und als Kompresse für das Gesicht verwenden.

Kochrezept

Zur Suppe! Linsensuppe mit Bohnenkraut

Für 4 Personen
200 g getrocknete Linsen (oder Dosenlinsen)

1 Zwiebel, 1 Knoblauchzehe
2 EL Olivenöl, 1 EL Tomatenmark
1 l Wasser, 1 TL Salz
1 Kl Bohnenkraut
Pfeffer, Zitronensaft

Getrocknete Linsen gut durchspülen und in einem Sieb abtropfen lassen. Zwiebel schälen und fein hacken. Knoblauch schälen und zerdrücken. Öl in einem Topf erhitzen. Zwiebel und Knoblauch zufügen und bei mäßiger Hitze glasig dünsten. Tomantenmark einrühren und mit Wasser aufgießen. Salz und Linsen einrühren, kurz aufkochen lassen und ca. 30 Minuten köcheln lassen bis die Linsen weich sind (Dosenlinsen brauchen nicht so lange). Am Schluss mit Bohnenkraut, Pfeffer und Zitronensaft abschmecken und eventuell nachsalzen. Die Linsensuppe kann gut mit Krustenbrot serviert werden.

Magisches Liebesrezept

Hier ein „Liebestrank"
(1842, aus England)

2 Handvoll frischer Bohnenkrautblätter
1 l guter Sherry
1 Handvoll Rosenblüten

Bohnenkrautblätter mit Sherry bedecken und 10 Tage ziehen lassen. Dann sauber abfiltern, Rosenblüten hinzugeben und nochmals 2 Wochen ziehen lassen. Abfiltern, in kleine Fläschchen füllen und dunkel lagern.

„Heißes Liebessüppchen"

300 g Karotten
1 Zwiebel
2 EL Butter
400 ml Gemüsebrühe oder Hühnerbrühe
2 EL frisches Bohnenkraut
1 walnussgroßes Stück Ingwer
Salz, Pfeffer
1-2 EL geschlagenes Obers

Karotten und Zwiebeln schälen und kleinwürfelig schneiden. Butter erhitzen, Gemüse darin andünsten. Mit Brühe aufgießen, Kräuter dazugeben und 15 Minuten weich kochen. Die Suppe fein pürieren und nochmals erwärmen. Den geschälten Ingwer fein reiben und ebenfalls in die Suppe geben. Mit Salz und Pfeffer würzen und auf 2 Teller verteilen. Mit Obers garnieren.

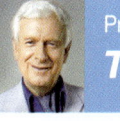

Prof. Bankhofers Tipp

Bohnenkraut ist aufgrund seiner ätherischen Öle für die Schönheit wunderbar geeignet und ist zudem auch ein „magisches Kraut".

KRÄUTERKUNDE VON A-Z

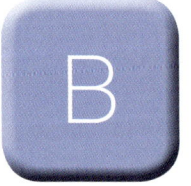

Borretsch: Du mein Blauhimmelstern, meine Herzfreude, mein Liebäuglein!

Borretsch (Borago officinalis), vereinzelt auch Boretsch geschrieben oder als Gurkenkraut bezeichnet, ist eine Gewürz- und Heilpflanze in der Familie der Raublattgewächse (Boraginaceae).

Die ursprünglich im Mittelmeerraum beheimatete Pflanze wird seit dem späten Mittelalter in Mitteleuropa kultiviert.

Im Volksmund trägt die Pflanze aufgrund ihrer auffallenden blauen Blüten auch den schönen Namen Blauhimmelstern. Andere volkstümliche Bezeichnungen sind Herzfreude, Wohlgemutsblume und Liebäuglein.

Borretsch ist ein seit langem beliebtes Küchenkraut und wird frisch dem Salat und dem Gemüse wie Schnittlauch beigegeben. Er färbt mitgekocht das Kohlrabigemüse grün und verleiht den Einlegegurken einen angenehmen Geschmack.

Die Blüten wirken herzstärkend. Dem frischen Kraut sagt man eine Wirkung gegen Schleimhaut- und Venenentzündungen nach. Borretsch wirkt verdauungsfördernd und blutreinigend.

Gesund!

Borretsch-Tee

Zur Teeherstellung übergießt man 1 Esslöffel getrockneter Blätter mit 1/4 Liter kochendem Wasser und lässt den Aufguss 15 Minuten ziehen. Trinken Sie zwei bis dreimal täglich 1 Tasse Borretschtee.

Frischer Borretsch ist stark safthaltig. Der frisch gepresste Saft dient zur Hautreinigung. Er säubert verstopfte Poren und zieht vergrößerte Poren zusammen. Eine Kompresse aus Borretschkraut wirkt gegen müde, welke und schlecht durchblutete Haut.

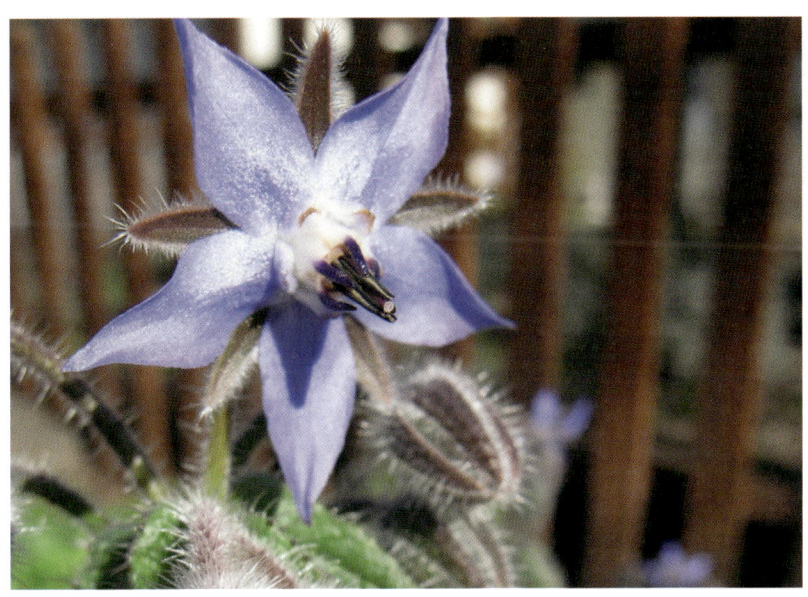

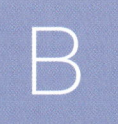

In der Küche

Die berühmte Frankfurter Grüne Soße

Johann Wolfgang von Goethe hat dieses Gericht über alles geliebt. Sie schmeckt nicht nur köstlich, sondern ist auch sehr wertvoll für unsere Gesundheit. Denn in ihr stecken viele wirksame Naturkräfte.

Für die klassische grüne Soße nimmt man Petersilie, Dille, Schnittlauch, Borretsch, Kerbel, Sauerampfer, Pimpinelle. Man kann auch noch Zitronenmelisse, Kresse, Ysop und Estragon dazugeben. Alle Kräuter sollten ganz frisch geerntet sein. Man wäscht sie gut und schneidet sie ganz klein. Dann bereitet man eine Marinade aus Olivenöl, Weinessig, Salz, Pfeffer. Pro Person nimmt man eine Handvoll Kräutermischung.

Die Marinade und die Kräuter werden im Mixer ganz kurz noch mehr zerkleinert, mit Sauerrahm oder Joghurt vermischt. Vor dem Servieren rührt man in die grüne Soße hartgekochte, kleingehackte Eier. Man isst zur grünen Soße Pellkartoffeln, vielleicht auch ein kleines Stück gekochtes Rindfleisch.

„Some like it hot": Chili und Cayennepfeffer

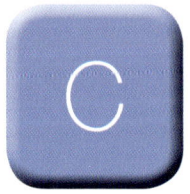

Chili ist derzeit „in aller Munde". „Der Scharfmacher" würzt nicht nur viele saure Speisen, wie das berühmte „Chili con Carne", Eintöpfe, Suppen und vieles mehr, sondern ist auch in der dunklen Schokolade als feine Geschmacksnuance sehr beliebt. Einfach kosten und testen!

In Südamerika würzen die Menschen ihr Essen bereits seit mehr als 6000 Jahren mit scharfen Chilis. Diese Meinung vertreten Forscher aufgrund der Analyse von Speiseresten an antiken Kochgeräten verschiedener archäologischer Stätten in Südamerika. Chilischoten wurden von den Ureinwohnern Südamerikas als schmackhafte Ergänzung zu Fisch, Mais, Bohnen und Yamswurzel geschätzt. Bis heute helfen die Inhaltsstoffe der Chilis vor allem in heißen Ländern, die Speisen länger haltbar zu machen.

Doch was genau ist dieser Chili und kann er mehr als nur scharf sein? Die Botaniker unterscheiden Gemüse- und Gewürzpaprika. Die reifen, sehr scharfen und teilweise getrockneten Früchte der Gewürzpaprika werden Chili genannt. Cayenne wiederum ist eine Chilisorte. Als Cayennepfeffer werden getrocknete und gemahlene Chilischoten überwiegend dieser Sorte bezeichnet. Wie bereits oben angedeutet, sieht der Cayennepfeffer weder wie unser klassischer Pfeffer aus noch ist er mit ihm verwandt. Die Schärfe erhält er durch das in ihm enthaltene Capsaicin, ein Alkaloid, das beim Menschen einen sogenannten Hitze- beziehungsweise Schärfereiz verursacht.

Wir haben es jedenfalls einem Irrtum zu verdanken, dass der Cayennepfeffer und das Chili den Weg in Europas Küchen gefunden haben. Columbus hielt Cayennepfeffer aufgrund seiner Schärfe für den teuren und begehrten Pfeffer. Durch dieses Missverständnis gelangte das rot-braune Pulver in die alte Welt, um den Menschen dort nach dem Verzehr die Tränen in die Augen zu treiben.

Was Inhaltsstoffe stecken nun in der Chili? Neben dem Capsaicin, dessen Anteil bei sehr scharfen Chilis bis zu

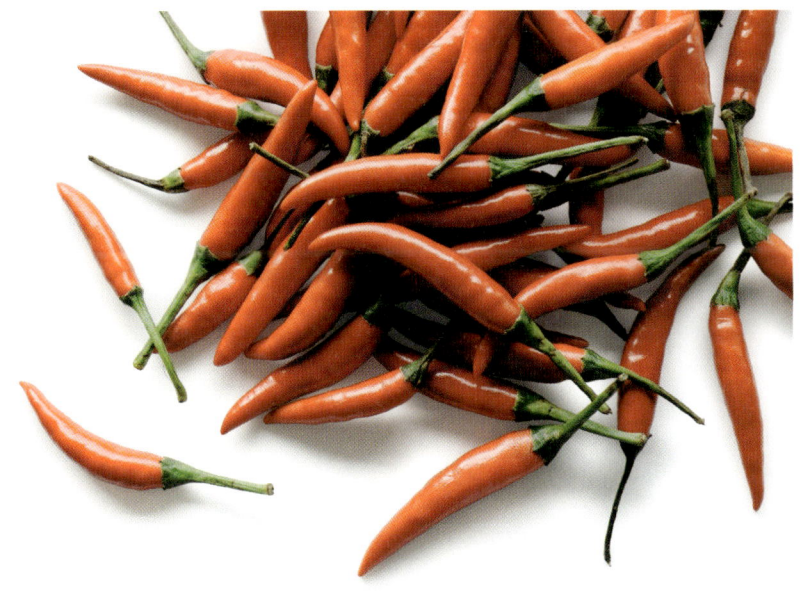
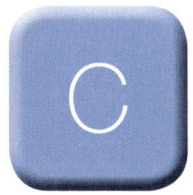

Columbus hielt Cayennepfeffer aufgrund seiner Schärfe für den teuren und begehrten Pfeffer und brachte ihn auf diesem Weg zu uns.

1,7% beträgt, ist eine Chilischote reich an Vitaminen und Mineralstoffen, allen voran an Vitamin C, E, Carotinoiden und Flavonoiden.

Beachtlich ist, dass 100 g des Fruchtfleisches der Chilischote etwa 110 bis 160 mg Vitamin C enthalten, was dem doppelten Gehalt an Vitamin C einer Zitrone entspricht. Zudem liefern Chilis etwa 1 mg Vitamin E, das sehr wichtig zum Schutz der roten Blutkörperchen ist, und um den Sauerstofftransport im Blut zu gewährleisten. Auch Carotinoide, von denen das bekannteste sicherlich das Betacarotin ist, findet man in der Chilischote sehr reichlich. Flavonoide helfen dem Körper, sich gegen Bakterien und Viren zur Wehr zu setzen.

Der Flavonoidgehalt ist bei ausgereiften kräftig farbigen Chilis um ein Vielfaches höher als bei den noch unreifen grünen Früchten. Durch die insgesamt 800 verschiedenen Flavonoide, die die Chilis enthalten, wird die Wirkung des ohnehin schon reichlich vorhandenen Vitamin C's um das 20fache gesteigert!

KRÄUTERKUNDE VON A-Z

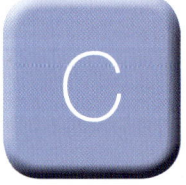

Last, but not least, regt das Capsaicin, das der Chili ihre Schärfe verleiht, den Stoffwechsel um bis zu 25% an und bewirkt, dass der Körper Glukose um etwa ein Viertel schlechter verwerten kann, wodurch es dazu beitragen kann, eine schlanke Figur zu behalten. Außerdem hat dieser Inhaltsstoff eine gefäßerweiternde Wirkung und einen positiven Einfluss bei der Bekämpfung von Kopfschmerzen.

Insgesamt kann man der Chili damit folgende positive Wirkungen zuschreiben:

- Stärkung des Immunsystems
- Schutz der Arterien
- Verbesserung der Durchblutung
- Migräneabwehr
- Regulierung von Bluthochdruck
- Hilfe bei der Gewichtsreduzierung

Kochrezept

Hier nun das berühmte Chili con Carne (Mexikanischer Bohnen-Fleisch-Eintopf)

75 g durchwachsener Speck
2-3 Zwiebeln
1 Knoblauchzehe
500 g Rinderhackfleisch (alternativ Rind- oder Schweinefleisch in kleine Stücke geschnitten)
250 g Tomaten aus der Dose
600 g Kidneybeans aus der Dose
3 EL Chilisauce
2 TL Chilipulver
Salz, Zucker

Speck in Würfel schneiden, Zwiebeln und Knoblauchzehe fein Würfeln, in dem Speckfett anbraten, Rinderhackfleisch hinzufügen und unter ständigem Rühren ca. 7 Minuten kochen lassen.

Tomaten abtropfen lassen und kleinschneiden, mit der Tomatenflüssigkeit, den Bohnen, Chilisauce und Chilipulver zu dem Gehackten geben, mit Salz und Pfeffer würzen, zum Kochen bringen, gar kochen lassen und den Eintopf eventuell nochmals mit den Gewürzen abschmecken. (Garzeit ca. 15 Minuten)

Dazu frische weißes Baguette oder kräftiges Bauernbrot reichen.

„So schön, so gut":
„Die Unsterbliche", das Currykraut

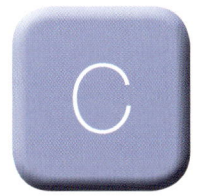

Immortelle, Italienische Immortelle, Italienisches Sonnengold, Italienische Strohblume, Sonnengold oder Die Unsterbliche wird es genannt, das Currykraut. Und tatsächlich erinnern die gelben Blüten der Krautes eher an eine schöne Blume als an ein Heil- oder Gewürzkraut.

Das Currykraut ist eine Pflanzenart aus der Familie der Korbblütler (Asteraceae) und stammt aus dem Mittelmeerraum/Südwesteuropa. Sie wächst als Heckenpflanze und wird zwischen 40 und 100 cm groß. Es gibt noch einen Zwerg-Currystrauch, der bis zu 50 cm groß werden kann. Beide Currysträucher mögen warme, sonnige Plätze. Sie duften, wie der Name schon sagt, nach Curry, besonders wenn es regnet.

Die Blätter des Strauches sind 2 bis 3 cm groß, länglich, etwas klebrig. Sie sind silbergrau und stehen dicht nebeneinander am Zweig. In den Sommermonaten, also von Juni bis August, bilden sich kleine, gelbe Blüten.

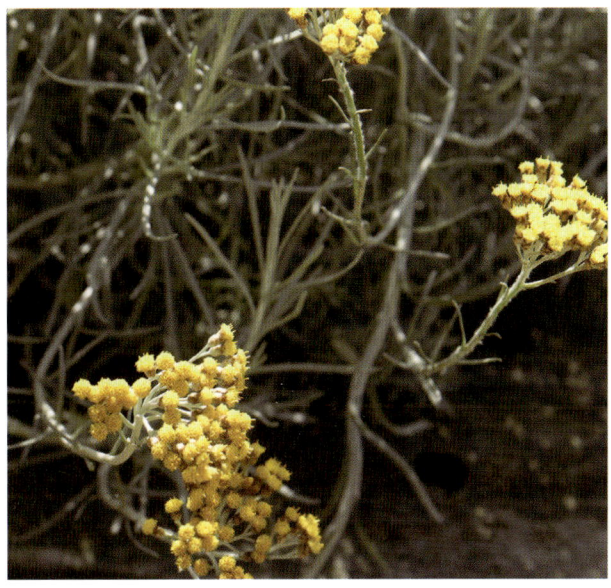

Früher wurde der Currystrauch als Tee-Ersatz verwendet, heute wird aus ihm ein ätherisches Öl gewonnen, das Immortellenöl oder auch Strohblumenöl. Es ist eine gelbliche, klare und durchsichtige Flüssigkeit, die sich sehr gut zum Einreiben gegen blaue Flecken, Blutergüsse, Prellungen und Verstauchungen eignet.

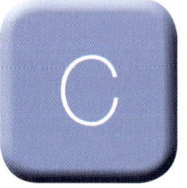

Das Öl darf nur äußerlich eingesetzt werden, innerlich führt es zu Vergiftungserscheinungen. Das Öl kann mit Soja- oder Sesamöl 1:50 verdünnt werden.

Welche Heilkräfte stecken nun in der italienischen Strohblume?

Die ätherischen Öle die man aus den Currykrautblüten gewinnt, sind hilfreich bei Wunden, blauen Flecken, Blutergüssen, Bronchitis und Leberschwäche, da sie die Blutgerinnung hemmen, sie wirken krampflösend, antiviral und straffen das Gewebe. Zudem soll „Die Unsterbliche" den Cholesteringehalt im Blut senken und antiallergisch wirken.

Gesund!

So bereiten Sie Tee zu

1 Esslöffel getrockneter Blüten mit 250 ml kochendem Wasser übergießen, 5 Minuten ziehen lassen, abseihen.

Hilft gegen Husten und wirkt entgiftend. Den Tee kann man auch zur Hautbehandlung und für Bäder nutzen.

In der Küche

Die Blätter des Krautes, sind durch ihr süßes und mildes Aroma als Gewürz von Speisen besonders beliebt. Man kann ganze Zweige mitkochen oder man zerstößt das Kraut zusammen mit anderen Kräutern im Mörser. Es wird für Suppen, Eintöpfe, gedünstetes Gemüse sowie für Reis- und Fleischgerichte, Soßen und Curry.

Curry bezeichnet ursprünglich in der indischen, asiatischen und afrikanischen Küche ein Fleisch- oder Gemüsegericht und nicht wie bei uns eine Gewürzmischung. Die indische Küche gilt als eigentliche Geburtsstätte des Currys, das mit unseren Eintöpfen vergleichbar ist.

Currykraut eignet sich auch getrocknet zum Kochen. Da es dabei aber viel an Geschmack und Aroma verliert, empfiehlt es sich, das Kraut frisch zu verwenden.
Wer den Geschmack von Curry gerne mag, sollte das Gewürz in Kombination mit Süßem versuchen. Dessertgerichten verleiht es einen besonders aromatischen Geschmack.

Nimm's leicht! Mit **Currypulver** werden schwere Speisen leichter verdaulich

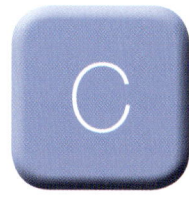

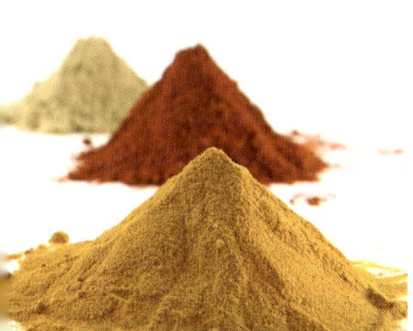

Kochrezept

Curry-Spätzle

*500 g Spätzle (Fertigprodukt)
1 Bund Lauchzwiebeln
1 Zwiebel, 250 g Champignons
1 Becher Schlagobers (Sahne)
250 ml Kokosmilch, ungesüßt
Currypulver, Cashewnüsse*

Zubereitung: Die Cashewnüsse ohne Fett in einer Pfanne rösten. Dann zur Seite stellen und abkühlen lassen.

Die Zwiebel schälen und in kleine Würfel schneiden. Die Lauchzwiebel putzen und in Ringe schneiden. Die Champignons putzen und in Scheiben schneiden.

Die Zwiebel in etwas Butter anschwitzen, dann die Champignons und Lauchzwiebeln dazugeben und alles kurz anrösten. Danach die Spätzle dazugeben und alles vermischen. Nun die Sahne (Schlagobers) und Kokosmilch dazugeben und so lange einkochen, bis eine cremige Konsistenz entsteht. Currypulver nach Bedarf dazugeben und verrühren. Zum Schluss mit den Cashewnüssen bestreuen und servieren.

Currypulver besteht aus einer Mischung von folgenden Gewürzen: Gelbwurzel, Zimtrinde, Nelkenblüten, Koriander, Muskatnuss, Ingwerwurz, Pfeffer und weißen Senfkörnern.

Currypulver regt die Gallensekretion an und macht viele, sonst schwer verdauliche Speisen, insbesondere aus der indischen, malaysischen oder chinesischen Küche leichter verdaulich.

Spezialgerichte mit Curry werden deshalb auch von magenempfindlichen Personen gut vertragen.

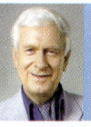

Prof. Bankhofers Tipp

Currypulver regt die Gallensekretion an und macht viele schwere Speisen leichter verdaulich.

KRÄUTERKUNDE VON A-Z

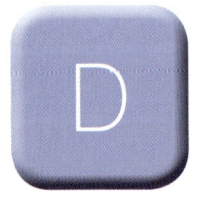

Dillspitzen: Spitze gegen Blähungen, Magenkrämpfe und Atemnot

Die Dille hat eine lange Geschichte. Sie ist seit ca. 5000 Jahren bekannt, wurde bereits in der Bibel erwähnt und in Ägypten bei Kopfschmerzen eingesetzt.

Die Dille ist eine der ältesten Heil- und Gewürzpflanzen. Gurkenkraut oder auch „Blähkraut" wird sie genannt und zum Einlegen von Gurken oder für den Gurkensalat eignet sich bestens als Gewürz.

Ursprünglich kommt die Dille aus dem Nahen Osten, wird aber heute beinahe in aller Welt angebaut. Das Gurkenkraut hat eine lange Geschichte: Es ist seit ca. 5000 Jahren bekannt, wurde zum Beispiel in Ägypten bei Kopfschmerzen eingesetzt und sogar in der Bibel erwähnt.
Im frühen Mittelalter brachten Benediktinermönche die Dille nach Mitteleuropa und schon bald war sie in Klöster- und Bauerngärten zuhause!

Im südlichen Europa wächst Dill auch frei, bei uns nur im Garten, wobei sie einen sonnigen, nicht zu feuchten Platz braucht. Dill kann über einen Meter hoch werden und die Blüten mit den großen, gelben Dolden bilden später Samenkörner. Geerntet werden die Dillsamen, aber auch das frische blühende Kraut. Für das Kraut werden die Dolden zur Zeit der Blüte abgeschnitten, für die Samen kurz danach.

Dille ist nicht nur eine Gewürzpflanze, sondern auch ein wichtiges Heilkraut. Es ist reich an den Mineralstoffen Calcium, Phosphor, Kalium und Schwefel. Dille liefert aber auch verschiedene ätherische Öle wie Carvon, Limonen, Apiol und Myristicin. Und sie versorgt uns mit Pflanzensäuren, Schleim- und Gerbstoffen.

Aufgrund all dieser Inhaltsstoffe wirkt die Dille harntreibend. Sie desinfiziert die Harnblase und die Harnwege. Sie löst Magenkrämpfe und verhindert Blähungen.

Gesund!

Dillewein

1 Tasse Wasser und 1 Tasse Weißwein werden gemischt. Darin kocht man einige Minuten 2 Teelöffel

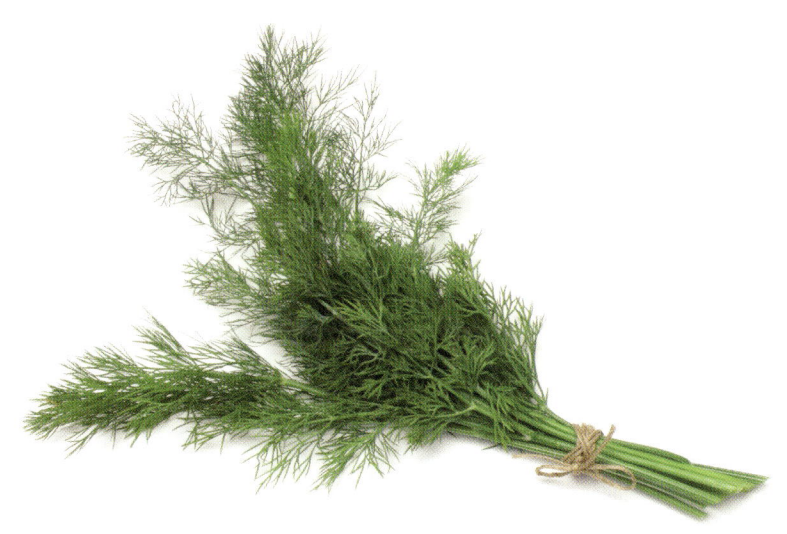

Dillsamen. 8 Minuten zugedeckt ziehen lassen. Dann durchseihen und lauwarm trinken.

Dilletee

Mit Dilletee kann man Schluckauf bekämpfen. Stillende Mütter können den Milchfluss fördern. Und wenn man den Tee mit etwas Honig oder Ahornsirup süßt, dann fördert er das Einschlafen.

Hier das Rezept für die Zubereitung:

2 Teelöffel getrocknete Dillspitzen werden mit 1 Tasse kochendem Wasser übergossen, 5 Minuten ziehen lassen, durchseihen.

Dillöl

Dieses Dillöl kann als Einreibung gegen Kopfschmerzen helfen oder ein paar Tropfen davon auf einem Zucker genommen, wirken beruhigend auf den Verdauungsapparat.

*2 Handvoll getrocknetes Dillkraut
0,5 l reines Olivenöl*

Das Kraut in einem weithalsigen Keramik- oder Glasgefäß mit dem Öl begießen. Das dicht verschlossene Gefäß an einen warmen Ort stellen. Nach ca. 2 Wochen abseihen und kühl und dunkel lagern.

KRÄUTERKUNDE VON A-Z

D

Dille in der Küche

Genießen Sie so oft wie möglich aromatisches, frisches heimisches Dillkraut. Man streut die Dillspitzen auf den Salat, mixt sie in den Topfen oder Gervais.

Man isst Dillkartoffeln anstatt Petersilienkartoffeln und man genießt Dillsoße als Beilage zu Fleischspeisen.

Wenn man frische Dillespitzen im Kopfsalat oder im Gurkensalat isst, dann schmeckt das nicht nur sehr gut und fördert die Verdauung, sondern ist auch ein Superservice für Leber und Galle. Die Leber wird bei ihrer Entgiftungsarbeit unterstütz, der Gallenfluss wird gefördert.

Bei sehr sensiblen Menschen, die auf Gerüche stark reagieren, ist es möglich, dass allein das Riechen an einem frischen Dillkraut die Nerven beruhigt und Atemnot bekämpft.

Auch Schlafstörungen können allein durch das Schnuppern am Dillkraut behoben werden. Das ist auf die beruhigende Wirkung des ätherischen Öls Anethol zurückzuführen.

Eine weitere sinnvolle Wirkung des Dillkrautes: Wer im Sommer Grillspezialitäten mit Knoblauch zubereitet, sollte danach frische Dillspitzen kauen. Das nimmt den penetranten Geruch des Knoblauchs.

Dillbutter

Schmeckt herrlich auf Vollkornbrot oder auch auf einem gegrillten oder gebratenen Fleisch:
250 Gramm Butter, 4 Esslöffel fein gehackter Dill, Kräutersalz.
Die Butter warm stellen, damit sie weich wird und der Dill sowie das Salz untergemengt werden können (am besten mit einer Gabel). Alles auf einem Butterbrotpapier zu Rollen formen und kalt stellen.

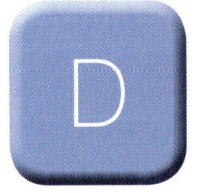

Prof. Bankhofers Tipp

Wer Köstlichkeiten mit Knoblauch genossen hat, sollte frische Dillspitzen kauen – so wird Ihr Atem wieder frisch!

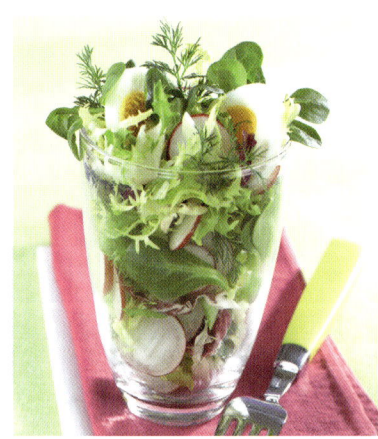

„Die Zierde des Berges" – das **Dostkraut**, auch Oregano bezeichnet

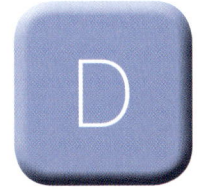

Wer kennt und schätzt es nicht, das Dostkraut, auch als „Oregano" bezeichnet, das uns so ausgezeichnet auf Pizza und anderen italienischen Gerichten schmeckt, das Spaghetti mit Fleischsoße sowie gegrillten Fleischspeisen eine unvergleichliche Gewürznote gibt?

„Dost" (Dostkraut) kommt vom mittelhochdeutschen „doste" und das heißt ganz einfach „Strauch". Der botanische Name ist „Origanum". Das leitet sich vom griechischen „oros'" (Berg) und „ganos" (Zierde) her. Die „Zierde des Berges" galt als Heilmittel gegen Krämpfe, Ohrensausen, Erkrankungen der Luftwege und des Darmes. Die alten Römer verwendeten den Dost, um damit Ameisen zu vertreiben. Im Mittelalter wurde Oregano neben Heilzwecken auch als magisches Kraut verwendet. Er galt als Mittel, das Hexen und böse Geister vertreibt. Man mischte Tieren und Menschen gerne Dost ins Essen, dann konnte ihnen niemand „etwas andaun", so hieß es in alten Schriften.

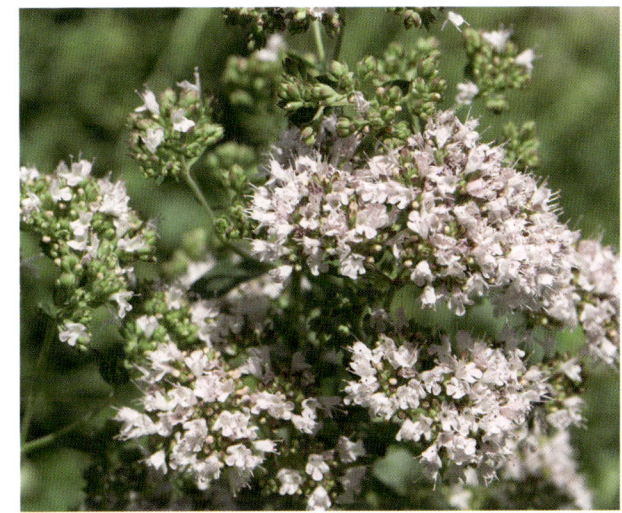

Dost, auch wilder Majoran oder „Schusterkraut" bezeichnet, kommt in unverfälschter Form in Mittel- und Südeuropa sowie im europäischen Russland und im Kaukasus vor. Karge, bergige Lagen, warme Waldränder und steile Böschungen liebt er. Das blühende Kraut wird in den Monaten Juli bis September handbreit über dem Boden abgeschnitten, geerntet und vor der Sonne geschützt.

KRÄUTERKUNDE VON A-Z

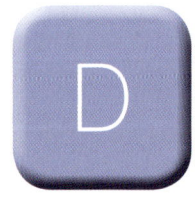

Der wilde Majoran hat eine auswurffördernde, krampflösende Wirkung bei Erkrankungen der oberen Luftwege. Er wirkt aber auch bei Magen- und Darmerkrankungen.

Dost enthält Gerbstoffe, Bitterstoffe, ätherisches Öl mit Thymol und Carvacrol und hat eine auswurffördernde, krampflösende und wegen seiner Gerbstoffe eine zusammenziehende Wirkung.

Der wilde Majoran wird bei Erkrankungen der oberen Luftwege, vor allem bei Krampfhusten, Asthma und Bronchitis eingesetzt. Wegen seiner Gerb- und Bitterstoffe wird er auch gegen Magen- und Darmerkrankungen, Durchfall sowie bei Magenverstimmung, Blähungen, Appetitlosigkeit oder Gallenschmerzen angewendet. Ebenso hilfreich ist er bei Muskelkrämpfen sowie Schmerzen in den Knochen und Gelenken. Oregano wirkt aber auch gegen Pilzinfektionen durch Hefe- und Schimmelpilze im Intim- oder Analbereich. Hierfür macht man ein Sitzbad.

Äußerlich angewendet hilft Oregano auch, Allergien und Hautausschläge zu lindern.

Gesund!

Oreganotee

Für einen Tee nimmt man einen gehäuften Esslöffel Dostkraut, übergießt diesen mit 1/4 Liter kochendem Wasser und seiht nach 10 Minuten ab.

*Als Hustentee süßt man mit Honig und macht zusätzlich ein **Bad,** für das man 100 g Dost mit 1 Liter kochendem Wasser übergießt, nach 10 Minuten abseiht und dem Vollbad zugibt.*

*Der Tee, mit Salbei und Kamille gemischt, eignet sich hervorragend als **Gurgelmittel** bei Halsschmerzen oder Entzündungen im Mund- und Rachenraum.*

*Das **ätherische Oreganoöl,** das man in Apotheken oder Drogerien erhält, kann man Tropfen weise im Haustee einnehmen: Es wirkt krampflösend und nervenstärkend. Bei Verschleimungen der Atemwege helfen einige Tropfen im Gurgelwasser oder man gibt ein wenig Öl in heißes Wasser und macht ein Dampfbad.*

Einreibungen mit Oreganoöl können bei rheumatischen Beschwerden helfen.

In der Küche

Dost ist in frischer oder getrockneter Form ein köstlicher Aromaspender für Pizza, Speisen mit Tomaten und Hülsenfrüchten oder gegrilltem Fleisch und Salaten. Er nimmt Speisen ihre blähende Wirkung und lässt uns den schweren Schweinebraten leichter verdauen.

Efeu – die Arzneipflanze des Jahres 2010

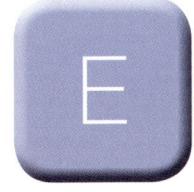

Efeu hat einen großen Bekanntheitsgrad, weil man der Pflanze überall begegnet: in Gärten an Bäumen und Zäunen sowie an Hausfassaden. Es gibt viele verschiedene Efeusorten mit großen und kleinen Blättern. Mitunter wächst er wild, sehr oft wird er aber angepflanzt. Die meisten sehen im Efeu einzig und allein eine Zierpflanze, mit der man weniger schöne Flächen hervorragend begrünen kann. Viele kennen Efeu nicht als Heilpflanze. Dabei wurden die Blätter bereits in der Antike von Ärzten eingesetzt: als Schmerzmittel und zur Herstellung von Salben nach Verbrennungen. Zweifelsohne war das auch einer der Gründe, dass ein Wissenschaftlerteam der Universität

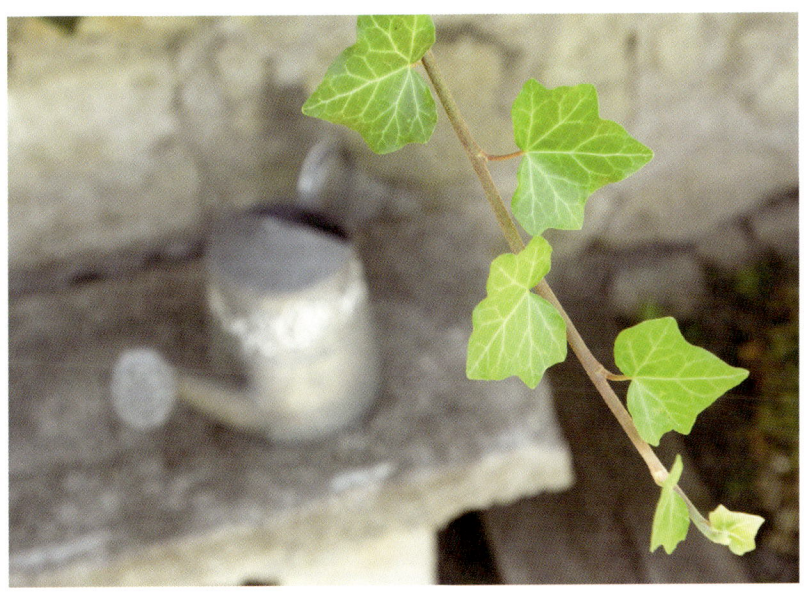

KRÄUTERKUNDE VON A-Z

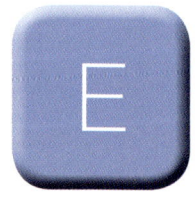

Wussten Sie, dass man Efeukunstwerke noch heute im Altenburger Dom, aber auch in Reims und Marburg bewundern kann?

Würzburg vom Studienkreis Entwicklungsgeschichte der Arzneipflanzenkunde am Institut für Geschichte der Medizin Efeu zur Arzneipflanze des Jahres 2010 gewählt haben.

Im antiken Ägypten galt Efeu als Wahrzeichen für das ewige Leben und als Symbol für Liebe und Treue. Die Ägypter weihten Efeu dem Osiris, die Griechen dem Dionysos. Damals war man überzeugt: Wo Efeu wächst, sind Götter anwesend. Efeu war aber auch eine heilige Pflanze der Musen. Dichter wurden geehrt, indem man ihnen einen Efeukranz auf den Kopf setzte. Und Brautpaare bekamen Efeuzweige überreicht, damit die Liebe die beiden ein Leben lang verbinden sollte. Im frühen Christentum wurden Sarkophage mit Efeuranken umkränzt. Im Mittelalter schmückte man Kirchen und Kathedralen mit Efeu. Aber nicht mit der Pflanze. Es wurden Efeublätter in Stein gehauen oder in Holz geschnitzt. Man kann diese Efeukunstwerke heute noch im Altenburger Dom, aber auch in Reims und Marburg bewundern.

Das deutsche Wort Efeu leitet sich vermutlich aus dem uralten altsächsischen Wortstamm „Ebah" oder „Ifig" ab, was soviel wie Kletterer heißt. Irgendwann wurde dann eine Verbindung zum Wortstamm „Heu" geschaffen. Im Lauf der Zeit wurde dann das althochdeutsche Wort „Ephöu" oder „Ebehöu" gebildet, das Kletterlaub bedeutet. Der botanische Name „Hedera helix" leitet sich vermutlich von dem griechischen Wort „Hedra" ab, was soviel wie Sitz bedeutet. Gemeint war damit die Tatsache, dass Efeu auf dem Baum sitzt. Helix kommt von dem griechischen Wort „Helissein", was soviel wie „winden" oder „drehen" bedeutet. Der Efeu windet sich ja um den Baum oder um einen Ast. Die Griechen nannten den Efeu „Kissos", was „Schlinge" bedeutet.

Es gibt heute gut belegte und viel versprechende pharmakologische sowie klinische Studien zum Efeu. Der Extrakt aus den Blättern – in erster Linie seine Wirkstoffe, die Saponine – kann Entzündungen und Verkrampfungen in den Bronchien lindern. Efeu wird sehr häufig in Form von entsprechenden Präparaten aus der Apotheke gegen Husten eingesetzt.

Es ist vor allem sinnvoll, Efeu in Form von Fertigarzneien zu nutzen, weil man mit der frischen Pflanze an sich vorsichtig umgehen muss. Der Saft der Blätter kann – bei Kontakt mit der Haut – allergische Reaktionen hervor rufen. Die Beeren des Efeus sind giftig und können vor allem für Kinder gefährlich sein. Ihr Verzehr kann zu krampfartigen Durchfällen, zu Übelkeit und Erbrechen führen.

Dennoch gibt es eine Reihe von Rezepten, die man aus Efeublättern vorrangig selbst zubereiten kann:

So eignet sich zum Beispiel **Efeu-Öl** wunderbar zur Vorbeugung, aber auch zur Behandlung von Orangenhaut. Die betroffenen Stellen werden dann über einen längeren Zeitraum mit dem Öl eingerieben. Dadurch wird die Durchblutung der Hautpartien gefördert und der aktivierte Stoffwechsel an den einmassierten Stellen wirkt der Cellulite entgegen.

Gesund!

Efeu-Öl

Und so wird die Naturarznei aus dem Efeu zubereitet: Sammeln Sie an einem regenfreien, trockenen Tag eine Handvoll Efeublätter.

Füllen Sie diese in eine Flasche oder ein Glas. Wichtig ist, dass man das Gefäß verschließen kann. Dann gießen Sie über die Blätter 150 Milliliter kalt gepresstes natives Olivenöl. Die Blätter sollen mit dem Öl bedeckt sein. Nun wird das Gefäß verschlossen und sollte einige Tage stehen. Dann erhitzt man das Öl mit den Efeublättern im Wasserbad, lässt es danach etwa 15 Minuten köcheln, stellt es an einen dunklen, ruhigen Ort und lässt es dort langsam abkühlen. Danach stellt man das Gefäß am besten ans Fenster an einen sonnigen, warmen Platz und schüttelt das Ganze jeden Tag zweimal. So lässt man das Gefäß 3 Tage stehen, danach das Öl durch Kaffeefilterpapier durchfließen lassen und in eine dunkle Flasche füllen. An sich ist das Efeu-Öl fertig. Man kann es aber noch mit der Zugabe von ätherischen Ölen in seiner Wirkung verbessern. Sehr bewährt hat sich der Zusatz von 10 Tropfen Rosmarinöl, 5 Tropfen Thymianöl, 5 Tropfen Zimtöl und 5 Tropfen Bergamotteöl. Diese Mischung von ätherischen Ölen im Efeuöl fördert besonders rasch die Durchblutung der betroffenen Hautareale sowie den Abbau von Orangenhaut.

Man kann aus den Efeublättern auch einen Heilkräutertee zubereiten. Er hat sich in der Naturmedizin im Einsatz gegen Atemwegsentzündungen und Husten, aber auch bei Gallensteinen

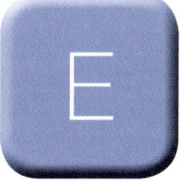

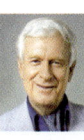

Prof. Bankhofers **Tipp**

Efeu-Öl eignet sich hervorragend zur Vorbeugung und Behandlung der von allen Damen so gefürchteten Orangenhaut.

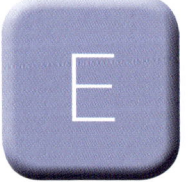

bewährt. Die Heilwirkung des Efeutees beruht auch den Hauptwirkstoffen Hederakosid C und Hederin. Das sind sogenannte Saponine, die Krämpfe abbauen, Schleim lösen und etwaigen Auswurf fördern. Tee aus Efeublättern wird oft bei Bronchitis empfohlen. Die weiteren Wirkstoffe Falkarinon und Falkarinol wirken Schmerz lindernd. Man nimmt mit dem Tee aus Efeublättern auch in geringen Mengen die Spurenelemente Jod, Zink, Kupfer, Mangan und Lithium auf. Sie aktivieren bestimmte Enzyme im Körper, welche die Selbstheilungskräfte in den Atemwegen fördern.

Efeu-Tee

1 gehäufter Teelöffel getrocknete Efeublätter wird mit einem Viertelliter kochendem Wasser übergossen und muss nun zugedeckt 10 Minuten stehen. Danach durchseihen. Man trinkt 3 Mal täglich eine Tasse, eventuell mit etwas Honig gesüßt.

*Man kann den Efeutee sehr erfolgreich als **Gurgelmittel** bei einer Hals- oder Mandel-Entzündung einsetzen, aber auch nach einer Zahnbehandlung. Der Tee wirkt auf natürliche Weise antibakteriell.*

Efeu-Umschläge

Man kann mit Efeublättern aber auch Umschläge machen, die bei Husten helfen.

Dafür werden 4 Esslöffel getrocknete Efeublätter mit einem Liter kochendem Wasser übergossen, diese müssen danach zugedeckt 30 Minuten ziehen.

Dann taucht man ein Leinentuch in den lauwarmen Tee, wringt es aus und legt es auf die Brust. Darüber kommen ein trockenes Leinentuch und danach noch ein Wolltuch.

So sollte der Umschlag eine Stunde einwirken. Man liegt dabei am besten – gut zugedeckt – im Bett.

Wellness / Schönheit

Fußbäder

Wenn man 4 Esslöffel Efeublätter in einem Liter Wasser einmal aufkocht, kann man damit durch tägliche **Fußbäder** – binnen 2 bis 3 Wochen – ein Hühnerauge wegbekommen. Die Efeublätter sorgen dafür, dass das Hühnerauge sich gut abheben lässt.

Eibisch – Die „weiße Malve" wirkt wie ein „Schutzschild" gegen Erkältungen und Verletzungen

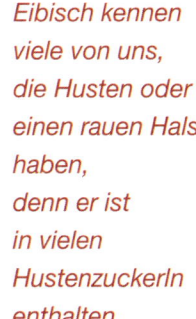

Viele von uns kennen den Eibisch, denn er ist einer der Wirkstoffe, die in zahlreichen Hustenzuckerl enthalten sind, die wir im Winter, bei rauem Hals oder Husten, gerne lutschen.

Woher kommt diese Heilpflanze? Der Echte Eibisch, lateinisch auch „Althea officinalis" genannt, gehört zur Familie der Malvengewächse. Der botanische Name althaea leitet sich von dem griechischen Wort altho ab und bedeutet so viel wie heilen. Im Volksmund findet man für die Pflanze auch Bezeichnungen wie Althee, Alter Thee, Samtpappel, Ibischwurz, Heilwurz, Weiße Malve, Sumpfmalve, Adewurz oder Schleimwurzel. Das Wort Malve stammt aus dem Griechischen malakos und heißt weich und beruhigend.

Eibisch kennen viele von uns, die Husten oder einen rauen Hals haben, denn er ist in vielen Hustenzuckerln enthalten.

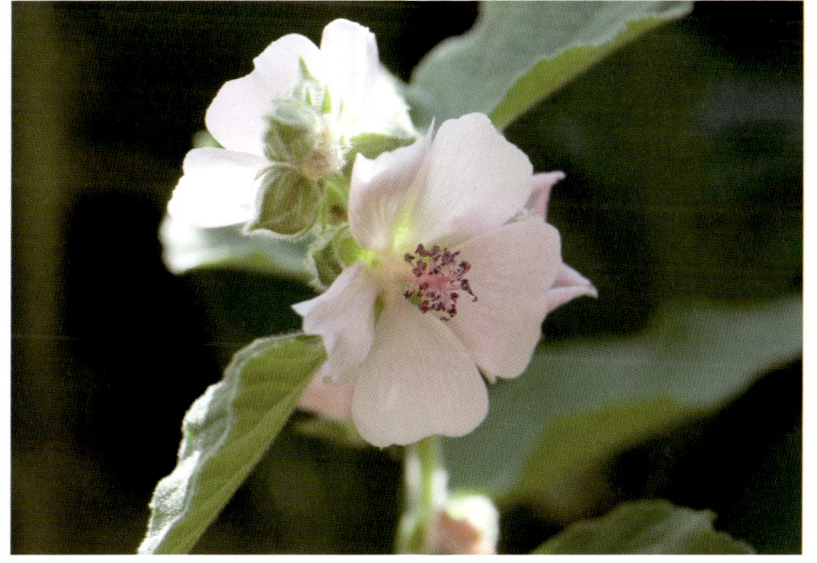

KRÄUTERKUNDE VON A-Z

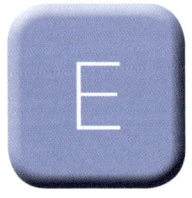

Marshmallow ist der englische Name für Eibisch. Und tatsächlich wurde die Süßigkeit, die in Deutschland auch Mäusespeck genannt wird, früher aus dem Wurzelsud dieser Pflanze hergestellt.

Wegen seiner besonders schönen lila- bis rosafarbenen Blüten ist er eine beliebte Gartenpflanze, die bis zu 150 Zentimeter hoch wird und das Auge erfreut. Die Pflanze blüht von Juni bis August. Die Blätter können im April und Mai, die Wurzeln von Oktober bis November geerntet werden.

Ursprünglich kommt der Eibisch aus dem Gebiet um das Schwarze Meer und das Kaspische Meer, bei uns ist er kaum wild wachsend. Die zwei- bis mehrjährige Pflanze bevorzugt feuchte, nährstoffreiche, tiefgründige Böden in sonniger Lage.

Wussten Sie, dass Marshmallow der englische Name für Eibisch ist? Und tatsächlich wurde die Süßigkeit, in Deutschland Mäusespeck genannt, früher aus dem Wurzelsud der Pflanze hergestellt. Heute allerdings nicht mehr.

Der Eibisch kann auf eine überaus lange Geschichte als Heilpflanze zurückblicken. In dem Grab eines Neandertalers, der etwa 60.000 v. Chr. lebte, fanden Forscher Spuren von sieben Pflanzenarten, die wahrscheinlich als Heilkräuter genutzt wurden. Eine davon war Eibisch. Und auch der griechische Arzt Hippokrates wendete Eibisch zur Wundheilung an.

Die „wilde Malve" wird jedenfalls bereits seit der Antike als Heilpflanze gegen Erkältungen, Husten, Hals- oder Brusterkrankungen eingesetzt, denn sie wirkt schleimlösend, reizlindernd und beruhigt den Verdauungstrakt bei Störungen. Die Eibischprodukte sind stark schleimhaltig und dieser Schleim legt sich, so die Volksheilkunde, wie eine Schutzschicht auf die entzündeten Stellen und lindert den Reiz.

Bei Hauterkrankungen hilft es, die betroffenen Stellen mit Eibischtee zu betupfen. Eibischtee kann aber auch bei Hals- und Zahnfleischentzündungen zum Gurgeln und zum Spülen verwendet werden. Umschläge mit Eibischtee fördern die Verheilung von Verletzungen und Furunkeln.

Gesund!

**Eibischtee
(aus Blüten und Blättern)**

1 bis 2 Kaffeelöffel voll mit ¼ l siedendem Wasser überbrühen, 5 Minuten ziehen lassen, abseihen und mehrmals täglich 1 Tasse mit Kandiszucker gesüßt gut warm trinken.

*Für den **Tee aus den Wurzeln**
2 gehäufte Kaffeelöffel voll mit ¼ l*

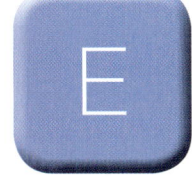

kaltem Wasser ½ Stunde ziehen lassen, mehrmals umrühren, kalt abseihen und erst dann trinkwarm erhitzen. Mit Kandiszucker oder Honig süßen.

Eibischpackung

2 EL frische oder getrocknete Eibischblätter, 1 ½ EL Salbeiblätter, wenig Olivenöl

*Die Kräuter mit dem Olivenöl vermengen und in ein Tuch einschlagen, dann erwärmen.
Hilft gegen Kopfschmerzen!*

Eibischwein

*4 EL getrocknete Eibischwurzel
500 ml trockener Weißwein*

Die Wurzeln in einem Glasgefäß mit Wein übergießen und dieses gut verschließen. Nach ca. 24 Stunden filtrieren und in Flaschen füllen.

Bei Erkältungskrankheiten ein Glas vom Eibischwein trinken.

Eibischsirup

2 EL getrocknete zerkleinerte Eibischwurzel, 130 ml Wasser, 100 g Zucker

In einem Keramik- oder Glasgefäß die Wurzelstücke mit Wasser begießen. Gut zugedeckt kalt stellen. Nach ca.

24 Stunden filtrieren und in einem Topf langsam erhitzen. Zucker nach und nach unter ständigem Rühren beigeben. Einmal aufkochen lassen und abgekühlt in eine Flasche füllen.

1 bis 2 TL Sirup unverdünnt in einer Tasse Tee einnehmen, wenn man Husten hat!.

Wellness / Schönheit

Maske für zarte Haut

6 EL Eibischwurzel-Pulver, lauwarme Milch, 1 Tasse Haferflocken, 2 EL Bienenhonig

Verrühren Sie das Eibischpulver mit der lauwarmen Milch und den Haferflocken zu einer dicken Masse. Rühren Sie zum Schluss einen Esslöffel Bienenhonig dazu. Den Brei sollte man mit einem Pinsel dick auf das Gesicht auftragen und dann eine Stunde einwirken lassen, mit lauwarmem Wasser abspülen.

1 Mal in der Woche angewandt, sorgt diese Maske für eine wunderbar rosige Haut!

KRÄUTERKUNDE VON A-Z

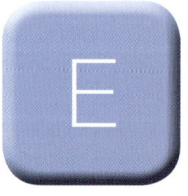

Wenn Wünsche wahr werden:
Eisenkraut, dic Pflanze der Liebe, das Wunschkraut

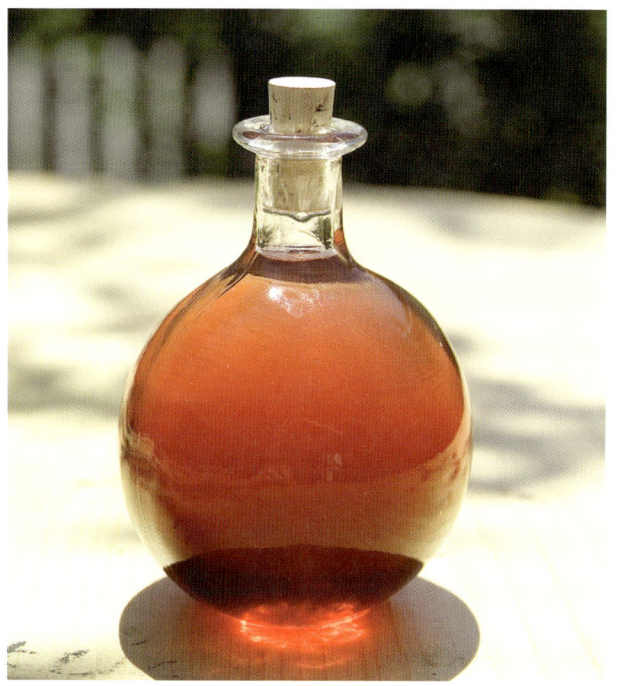

Vor allem aber gilt sie traditionell als Pflanze der Liebe. Man sagt, wer Eisenkraut um den Hals trägt, bevor er zu seiner Liebsten geht, soll einfach unwiderstehlich wirken! Auch als Zauberkraut war die Pflanze berühmt. Eisenkraut half, Geister und Dämonen zu vertreiben, bewahrte Haus und Hof vor Unwetterschäden und wurde sogar den Wöchnerinnen ins Bett gelegt, damit Mutter und Kind wohlauf blieben

Aber auch bei den alten Griechen und Römern stand die unscheinbare Pflanze in hohem Ansehen. Das Eisenkraut war Bestandteil von Reinigungsritualen und wurde von priesterlichen Diplomaten als schutzmagische Pflanze bei der Aushandlung von Verträgen getragen.

Das Echte Eisenkraut (Verbena officinalis), auch Taubenkraut, Katzenblutkraut, Sagenkraut oder Wunschkraut genannt, gehört zur Gattung der Verbenen (Verbena) und ist eine bekannte Heilpflanze.

So schrieb zum Beispiel Plinius (77 n. Chr.): „... die Weisen behaupten, dass Menschen, die mit ihr (dem Eisenkraut, Anm.) eingerieben wurden, alle Wünsche erfüllt, von Fieber befreit und von allen Krankheiten erlöst würden!

Die Kelten und Germanen nutzen es in erster Linie als Wundheilmittel.

Im Mittelalter wurde das Kraut dann bei Fieber und Kopfschmerzen, bei rheumatischen Erkrankungen, Gallen- und Leberbeschwerden sowie Erkrankungen der Atemwege eingesetzt …
… und … „um seine Tischgenossen vergnügt zu machen"

„Nimm vier Blätter und vier Wurzeln von Eisenkraut, lasse sie in Wein ziehen und besprenge dann die Räume, in denen sich die Gäste aufhalten werden."
… so schrieb Grete Herbal im Kräuterbuch von 1526

Wie sieht es nun aus, das magische Eisenkraut? Es wird bis zu einem Meter hoch, die kleinen, blass lilafarbenen Blüten stehen in 10 bis 20 Zentimetern langen, dünnen Ähren. Die Wurzeln des Eisenkrautes sind ausdauernd, die Stängel aufrecht, ästig, rau und vierkantig.

Das Eisenkraut blüht von Juli bis September und wächst häufig an Wegen und auf Schutt überall in Mitteleuropa. Und natürlich in den Kräutergärten, wo es einen Platz in der Sonne oder im Halbschatten bevorzugt.
Geerntet wird das blühende Kraut während des Sommers, wobei man nur die oberen Teile der Pflanze abschneidet, damit das Eisenkraut nachwachsen kann. Danach an schattiger Stelle zum Trocknen aufhängen. Das Eisenkraut kann man selbstverständlich auch in der Apotheke kaufen.

Ursprünglich stammt diese Kulturpflanze aus Südamerika, heute wird sie vor allem in Südfrankreich kultiviert, dort stellt man ein besonders wohlriechendes Öl aus dieser Pflanze her.

Eisenkraut wirkt harntreibend, fördert die Verdauung und regt den Appetit an. Es gilt auch als Pflanze, die dabei helfen kann, seelische Verspannungen zu lösen.

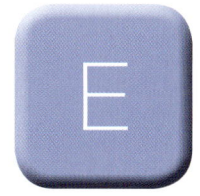

Man sagt, wer Eisenkraut um den Hals trägt, bevor er zu seinem Liebsten geht, soll einfach unwiderstehlich wirken!

Gesund!

Eisenkrauttee

*2 TL Eisenkraut
1 Tasse Wasser*

Den Aufguss 10 Minuten ziehen lassen. Einige Tassen täglich regen den Appetit an. Gurgeln mit lauwarmem Tee vertreibt Mundgeruch. Dazu schrieb schon Odo Magdunensis „Wälzt man den lauen Saft im Mund, reinigt und heilt er Wunden in der Mundhöhle."

KRÄUTERKUNDE VON A-Z

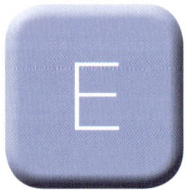

Erdrauchkraut: das Leber-Galle-Stimulans

Gemeiner Erdrauch, Ackerkraut, Ackerrautenkraut, Blausporn, Erdgalle, Erdraute, Feldraute, Grindkraut, Kratzheil, Krätzheil, Rauchkraut, Traubenkerbel – so viele Namen hat das Erdrauchkraut im Volksmund.

Die Pflanze galt im Mittelalter als eines der wichtigsten Heilmittel, das als Frühjahrskur zur inneren und äußeren Reinigung verwendet wurde. Auch als Liebesorakel wurde die Pflanze verwendet: Wenn ein Mädchen Erdrauch um die Brust trägt, so sagte man, würde sie den ersten Mann, dem sie begegnet, heiraten!

Wie ist der Erdrauch nun zu seinem Namen gekommen? Dazu gibt es zwei

Erdrauchkraut galt im Mittelalter als eines der wichtigsten Heilmittel, das als Frühjahrskur zur inneren und äußeren Reinigung verwendet wurde.

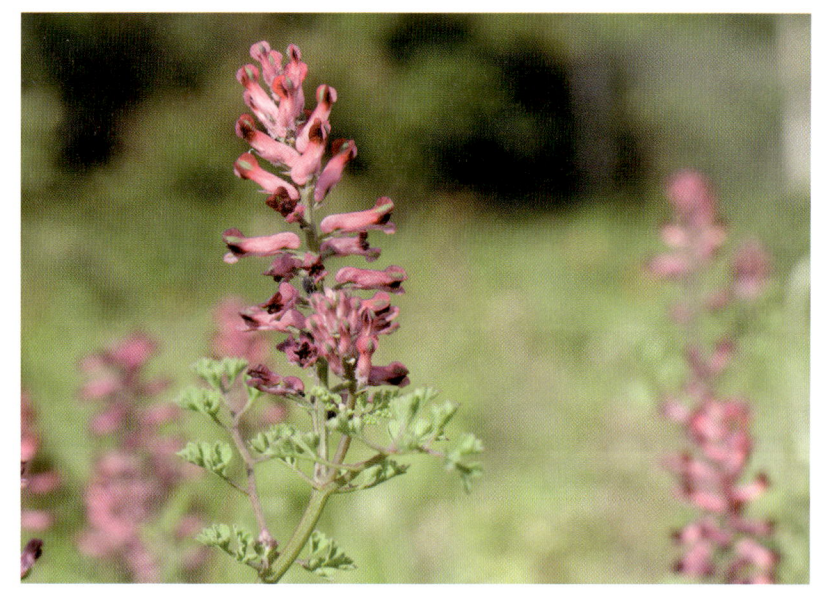

Theorien: Einerseits sehen seine graugrünen Blätter aus der Ferne wie Rauch aus, der aus der Erde steigt; andererseits verbreiten die in ihm enthaltenen Fumarsäuren beim Verbrennen beißenden Rauch, dem früher Kräfte gegen böse Geister nachgesagt wurden.

Das Erdrauchkraut ist eine anspruchslose Pflanze aus der Familie der Mohngewächse (lateinisch heißt das Kraut „Fumaria officinalis"). Auffallend an der „Ergalle" sind nur die länglichen, rosaroten Blüten mit ihrer schwarz-roten Spitze.

Das luftig-blütenhafte Kraut fördert die Ausscheidung bei Stockungen von Leber und Galle. Der volkstümliche Name „Grindkraut" verrät eine weitere Verwendung: Die Pflanze wurde auch zur Blutreinigung bei Ausschlägen und chronischen Hautkrankheiten eingesetzt.

Das Erdrauchkraut wirkt als Leber-Galle Stimulans, bei Hauterkrankungen, Ekzemen, es ist entgiftend und harntreibend sowie leicht abführend. Bei Einnahme von Erdrauch sind gleichzeitig eine Leberdiät sowie ausleitende Therapien zu empfehlen.

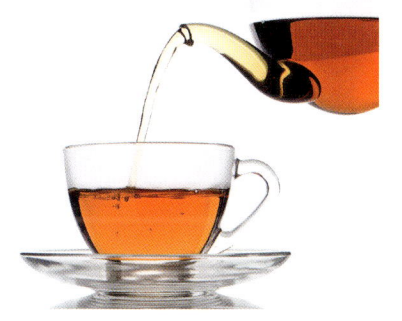

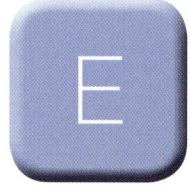

Gesund!

Erdrauchkrauttee

1 bis 2 gehäufte Teelöffel
Erdrauchkraut
150 ml kochendes Wasser

Etwa 1 bis 2 Teelöffel voll (2 bis 4 g) Erdrauchkraut werden mit siedendem Wasser (ca. 150 ml) übergossen, zehn Minuten ziehen lassen und danach abseihen. Soweit nicht anders verordnet, wird der noch warme, frisch bereitete Teeaufguss eine halbe Stunde vor den Mahlzeiten getrunken.

Zubereitungen aus Erdrauchkraut müssen gegebenenfalls über einen Zeitraum von mehreren Wochen angewendet werden.

KRÄUTERKUNDE VON A-Z

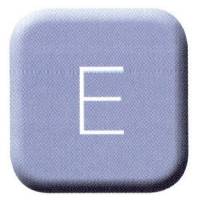

Wer regt den Appetit gut an?
Das ist der *gelbe Enzian*!

Der gelbe Enzian wird etwa einen Meter hoch und steht unter Naturschutz!

Wer kennt und schätzt ihn nicht, den Enzian, der so vielen Bitterlikören sein besonderes Aroma gibt und als Aperitif getrunken, den Appetit sowie eine gute Verdauung fördert?

Die mächtige Enzianwurzel (auch Madelgeer oder Kreuzwurz genannt) spielte im Mittelalter eine bedeutende Rolle als Heil- und Zauberpflanze. Der lateinische Name „Gentiana" geht angeblich auf den auf den letzten illyrischen König Gentius zurück, der bereits im zweiten Jahrhundert vor Christus die verdauungsfördernde Wirkung der Bittelwurzel rühmte.

Der gelbe Enzian ist die bemerkenswerteste Enzianart. Er baut mächtige Wurzelstöcke auf, die einige Jahre alte werden können, bevorzugt Bergwiesen mittlerer Höhe und kommt in ganz Mittel- und Südeuropa vor.

Die etwa einen Meter hohe Pflanze steht unter Naturschutz. Sie wächst nur langsam, blüht in Abständen von vier bis acht Jahren und kann bis zu 60 Jahre alt werden.

Die Wurzel riecht stark aromatisch und schmeckt bitter. Ihr Hauptbestandteil Amarogentin gilt als bitterste Natursubstanz der Welt.
Er macht die Enzianwurzel zu einem starken Magenmittel, das die Verdauung fördert.

Enzian wird deshalb als Bitter-Tonikum verwendet, als Magenbitter, bei Verdauungsstörungen mit Blähungen, bei Sodbrennen, bei ungenügender Gallen- und Lebertätigkeit, bei Anämie und Bleichsucht. Enzian regt aber auch den Kreislauf an.

„Auf größeren Reisen, wenn man tagelang schlecht isst, noch schlechter trinkt und todmüde und halbkrank am Ziele ankommt, leistet ein winziges Fläschen Enziantinktur, tropfenweise auf Zucker zu Rate gezogen, treffliche, unbezahlbare Dienste", schrieb Pfarrer Sebastian Kneipp über den Enzian.

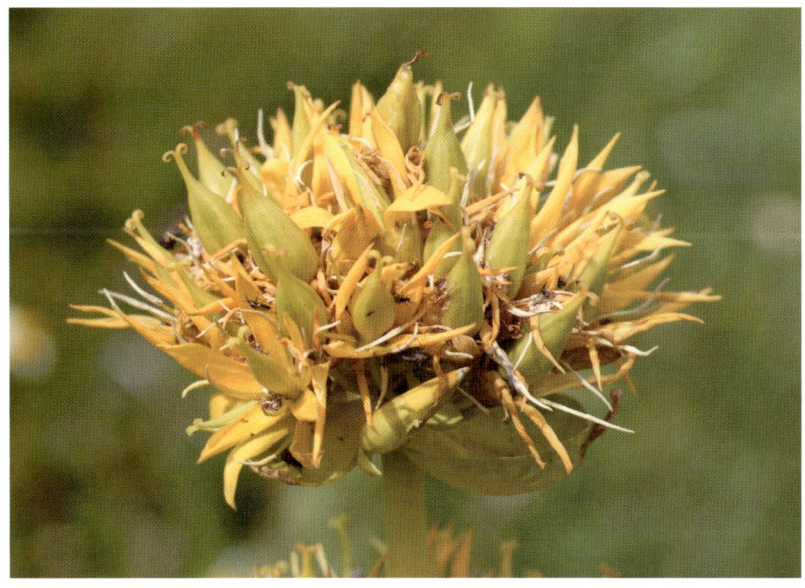
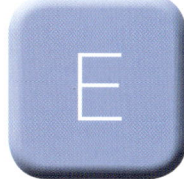

Gesund!

Tee (Warmaufguss)

½ TL getrocknete Enzianwurzel
¼ kochendes Wasser

Die Enzianwurzel mit einer Tasse kochendem Wasser übergießen und den Tee fünf bis zehn Minuten ziehen lassen.

Achtung: Menschen mit sehr hohem Blutdruck und schwangere Frauen vertragen Enzian nicht so gut!

Enziantee (Kaltaufguss)

1 TL geschnittene Wurzel mit einem ¼ kaltem Wasser übergießen und 10 Stunden ziehen lassen.

Vor den Hauptmahlzeiten ungesüßt lauwarm trinken.

Tinktur

Die kleingeschnittenen Enzianwurzeln mit Doppelkorn oder Weingeist übergießen, den Ansatz in einem verschlossenen Glas zwei bis sechs Wochen ziehen lassen. Danach abseihen und dreimal täglich vor den Mahlzeiten zehn bis zwanzig Tropfen einnehmen.

KRÄUTERKUNDE VON A-Z

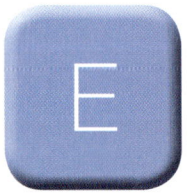

Prof. Bankhofers *Tipp*

Meine Großmutter trank von dem Magenbitter bei verdorbenem Magen oder nach einem fetten, üppigen Essen jeweils ein kleines Schnapsgläschen voll.

Und hier noch zwei Rezepte von meiner Großmutter:

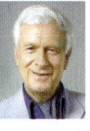

Großmutters Enzian

60 g klein gehackte Enzianwurzeln werden in einem Einmachglas mit 1 Liter Weißwein übergossen.

Dazu kommen 20 g klein geschnittene Schalen einer Biograpefruit, 20 g Weidenrinde aus der Apotheke und 20 g getrocknete Brennnesselblätter. Das Einmalglas wird verschlossen und muss 7 Tage an einem warmen Ort stehen. Dann wird das Ganze durchgeseiht und in Flaschen abgefüllt.

Meine Großmutter hat nach jeder Mahlzeit eine ½ Likörglas vom Enzian getrunken, wenn sie besonders blass im Gesicht war und sich müde gefühlt hat!

Großmutters persönlicher Magenbitter

Großmutter verrührte 4 g Kardamom, 4 g Gewürznelken, 100 g zerkleinerte Enzianwurzel, 50 zerkleinerte Schale einer Bio-Orange, 6 g Zimtstange und 30 g Sandelholz in 1 Liter Jamaikarum.

Dann ließ sie das Ganze in einem verschlossenen Glas 7 Tage an einem warmen Ort stehen, goss dann alles durch einen Filter, füllte den Magenbitter in kleine Flaschen und ließ das Ganze nochmals 14 Tage stehen.

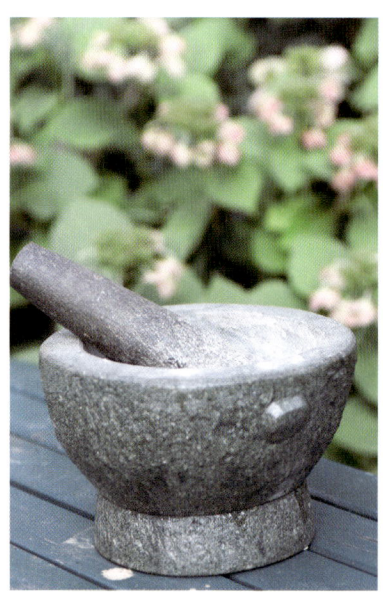

„Lasst den Drachen raus" – **Estragon** wirkt bei Völlegefühl und Darmproblemen

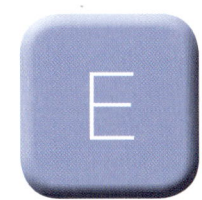

„Artemisia dracunculus" wird der Estragon im Lateinischen genannt.

Der Volksmund gab ihm Namen wie „Drachenkraut" oder „Schlangenkraut". Das Drachenkraut hat jedenfalls eine sehr lange Geschichte!

Im Volksglauben hat man ihm eine Wirkung gegen unliebsame Zusammenstöße und gegen Schlangenbisse nachgesagt.

Ursprünglich stammt der Estragon aus Asien und ist durch die Kreuzritter zu uns gekommen.
Auch in Russland wächst eine Unterart des Estragons, die jedoch weniger aromatisch ist.

Er ist ein naher Verwandter von Beifuss und Wermut und gehört zur gleichen Gattung namens „Artemisia". Als Korbblütler ist er entfernt verwandt mit Ringelblume, Kamille und Löwenzahn, sieht jedoch mit seinen kleinen Blüten vom Erscheinungsbild her ganz anders aus.

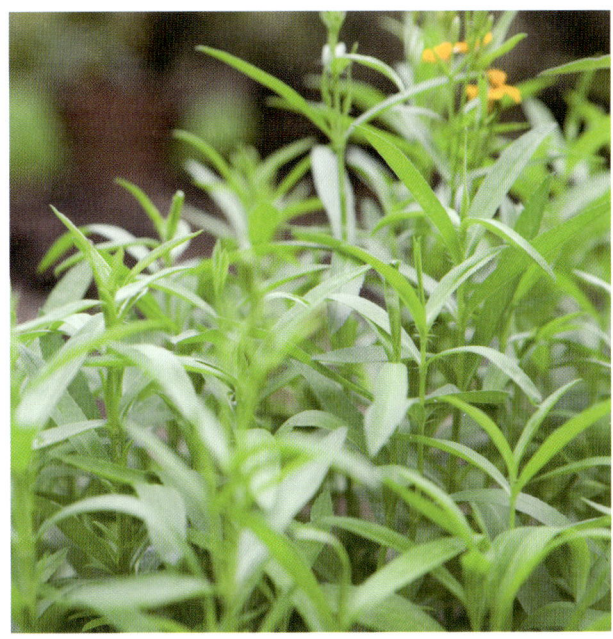

In Mitteleuropa wird der Estragon in Gärten angebaut, vor allem in Frankreich, wo man ihn sehr schätzt. Er zählt neben Petersilie, Schnittlauch und Kerbel zur klassischen französischen Kräutermischung „Fines herbes". Auch in England ist er beliebt, während er bei uns eher ein Schattendasein fristet.

KRÄUTERKUNDE VON A-Z

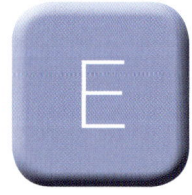

Eine Legende besagt, dass Katharina von Aragon Estragon so reichlich als Gewürzpflanze eingesetzt hat, dass sich ihr Mann, der legendäre Herrscher Heinrich VIII von ihr getrennt haben soll … Dichtung oder Wahrheit, wer kann das schon wissen?

Eines ist allerdings sicher, dass Estragon zum Aromatisieren von Essig und Senf sowie zum Würzen von eingelegten Gurken verwendet wird.
In England und Frankreich verfeinert er Gemüse, Salate, Fleisch- und Fischspeisen. Wegen ihrer verdauungsfördernden Kraft verwendet man die Pflanze vor allem bei fettem und schwerem Essen.

Der Estragon mag warme, sonnige Standorte und gedeiht nicht an feuchten oder kalten Plätzen. Er wird im Normalfall bis zu 1,20 m hoch, kann an besonders guten Standorten aber auch deutlich über 2 m hoch werden.

Die mehrjährige Staude treibt im Frühjahr mehrere kraftvolle Triebe aus dem Boden, sobald es etwas wärmer geworden ist. Dann wachsen schnell mitteldicke Stängel in die Höhe, an denen längliche, schmale Blätter sprießen. Die frischen, grünen Triebspitzen kann man den ganzen Sommer ernten.

Zwischen Mai und Juli blüht der Estragon mit kleinen grünlichen, kugelförmigen Blüten. Er wird dabei noch einmal deutlich höher als vor der Blütezeit. Um die Pflanze zu ernten, wird diese 30 cm über dem Boden abgeschnitten und in Essig oder Alkohol eingelegt.

Estragon enthält ätherisches Öl (Estragol, Phellandren, Ocimen) sowie Flavonoide, Gerb- und Bitterstoffe und auch viel Kalium und wird in der Volksmedizin wegen seiner verdauungsfördernden Kraft geschätzt. Zudem fördert er den Gallenfluss und treibt den Harn. Er hilft bei Völlegefühl und regt den Appetit an. Er wurde in der Volksheilkunde auch als Mittel zur Förderung der Menstruation sowie zur Anregung der Nierentätigkeit eingesetzt.

Wussten Sie, dass Estragon neben Schnittlauch, Kerbel und Petersilie zur klassischen französischen Kräutermischung „Fines herbes" zählt?

Gesund!

Estragon-Tee

1 TL Estragonkraut
1 Tasse Wasser

Den Aufguss 10 Minuten zugedeckt ziehen lassen, dann abseihen.

Wenn man ihn nach dem Essen trinkt, so bekämpft er das Völlegefühl und fördert die Verdauung.

Estragonlikör

15 g Estragonblätter
150 g Zucker
½ Vanillestange
0,5 l 40%iger Korn

Alle Zutaten in ein weithalsiges Gefäß füllen. Gut verschlossen an einem warmen Ort stellen, öfter schütteln. Nach 4 Wochen abseihen und in eine Flasche füllen.

Ein Gläschen des Likörs wirkt nach dem Essen anregend für die Verdauung.

In der Küche

Estragonessig

3 Estragonzweige
1 l Weinessig

Die Estragonzweige in den Essig geben, gut verschließen, und an einen warmen Ort stellen.

Nach 2-3 Wochen abseihen, kühl und dunkel aufbewahren. Dieser köstliche Essig macht Salate noch schmackhafter.

Huhn mit Estragon

6 Hähnchenschenkel oder -brüste
1 Bund Estragon
1 Würfel Hühnerbrühe
25 cl fettarme Crème fraîche
Olivenöl, Knoblauch und Petersilie

Zubereitung: Einen EL Olivenöl bei starker Flamme in einer Pfanne erhitzen. Das Hühnchen, egal ob Schenkel oder Hühnerbrust, dazugeben und von beiden Seiten anbraten.

Dann mit 10 cl Hühnerbrühe ablöschen und den gut gewaschenen Estragon hinzufügen. Man braucht etwa einen Bund Estragon für sechs Hühnerbrüste. Zum Kochen bringen und danach die Hitze reduzieren und 25 Minuten lang kochen lassen.

Vor dem Servieren den Estragon aus dem Topf nehmen und die Sauce bei starker Hitze mit der Crème fraîche abschmecken.

Das Hühnchen zusammen mit Reis und Salat servieren.

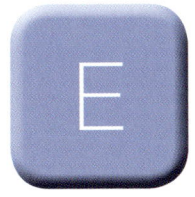

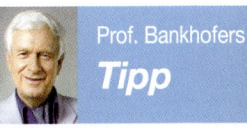

Prof. Bankhofers Tipp

Ein Gläschen Estragonlikör wirkt nach dem Essen wohltuend für die Verdauung.

KRÄUTERKUNDE VON A-Z

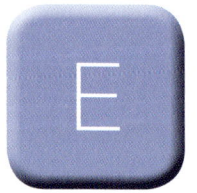

Eukalyptus – sein Öl wirkt als „duftendes" Hilfsmittel bei Erkältungen

Wer kennt und schätzt ihn nicht, den besonderen Duft des Eukalyptusbaums? Eukalyptus ist allgemein bekannt, sein frischer, spitzer, kampferartiger Duft begegnet uns häufig in Mundwässern, Erkältungsmitteln und in der Sauna. Ursprünglich kommt Eukalyptus aus Australien.

Die Blätter des wild wachsenden Eukalyptusbaums waren den Aborigines seit jeher als Heilmittel bekannt. Sein hoher Wasserbedarf hat ihn aber auch auf einem ganz anderen Gebiet zum nützlichen Helfer gemacht: der Eukalyptus wurde in Sümpfen angepflanzt, um diese auszutrocknen, wodurch großräumige Brutstätten der Malariamücken vernichtet wurden. Dieser Tatsache verdankt der Baum auch den Namen „Fieberbaum."

Der Eukalyptusbaum stammt aus der Familie der Myrtengewächse. Es gibt bis zu 500 verschiedene Eukalyptusarten. Es ist ein schnell wachsender, immergrüner Baum mit sicherförmigen, graugrünen Blättern, der über 100 Meter hoch werden kann.

Das ätherische Öl, das in Eukalyptusblättern steckt, löst fest sitzenden Schleim aus den Bronchien und fördert dessen Abtransport. Das gelöste Sekret kann so einfacher abgehustet werden. Zudem befreit das Öl eine verstopfte Nase.

Außerdem hemmt Eukalyptusöl das Wachstum von Bakterien und regt, äußerlich aufgetragen, die Durchblutung in der Haut an. Zudem erregt das Öl Kälterezeptoren auf Haut und Schleimhaut und hat so einen kühlenden Effekt.

Eukalyptusöl, vor allem der Wirkstoff Cineol, hilft daher bei Erkältungen mit gelöstem Husten und Schnupfen – inhaliert oder eingenommen als Kapsel. Äußerlich, in Form von Bädern oder Einreibungen, eignet sich Eukalyptus als Erkältungsbad, aber auch unterstützend bei rheumatischen Beschwerden.

Probieren Sie es aus: Eukalyptusöl eignet sich wegen seiner Intensität bestens zur Reinigung der Raumluft und erleichtert das Atmen bei Erkältungen.

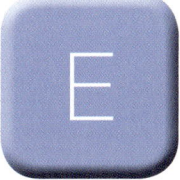

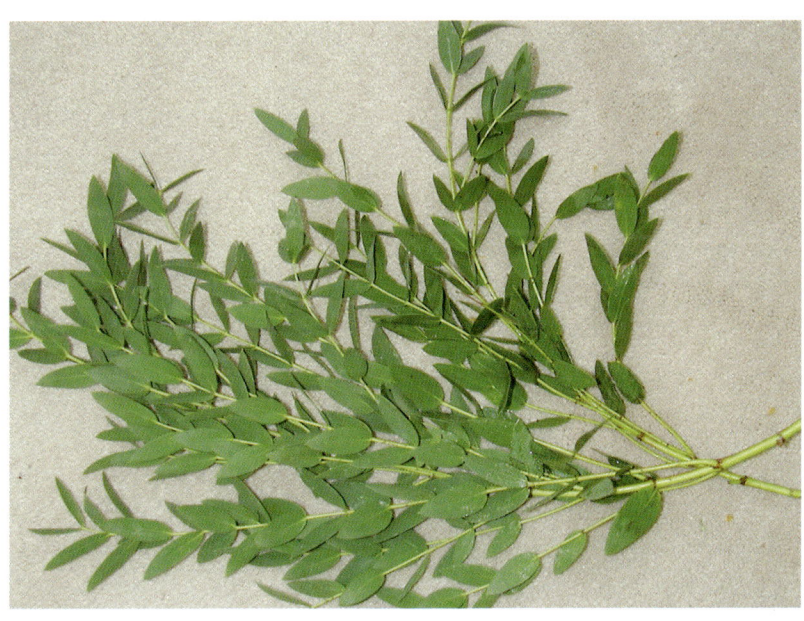

Eukalyptusöl findet oft Verwendung als Zusatz zum Saunaaufguss, es aktiviert die Atmung und fördert so die Sauerstoffversorgung aller Körperzellen.

Gesund!

Dieser Eukalyptuslikör lindert den Husten

25 g Eukalyptusblätter
6 Pfefferminzblätter
100 g Hustenbonbons
200 g Zucker, 1 l Grappa

Eukalyptus- und Pfefferminzblätter klein schneiden und mit den etwas zerkleinerten Hustenbonbons in ein Ansatzgefäß geben.

Den Grappa darüber gießen und an einem warmen, nicht zu sonnigen Platz ziehen lassen. Nach 2 Wochen den Zucker in 200 ml heißem Wasser auflösen und dem Ansatz beimengen. Noch 1 Woche ziehen lassen, dabei den Ansatz jeden Tag kräftig durchschütteln.

Anschließend filtrieren, in Flaschen füllen und weitere 5 Wochen ziehen lassen.

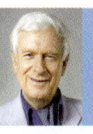

Prof. Bankhofers Tipp

Eukaylptusöl eignet sich wegen seiner Intensität bestens zur Reinigung der Raumluft und erleichtert das Atmen bei Erkältungen.

KRÄUTERKUNDE VON A-Z

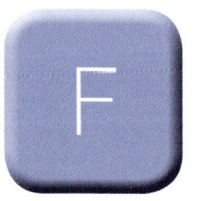

Ständig verstopft? Das muss nicht sein: Am besten man setzt kurzfristig **Faulbaumrinde** ein!

Achtung: Man darf die Faulbaumrinde erst nach einjähriger Trockenzeit einnehmen, da sie in frischem Zustand Brechreiz verursacht!

Der Faulbaum („Frangula alnus Mill.") ist ein bis zu sechs Meter hoher Strauch aus der Familie der Kreuzdorngewächse, der in Europa sehr häufig vorkommt und sich in feuchten Laubwäldern wohl fühlt. Seinen Namen erhielt der Faulbaum wegen des fauligen Geruchs seiner Rinde in frischem Zustand. Man nennt ihn auch Stinkboom.

Der Gattungsname Frangula weist auf das brüchige Holz hin, der Artname alnus bezieht sich auf die Ähnlichkeit seiner Blätter mit jenen der Erle. Die giftigen Beeren des Faulbaums sind zuerst grün, dann rot, dann schwarz. Verwendet wird die Rinde nach einjähriger Trockenzeit, da sie in frischem Zustand Brechreiz verursacht.

Die Rinde des Faulbaums verwendet man seit langem als effektives Abführmittel. Ihre Wirkung ist milder als der Einsatz von Sennesblättern. Faulbaumrinde ist oft in Tees für Frühjahrskuren enthalten und wird zusammen mit anderen Pflanzen gegen Blähungen eingesetzt. Die Faulbaumrinde ist auch wirksam bei Galle- und Leberleiden sowie bei Hämorrhoiden.

Die Teeabkochung kann äußerlich bei Hautkrankheiten als Kompresse aufgelegt werden und wirkt bei Entzündungen im Mundbereich, wenn man mit ihr gurgelt.

Der Faulbaum fand seit dem 14. Jahrhundert Anwendung in der Heilkunde und wurde somit auch in den alten Kräuterbüchern beschrieben. Natürlich nutzte man in erster Linie seine abführende Wirkung. Der Apotheker Tabernaemontanus (1520- 1590) beschreibt noch zusätzlich seine Wirkung auf Entzündungen im Mundbereich und bei Hautkrankheiten:

„Die Rinde mit Wein und Essig gesotten und den Mund damit gespühlet / heilet das faule Zahnfleisch und das Zahnwehe. Wann man diese Rinde in Essig beizet / und den Leib damit bestreichet / soll ein gewisse Arzney sein wider die Krätze und Räudigkeit des Leibes."

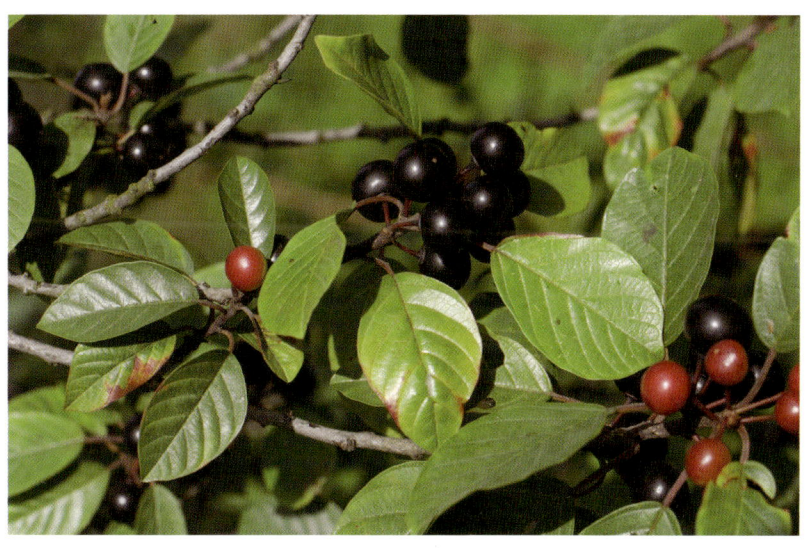

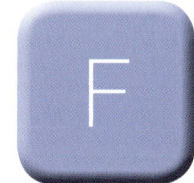

Gesund!

Faulbaumrindentee

1 TL geschnittene Rinde mit ¼ l kaltem Wasser kurz aufkochen, abseihen.

Oder die Rinde 12 Stunden lang in kaltem Wasser unter mehrmaligem Umrühren ausziehen, abseihen. Lauwarm vor dem Schlafen gehen trinken.

Der Tee sollte – wie alle Abführmittel – nur als „Nothelfer" und nicht ständig verwendet werden. Für eine kurzfristige Anwendung und schnelle Wirkung ist er gut geeignet.

Wer seine Verstopfung langfristig bekämpfen möchte, sollte auf Leinsamen setzen, der ein hohes Quellvermögen hat.

Wenn man viel – am besten Wasser – trinkt, vermehrt er den Darminhalt und bringt die Verdauung in Schwung.

Faulbaumrindentinktur

100 g Faulbaumrinde, ein halber Liter Ansatzbranntwein (60%), setzt man in einer Flasche gut verschlossen für 10 Tage bei 15-20° Celsius an und seiht ihn dann ab.

Man nimmt mehrmals täglich 15-20 Tropfen.

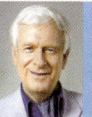 **Prof. Bankhofers Tipp**

Faulbaumrindentee sollte bei Verstopfung nur kurzfristig als „Nothelfer" angewendet werden. Wer langfristig seine Verstopfung bekämpfen möchte, sollte auf Leinsamen setzen.

KRÄUTERKUNDE VON A-Z

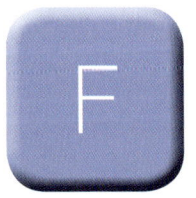

Vom Baby bis zum alten Mann – man staune, was der Fenchel kann!

Plinius war der Meinung, dass Fenchel müden Männern wieder auf die Beine helfen kann!

Der aus dem Mittelmeerraum stammende Fenchel „Foeniculum vulgare Miller" ist ein zweijähriges Doldengewächs, das bis zu 2 Meter hoch wird und feine, gefiederte Blätter hat, die nach Anis riechen.

Seine Blüten sind gelb und leuchten von Juli bis September. Fenchel ist in Südeuropa, Nordafrika und Vorderasien zu Hause, wird aber heute in China, Ägypten, Ungarn, Rumänien und Frankreich angebaut und ist auch in vielen Kräutergärten zu finden.

Man schätzte den Fenchel schon in der Antike: Die Griechen nutzten den Fenchel als Gewürz, die Römer hingegen als Gemüse. Gemüsefenchel ist heute noch ein beliebtes Gemüse in Italien.
Und Plinius meinte sogar, dass Fenchel müde Männer wieder munter machen könne, als er schrieb: „Begierde zum Essen, stärcket die leiblichen Geister und mehret den natürlichen Samen/ richtet die hangenden Mannsruten wieder auf."

Fenchel benötigt trockene Böden in warmer, sonniger Lage. Er wird von August bis Oktober geerntet.

Die ätherischen Öle im Fenchel sind das süße Anethol, das bittere Fenchon sowie Anisaldehyd. Dazu kommen noch Zucker- und Gerbstoffe. Die Wirkung von Fenchel sitzt in den Samen.

Der sparsam verwendete Fenchel muss immer in der benötigten Menge frisch gestoßen oder gequetscht werden. Die Fenchelfrüchte dienen als Gewürz für feine Bäckereien, Brotsorten sowie manche Früchte- und Gemüsezubereitungen.

Eine Verwendung des Fenchels kennen Sie sicher: Seit jeher ist Fencheltee nämlich das klassische Beruhigungsgetränk für Säuglinge, die von Blähungen geplagt werden und hilft bei Unruhezuständen der Babys, wenn diese Zähnchen bekommen.

Fenchel wirkt außerdem krampflösend im Magendarmbereich und regt

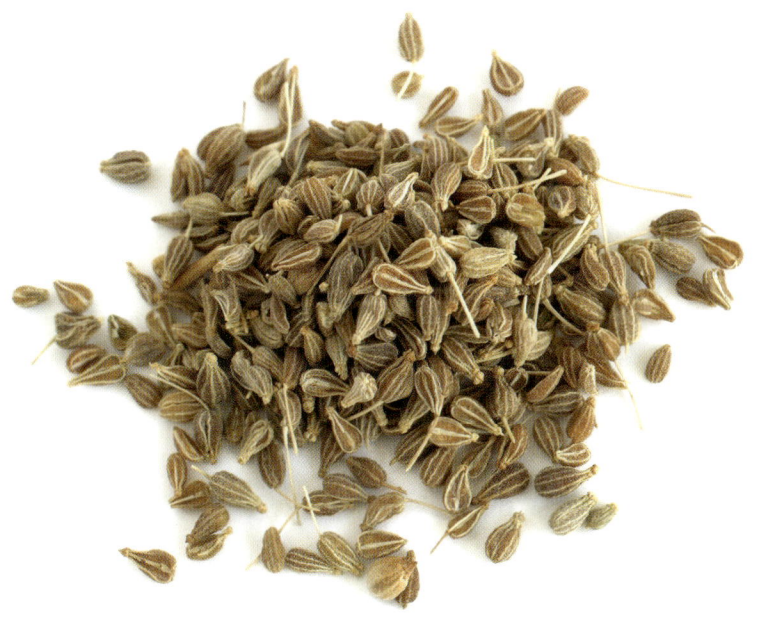

den Appetit an. Die Darmbewegungen für eine bessere Verdauung werden aktiviert, wodurch auch Verstopfung bekämpft werden kann.

Fenchel hilft auch bei Erwachsenen gegen Blähungen und hat bei Erkältungen eine sekretfördernde Wirkung, wird aber auch bei stillenden Frauen zur Steigerung der Milchsekretion und last, but not least, zur Förderung der Wasserausscheidung, für Augenspülungen und als Gurgelmittel eingesetzt.

Sehr beliebt in Frankreich ist der Fenchelschnaps, der Fenouillette.

Gesund!

Fencheltee

Ein gehäufter Teelöffel zerdrückter Früchte wird mit ¼ l kochendem Wasser übergossen, nach zehn Minuten abseihen. Zwei bis fünf Tassen, ungesüßt über den Tag verteilt trinken.

Mit Honig gesüßt ist Fencheltee gut geeignet als Hustenmittel.

Ungesüßter, 1:1 mit Wasser verdünnter Fencheltee soll als Hausmittel auch für Augenwaschungen verwendbar sein.

KRÄUTERKUNDE VON A-Z

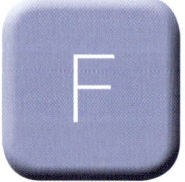

Gesund!

Augenwasser

1 Esslöffel Samen mit 1/4 l Wasser aufkochen lassen, 1 Teelöffel Augentrost und 1/4 Teelöffel Kochsalz dazu, 10 Minuten ziehen lassen.

Mischung abfiltern und die Kräuter im Tuch als Augenkompresse verwenden.

Der Sud eignet sich auch als Augenspülung.

Gegen Blähungen

1 Teelöffel Fenchelsamen mit 1/4 Liter kochendem Wasser übergießen. Lauwarm trinken.

Bei nervösen Magenbeschwerden

30 g Melissenblätter
50 g zerstoßene Kümmelfrüchte
30 g Fenchelfrüchte
20 g Hopfenzapfen

2 Teelöffel der Mischung mit 250 ml kochendem Wasser übergießen und 10 Minuten ziehen lassen. Danach abseihen.

Nach Bedarf 2 bis 3 Tassen pro Tag trinken.

Bei nervösem Magen mit Blähungen

30 g zerstoßene Fenchelfrüchte
30 g zerstoßene Kümmelfrüchte
30 g Baldrianwurzel
15 g Melissenblätter
15 g Kamillenblüten

2 Teelöffel der Mischung mit 250 ml kochendem Wasser übergießen und 10 Minuten ziehen lassen. Danach absieben. Nach Bedarf 2 bis 3 Tassen pro Tag trinken.

Fenchel hat im rohen oder im gedünsteten Zustand eine positive Wirkung auf Magen und Darm. Gleichzeitig enthält er auch sehr viel Vitamin C.

Bauchschmerzen

Bauchschmerzen wird man mit diesem Tee einfach und schnell los: Geben Sie einen Esslöffel Fenchel- und Kümmelsamen sowie getrocknete Minzeblätter in eine Teekanne. Übergießen Sie das Ganze mit heißem Wasser und lassen Sie es etwa zehn Minuten ziehen. Dann absieben und trinken. Die Kräutermischung lindert Krämpfe und es geht Ihnen schnell wieder besser.

Wellness / Schönheit

Glänzende Haare durch Fenchelspülung

Sie haben trockenes und sprödes Haar? Abhilfe schafft eine Spülung mit Fenchel: Ihr Haar wird wieder strahlend schön!

Nehmen Sie dazu eine Fenchelwurzel, z.B. aus der Apotheke oder einer Drogerie. Eine Handvoll der Wurzel wird zerkleinert, in einem Viertel Liter Wasser aufgekocht und dann 10 Minuten lang stehen gelassen. Dann absieben und abkühlen lassen. Als Spülung für die Haare eingesetzt, bringt dieser Sud wieder Glanz ins Haar und kräftigt es.

Bei trockener Haut: Ein Fencheldampfbad hilft!

Ein Gesichtsdampfbad aus einer Handvoll Fenchelblätter, die man mit kochendem Wasser übergießt, regeneriert die Haut. Verharren Sie über dem Wasserbad, bis der Dampf deutlich nachlässt. Dann die Haut vorsichtig trocken tupfen und leicht eincremen.

Kochrezept

Bohnen-Fenchelgemüse

1 Gemüsezwiebel
1 Esslöffel Öl
750 g Stangenbohnen
1 große Fenchelknolle
125 ml Gemüsebrühe
Salz, Pfeffer
1 Teelöffel Koriander; gemahlen
2 Esslöffel Basilikum; gezupft
1 Esslöffel Fenchelgrün; gehackt
50 g Emmentaler

Zwiebel schälen, halbieren und in feine Scheiben schneiden. In heißem Öl glasig dünsten. Bohnen waschen, putzen und in 4-5 cm große Stücke brechen.

Fenchel waschen, vierteln, in Scheiben schneiden, zuvor Strunk herausschneiden. Bohnen und Fenchel zur Zwiebel geben, Koriander zufügen, Brühe zugießen und zugedeckt 20-30 Min. dünsten. Basilikum und Fenchelgrün zugeben, abschmecken und geriebenen Käse darüberstreuen.

Im vorgeheizten Ofen bei 250°C kurz überbacken. Dazu passen Kartoffelpüree und Blattsalate.

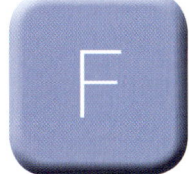

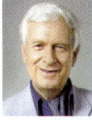

Prof. Bankhofers
Tipp

Ein Aufguss aus Fenchelsamen und Fenchelblättern kann bei entzündeten Augenlidern und überanstrengten Augen die Beschwerden lindern. Bei leichten Entzündungen am Auge wirken Umschläge mit Fenchelwasser oder Augenbäder heilsam.

KRÄUTERKUNDE VON A-Z

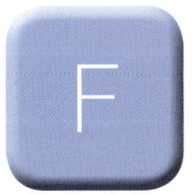

Ein Mantel des Schutzes gegen Frauenleiden – der **Frauenmantel**!

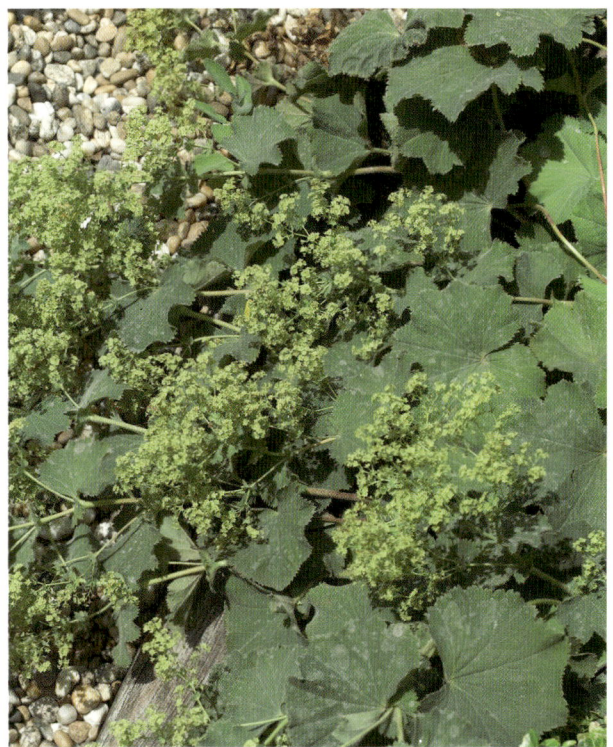

Das Frauenmantelkraut (Alchemillae herba) gehört zur Familie der Rosengewächse und gilt bereits seit der Antike als das Frauenheilmittel schlechthin!

Der Name dieser Pflanze leitet sich aus der Ähnlichkeit der Blätter mit den mittelalterlichen Mantelumhängen der Frauen ab. Im Volksmund wird das Kraut auch „Taufänger" genannt: Das Charakteristische an ihm sind nämlich seine handförmig gelappten, graugrün behaarten Blätter, an denen sich am Morgen silbrig glänzende Tautropfen sammeln: ein wunderschöner Anblick, der schon im Mittelalter das Interesse der Alchemisten weckte.

Der lateinische Name „Alchemilla" weist dabei auf die Vorliebe der Alchemisten hin, jene Wassertropfen, die sich auffällig lange in den Blättern des Frauenmantels halten, zu sammeln und dieses „himmlische Wasser" zur Bereitung des Steins der Weisen zu verwenden.

Bei den Germanen galt der Frauenmantel als Pflanze, die der Göttin Freya geweiht war. Später, im Christentum, wurde der Frauenmantel zum „Marienkraut", der Pflanze der Madonna, da die Blätter an den Mantel „unserer lieben Frau" erinnern sollen.

Der Frauenmantel und seine ca. 300 Gattungen sind in ganz Nordamerika, Europa und Asien beheimatet. In der Naturheilkunde ist vor allem der gemeine Frauenmantel (Alchemilla vulgaris) bedeutsam.

Der Frauenmantel ist eine mehrjährige, ca. 50 Zentimeter große Halbrosettenstaude und bevorzugt nährstoffreiche und angefeuchtete Böden sowie sonnige Plätze, aber auch den Halbschatten.
Für den Tee wird die blühende Pflanze – während des Sommers – mit Blättern und Stielen geerntet. Sie wächst sehr rasch wieder nach und kann auch als Küchenkraut frisch in den Salat gegeben werden.

Der Frauenmantel hat bereit seit der Antike eine große Bedeutung: Bei Akneproblemen in der Pubertät, bei Menstruationsbeschwerden und im Klimakterium wurden Frauenmanteltee oder ein Frauenmantelbad empfohlen.

Nicht nur Hildegard von Bingen pries die Pflanze bei typischen Frauenbeschwerden, auch der Arzt Paracelsus war von ihr begeistert. Auch für die Schönheit wurde der Frauenmantel verwendet: Man legte gequetschte Frauenmantelblätter auf die Brüste, um sie zu straffen.

Aufgrund seines hohen Gerbstoffgehaltes und seiner astringierenden Wirkung besitzt der Frauenmantel – die Pflanze wird ohne Wurzel verwendet – entzündungshemmende und wundheilende Eigenschaften.

Der „Taufänger" gilt seit Jahrtausenden als Wundkraut für Frauen, als „Pflanze der gesunden Geburt" und wurde früher bei Menstruationskrämpfen, starker Blutung, für eine regelmäßige Periode und bei Entzündungen der Gebärmutterschleimhaut eingesetzt.

Die Pflanze wurde ebenfalls bei Weißfluss (Fluor Albus) junger Frauen mit Hilfe von Waschungen sowie gegen Hautunreinheiten, die jungen Mädchen oft zu schaffen machen, verordnet.

Bei Entzündungen im Mund- und Rachenbereich kann man mit Frauenmantel gurgeln und bei Darmstörungen, vor allem Durchfall, hilft der hohe Gerbstoffgehalt der Pflanze.

Der Tee schmeckt sehr bitter, aber in dieser „Bitterkeit" steckt gerade die gesundheitsfördernde Wirkung.
Eine japanische Studie ergab, dass die Gerbstoffe (Ellagitannine) das Risiko für die Entstehung eines Tumors senken könnte, was aber nicht heißt, dass der Frauenmantel vor Krebs schützt.

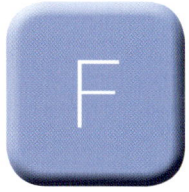

Im Christentum wurde der Frauenmantel zum „Marienkraut", der Pflanze der Madonna, da die Blätter an den Mantel „unserer lieben Frau" erinnern sollen.

KRÄUTERKUNDE VON A-Z

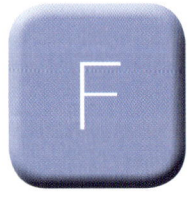

Gesund!

Frauenmanteltee

2 TL Frauenmantelkraut
1 Tasse Wasser

Den Aufguss 10 Minuten ziehen lassen, dann abseihen. Bei Menstruationsbeschwerden oder Durchfall 1 bis 3 Tassen täglich trinken.

Waschungen mit Frauenmanteltee werden auch bei eitrigen Wunden, entzündeten Augen und nässenden Ekzemen durchgeführt.

Frauenmantelbad

Die gleiche Menge Brombeerblätter, Frauenmantelkraut, Salbeiblätter, Taubnesselblüten, 1 l Wasser.

Einen Aufguss von 4 EL der Kräuter bereiten und 10 Minuten ziehen lassen. Abgeseiht in eine Sitzbadewanne mit ca. 10 l körperwarmem Wasser gießen. Bei Entzündungen im Genitalbereich sollten Sie mehrmals täglich ein 10-minütiges Bad nehmen.

Frauenmantel-Gurgelwasser

100 g Frauenmantelkraut
1 l Wasser

Die Mischung 2 Minuten kochen und 10 Minuten ziehen lassen, danach abseihen.

Bei Halsschmerzen damit gurgeln!

Frauenmantelschnaps

30 g Frauenmantel
10 g gemahlenen Fenchelsamen
20 g Taubnesselblüten
10 g Anissamen
1 l Wodka

Die Kräutersamen und Blüten in ein Ansatzgefäß füllen und mit Wodka übergießen. An einem warmen, aber nicht sonnigen Platz ziehen lassen und täglich schütteln. Nach ca. 2 Wochen filtrieren und in Flaschen abfüllen.

Prof. Bankhofers Tipp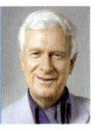

Der Frauenmantelschnaps lindert Menstruationsbeschwerden!

„Behütet die Frauen" – Die **Frauenwurzel**

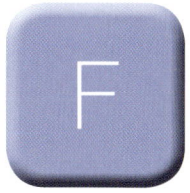

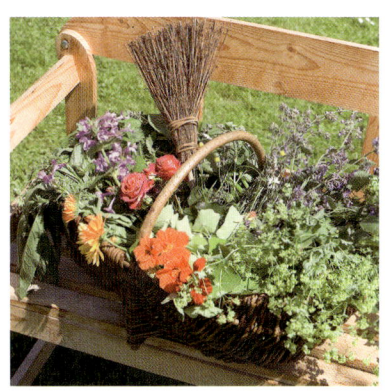

Die Frauenwurzel ist, ebenso wie der Frauenmantel, eine Wurzel zur Linderung von Frauenbeschwerden. Ihr botanischer Name lautet „Caulophyllum thalictroides", im Volksmund wird sie auch Blauer Hahnenfuß genannt.

Die Pflanze, die in Kanada, am Missouri, in Nebraska und auch in Asien beheimatet ist, hat eine lange Geschichte. Die Indianer in Nordamerika verwendeten ihre weit verzweigten Wurzeln traditionell zur Geburtshilfe. Die Wehen werden durch sie gekräftigt und erhalten einen die Geburt fördernden Rhythmus. In der Algonkin-Sprache (einer in Nordamerika beheimateten Sprachfamilie der indigenen amerikanischen Sprachen) heißt sie deshalb auch „Cocosh", zu Deutsch „Behütet die Frauen".

Und das tut sie die Pflanze, die heute auch in der europäischen Phytotherapie eine wichtige Rolle bei Frauenbeschwerden, aber auch bei rheumatischen Erkrankungen spielt.

Ihren volkstümlichen Namen verdankt die Frauenwurzel ihrem auffälligen Äußeren: Sie ist nämlich eine besondere „Schönheit" mit ihren blau-violetten Stängeln, in deren Mitte eine ebenfalls violette Blüte sitzt. Die Enden der Stängel haben gefiederte Blätter in Form eines Hahnenfußes, daher der Name Blauer Hahnenfuß.

Zu den Inhaltsstoffen der Frauenwurzel zählen Methylcytisin, Benzylisochinolalkaloide, Saponine, Glykoside, organische Säuren, Fermente und Harze.

Die Frauenwurzel ist ein vorzügliches Wehenmittel, sie hat eine krampflösende Wirkung, stärkt die Gebärmutter und fördert die Monatsblutung. Sie wirkt aber auch bei zyklisch bedingter Migräne, bei Wechseljahrbeschwerden und bei Stauungen im Venenbereich. Immer unter Arztaufsicht.

Wussten Sie, dass die Frauenwurzel eine besondere Schönheit ist mit blau-violetten Stängeln und einer violetten Blüte? Die gefiederten Blätter haben die Form eines Hahnenfußes, daher auch der Name Blauer Hahnenfuß.

KRÄUTERKUNDE VON A-Z

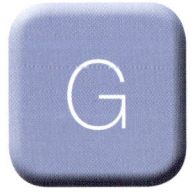

Hat man ein Essen nicht gut vertragen, dann stärkt **Galgant** unseren Magen!

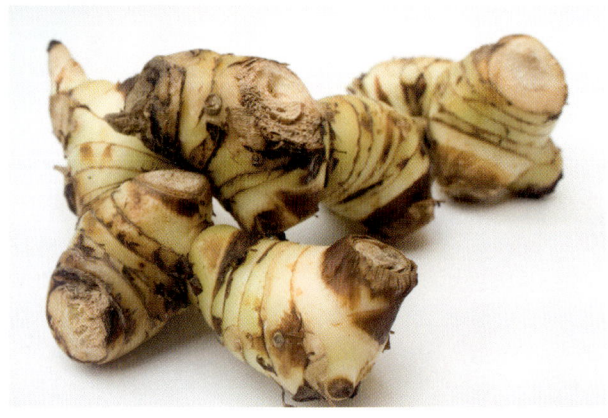

Galgant ist ein Ingwer-Gewächs, das einen unterirdisch kriechenden Wurzelstock hat, der mitunter so dick wie ein Menschenarm werden kann. Dieser Wurzelstock spielt als Arznei und Gewürz eine wichtige Rolle.

Galgant hat in Asien und Europa eine sehr lange Heiltradition, weil die Wurzel seit Jahrtausenden als Magenmittel eingesetzt wird. Allerdings ist es sehr aufwändig, Galgant anzubauen, weil der Wurzelstock, der außen rotbraun und innen hellrot gefärbt ist, erst nach 10 Jahren geerntet werden kann. Heute kommen die meisten Wurzelstöcke aus Thailand, Sri Lanka, Vietnam und Indien.

Galgant enthält ätherische Öle, aber auch fettlösliche Substanzen, außerdem Gerbstoffe, Flavonoide, sehr viel Mangan und roten Farbstoff. Damit wirkt Galgant gegen Blähungen, stärkt den Magen und regt den Stoffwechsel an.

Hildegard von Bingen (1098-1197) hielt Galgant für „Das Gewürz des Lebens". Sie empfahl ihn sowohl bei Herzleiden als auch bei Magen- und Darmerkrankungen und schrieb:

„Und wer Herzweh hat,
und wer im Herz schwach ist,
der esse bald genügend Galgant,
und es wird ihm besser gehen."

Galgant wird vor allem in der Schnapsindustrie sehr geschätzt, wo er in großen Mengen zur Herstellung von Magenbittergetränken verwendet wird.

Galgant wirkt gegen Blähungen, stärkt den Magen und regt den Stoffwechsel an.

Da Galgant gegen Seekrankheit hilft, hat ein Schnapsgläschen Magenbitter so manchen Reisenden vor Übelkeit und Erbrechen bewahrt.

1 Schnapsgläschen trinken: wenn man sich schwach fühlt, die Verdauung fördern möchte oder die Atemwege stärken will.

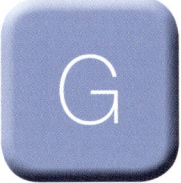

Gesund!

Zubereitung von Galgant-Tee:

1 – 2 Scheiben frischen Galgant klein hacken, ca. 400 ml Wasser in einen Topf geben. Galgant mit dem Wasser zusammen zum Kochen bringen, 30 Minuten köcheln lassen. Galganttee abgießen.

Großmutters persönlicher Benedictine-Kräuterschnaps

Einen halben Liter Alkohol aus der Apotheke mit ¼ Liter Wasser mischen und dann kleine Mengen von Zimtstangen, Majoran, Gewürznelken, Thymian, zerkleinerte Enzianwurzel und Galgantwurzel einrühren. Dazu einen Schuss Absinth geben. Nach 2 Stunden ein paar Lavendelblüten und ganz wenig Safran beigeben. 1 Stunde stehen lassen. Danach wird in ¼ Liter Wasser 250 g Rohrohrzucker aufgelöst und dann dazugegossen. Nach weiteren 2 Stunden wird das Ganze abgefiltert, in gut verschließbare Flaschen gefüllt und 3 bis 4 Monate zum Ruhen aufbewahrt.

Kochrezept

Das berühmte „Habermus" von Hildegard von Bingen

Hildegard v. Bingen empfiehlt morgens eine warme Mahlzeit, um Energie zu tanken.

Für zwei Personen
Zutaten: 1 Tasse Dinkelschrot (oder Flocken), 2-3 Tassen Wasser, 1 geschnittener Apfel, Saft einer halben Zitrone, 1 Messerspitze Galgant, Bertram, Zimt, 1 Teelöffel Honig, 1 Teelöffel süße gehackte Mandeln, 1 Teelöffel Flohsamen

Dinkelschrot/flocken in Wasser einrühren und unter ständigem Rühren zum Kochen bringen. Honig und Würze dazugeben und weiter köcheln. Kochzeit 5 bis 10 Minuten.

Apfel in den letzten vier Minuten zum Brei mengen, Mandeln und Flohsamen auf das fertig gekochte Mus streuen. Nach eigenem Geschmack würzen und den Saft einer halben Zitrone darüber ausdrücken.

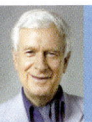

Prof. Bankhofers Tipp

Meine Großmutter trank vom Benedictine-Kräuterschnaps, wenn sie sich schwach fühlte, die Verdauung fördern sowie die Atemwege stärken wollte!

KRÄUTERKUNDE VON A-Z

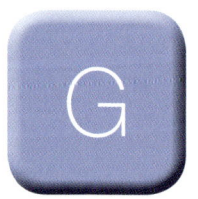

Kampf dem Krampf!
Hier hilft das Gänsefingerkraut

Ein Zweiglein Gänsefingerkraut um den Hals getragen, soll Glück in allen Geldangelegenheiten bringen, so der Volksglaube!

Überall, wo es am Rande eines Dorfes oder an einem See eine Wiese gibt, dort wächst in unseren Breiten das eher unansehnliche, bescheiden wirkende Gänsenfingerkraut. Den Namen hat es im Mittelalter bekommen, da dieses üppig wachsende Kraut mit Leidenschaft von Gänsen gefressen wurde. Manche kennen die Heilpflanze auch unter dem Namen Anserine.

Es handelt sich um gefiederte, an der Unterseite weißlich behaarte Blätter mit einem 15 bis 25 Zentimeter hohen, unbehaarten Stängel. Vom Mai bis September trägt die Pflanze große, gelbe Blüten.

Das Kraut wird zur Blütezeit ohne Wurzel gesammelt und schonend an einem schattigen und luftigen Ort getrocknet. Die wertvollen Inhaltsstoffe sind Gerbstoffe, Bitterstoffe, Saponine, Harze und Zuckerverbindungen.

Der Volksglaube hat das Gänsefingerkraut – wahrscheinlich wegen seiner kleinen, kaum münzgroßen Blätter – eine „magische" Bedeutung für das Geld zugewiesen. „Ein Zweiglein um den Hals getragen, sollte Glück in allen Geldangelegenheiten bringen."

Das Gänsefingerkraut war bereits bei den Germanen bekannt und wurde als Mittel gegen Durchfall, Krämpfe und Menstruationsbeschwerden im Mittelalter sehr geschätzt.

Zu Großmutters Zeiten nannte man das Gänsefingerkraut auch „Krampfkraut". Schon damals setzte man es ein, um die Schmerzen der Frauen an ihren monatlichen Tagen zu lindern.

Dazu bereitet man einen Tee zu (Rezept siehe unten), der aber nicht nur bei schmerzhaften Tagen der monatlichen Periode der Frau hilft.
Er wird bei der ländlichen Bevölkerung oft auch bei Wadenkrämpfen, Darmkatarrh, Durchfall, Blähungen, Herzbeklemmungen und Husten getrunken. Gegen Zahnfleischentzündungen gurgelt man mit dem warmen Tee mehrmals am Tag.

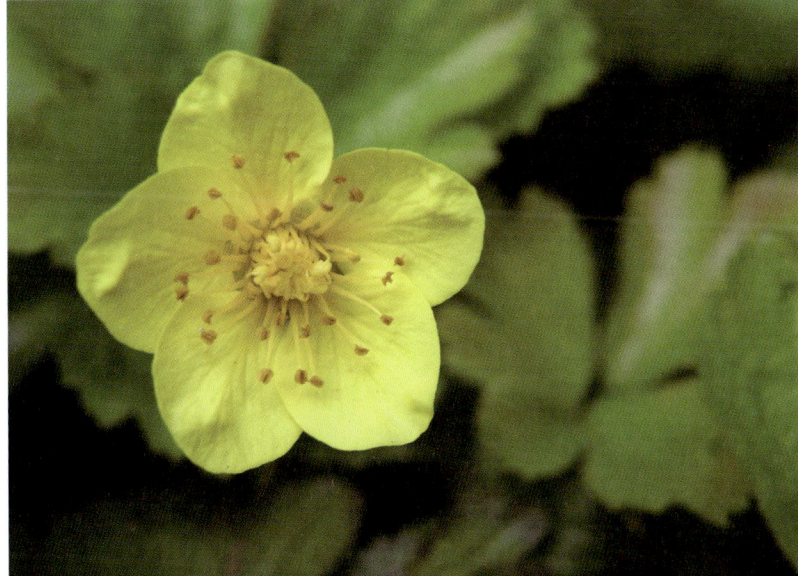
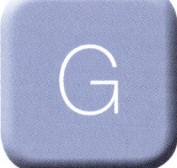

Pfarrer Kneipp schrieb über die Pflanze:

„Das Gänsefingerkraut wächst, wie sein Name sagt, da am besten, wo Gänse sich am liebsten aufhalten. Viele Leute haben ihm, nach seiner Wirkungsweise den Namen Kampfkraut gegeben.

Tee vom Anserinenkraut ist ein vortreffliches Mittel bei Krampfanfällen, seien diese im Magen, im Unterleib, wo immer."

Gesund!

Gänsefingerkrauttee

2 TL Gänsefingerkraut
1 Tasse Wasser

Mit heißem Wasser übergießen, 10 Minuten stehen lassen, dann abseihen.

Bis 3 Tassen täglich sollen gegen Periodenbeschwerden und gegen Durchfall helfen.

KRÄUTERKUNDE VON A-Z

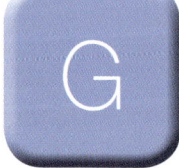

Gesund!

Heilende Milch

2 TL Gänsefingerkraut
1 Tasse Milch

Das Kraut mit der heißen Milch übergießen, 10 Minuten ziehen lassen und dann abseihen. Sebastian Kneipp regte an, diese Milch bei starken Periodenschmerzen und Unterleibsbeschwerden sehr heiß zu trinken.

Gänsefingerkrautumschlag

Aus einem alten Kräuterbuch:

Nimm einige Hände voll Gänsefingerkraut, überbrühe die Kräuter mit kochendem Wasser und verwende sie noch heiß als Umschlag.

Das Kraut hilft, auf schmerzende Stellen gelegt, Wadenkrämpfe zu vertreiben.

Und hier noch ein hochprozentiges Rezept für die Damen

„Fingermost"

40 g Blätter vom Gänsefingerkraut,
20 g Wurzel desselben Krautes,
1 l Apfelmost

Man setzt 40 g junge Gänsefingerkrautblättchen und 20 g der gereinigten Wurzel in einer Flasche mit gutem Apfelmost an, lässt die Flasche an einem kühlen, dunklen Ort stehen und gießt den Most dann ab.

Davon trinke man je ein Gläschen morgens auf nüchternen Magen und vor dem Mittagessen – wirkt gegen Koliken aller Art, Krämpfe, Menstruations- und Wechselbeschwerden.

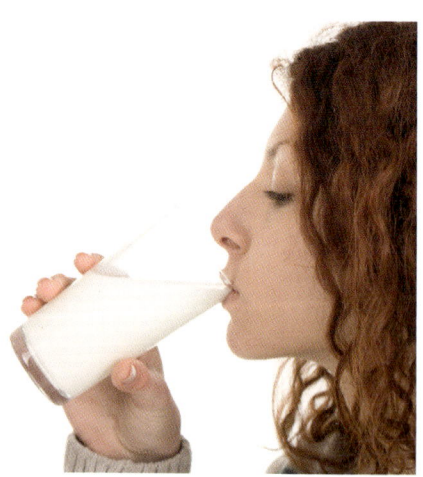

Ginseng – „Die Wurzel des Lebens"

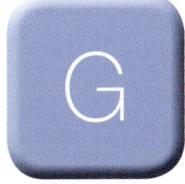

Im chinesischen heißt die Ginsengwurzel „Jen Shen" und bedeutet „Die Kraft der Erde in der Form eines Menschen". In Asien galt die Ginsengwurzel, in der traditionellen chinesischen Medizin (TCM) als Heilmittel eingesetzt, schon vor 2000 Jahren als Sinnbild für Gesundheit und langes Leben und durfte daher nur von Königen verwendet werden. Dadurch war die Wurzel wertvoller als Gold.

Schon früh brachten arabische Seeleute die Pflanze in das maurische Spanien. Sie wurde aber erst im 17. Jahrhundert wiederentdeckt, vor allem durch niederländische Seeleute. So wurde die Ginsengwurzel auch in Europa populär, doch erst im 20. Jahrhundert wurde der Ginseng aufgrund seiner nachgewiesenen Wirkungen bei uns als Heilpflanze anerkannt. In Korea wird sie auch „Wurzel des Lebens" genannt. Noch immer gilt dem Ginseng eine große Wertschätzung.

Die Ginsengwurzel wird dem männlichen Yang-Prinzip zugeordnet und

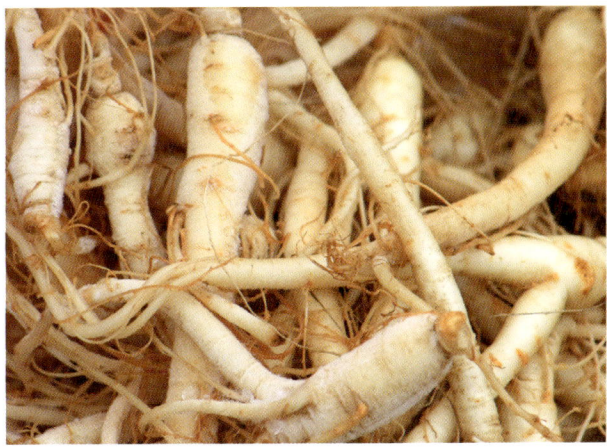

gilt traditionell auch als Liebe förderndes Mittel für Männer. In China galt die Regel, dass die Ginsengwurzel nicht mit Eisen in Berührung kommen darf (zum Beispiel mit einem Messer). Moderne Studien haben ergeben, dass tatsächliche die pharmakologischen Eigenschaften des Ginsengs abnehmen, wenn er mit Eisenspänen in Berührung kommt.

Ginseng wird vor allem in Südkorea, in Korea und Japan angebaut. Die

In Asien galt die Ginseng-Wurzel schon vor 2000 Jahren als Sinnbild für Gesundheit und langes Leben.

KRÄUTERKUNDE VON A-Z

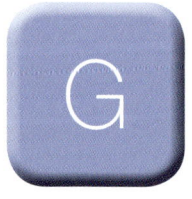

Ginseng-Pflanzen werden bis zu 20 Jahre alt. Geerntet wird die Wurzel von siebenjährigen Pflanzen.

Aber Achtung: Wegen des außerordentlichen Preises der echten, wild wachsenden Ginsengwurzel und der besten koreanischen Anbausorten sind viele minderwertige Ginsengwurzeln im Handel. Es gibt zahlreiche Verfälschungen und Ersatzdrogen, die absolut minderwertig oder sogar gesundheitsschädlich sind. So darf beispielsweise in Österreich nur die vom Untersuchungslaboratorium der Österreichischen Apothekerkammer überprüfte und mit einer Kontrollnummer versehene Ware in den Handel kommen.

Welche Wirkung hat nun diese Wurzel des Lebens? Ginseng regt den gesamten Organismus an, verbessert die Gehirntätigkeit und den gesamten Stoffwechsel. Sie hat einen günstigen Einfluss auf die Drüsentätigkeit, schützt gegen Bluthochdruck und Arteriosklerose. Ginseng bringt die Lebensenergie ins Gleichgewicht, stärkt den Geist, macht mutig und großzügig. Er bewirkt einen klaren Blick und erhöht die Auffassungsgabe, lässt die Müdigkeit verschwinden, hält jung und erhöht die Lebensfreude. Ginseng ist auch ein sexuelles Stimulans.

Prof. Bankhofers *Tipp*

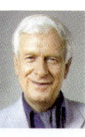

Der Ginsengschnaps stärkt den Kreislauf!

Gesund!

Ginsengtee

1 bis 2 Kaffeelöffel der geschnittenen Wurzel mit ¼ Liter kaltem Wasser mehrere Stunden ansetzen, umrühren.

Täglich eine Tasse trinken. Es ist auch möglich, mit siedendem Wasser zu übergießen. Die Teezubereitung ist allerdings bei uns nicht sehr gängig.

Ginsengschnaps

80 g Ginsengwurzeln
700 ml Wodka

Die Ginsengwurzeln zerkleinern und mit dem Wodka bis zum Siedepunkt erhitzen. Den Ansatz in ein Ansatzgefäß füllen und 1 Woche an einem warmen, nicht zu sonnigen Ort ziehen lassen. Anschließend filtrieren und in Flaschen füllen.

Häufiger verwendet werden Kapseln, Dragees und Flüssigkeitszubereitungen, diese garantieren als registrierte Arzneispezialität für einen sicheren Gehalt.

Auch die Mischung mit Vitaminen und Spurenelementen ist ebenso im Handel.

Die Goldrute – „goldrichtig" bei Nieren- und Blasenbeschwerden

Himmelsbrand, Goldene Jungfrau und Wundkraut wird sie im Volksmund auch genannt, die Goldrute, die zur Familie der Korbblütengewächse zählt. Ihr lateinischer Name „Virgaurea" bedeutet „goldene Rute", „Solidago" leitet sich von „solitare", gesund machen, ab.
Man findet das Kraut an Waldrändern sowie an Lichtungen in ganz Europa. Die Stängel der Goldrute können bis zu einem Meter hoch werden. Ihre Blätter sind oval, die Blüten bestechen durch ihr leuchtendes Gelb. Geernet wird die Goldrute während der Sommerzeit, zur Blüte im August bis zum Oktober.

In der Volksheilkunde wurde das Kraut bei Geschwüren und Entzündungen der Haut angewendet. Erst im 19. Jahrhundert entdeckte der Arzt Deutsche Arzt Rademacher ihre ausgezeichnete Heilwirkung auf Nieren und Blase.

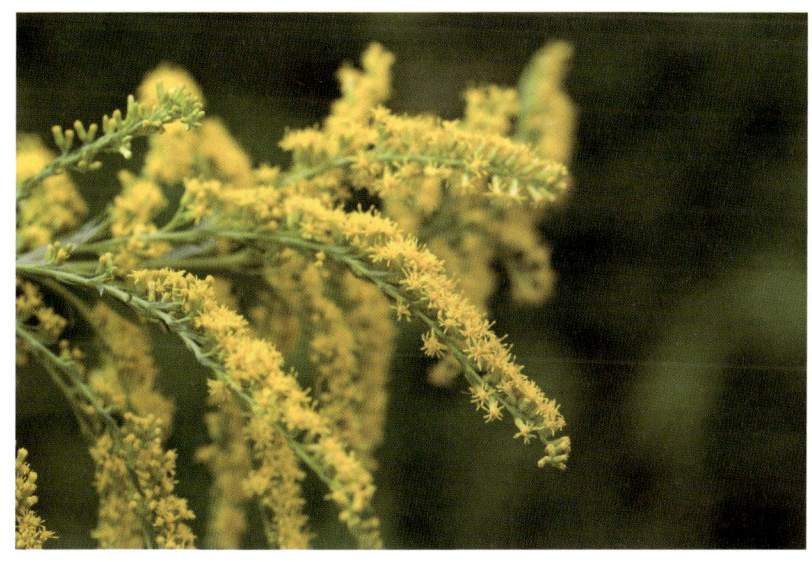

KRÄUTERKUNDE VON A-Z

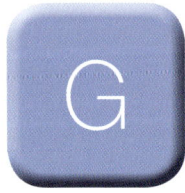

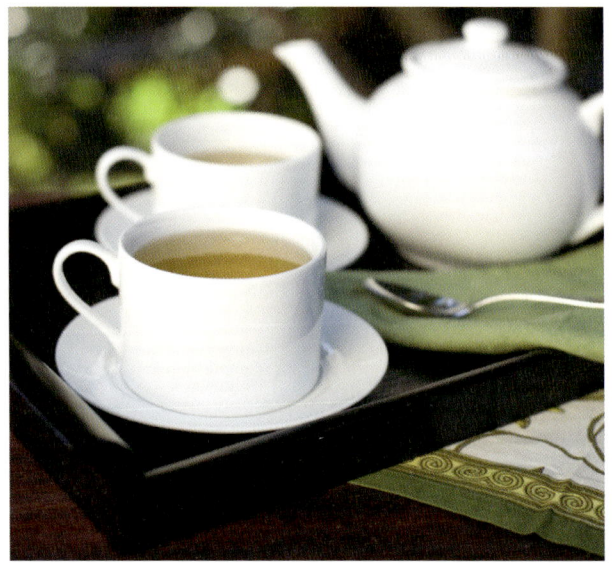

Die Goldrute eignet sich hervorragend zum „Durchspülen" der ableitenden Harnwege, hilft aber auch bei Blasensteinen, Nierengrieß und bei der Reizblase.

Heute gilt die Goldrute aufgrund ihrer relativ gut erforschten pflanzlichen Wirkstoffe als eines der besten Mittel bei entzündlichen Prozessen der Harnwege. Der „Himmelsbrand" eignet sich hervorragend zum „Durchspülen" der ableitenden Harnwege, hilft aber auch bei der Austreibung von Blasensteinen, Nierengrieß und wenn man von der sogenannten „Reizblase" geplagt wird.

In der Volksmedizin bekannt ist das Kraut aber auch wegen seines hohen Gerbstoffgehaltes bei schlecht heilenden Wunden und Geschwüren, bei lockeren Zähnen und Zahnfleischbluten sowie bei Hautleiden einsetzbar.

Gesund!

Goldrutentee

1 bis 2 gehäufte Kaffeelöffel mit ¼ Liter kaltem Wasser zustellen, einmal kräftig erhitzen, kurz ziehen lassen.

Bis dreimal täglich eine Tasse davon trinken.

Mundspülung

Für die Mundspülung 1:1 mit Wasser verdünnen.

Gut, wenn uns der Hafer sticht!

Hafer – Avena sative L. – ist eine der ältesten Kulturpflanzen der Menschheit.
Er wurde nicht nur als Lebensmittel angebaut, sein Stroh diente auch als Baustoff sowie zur Füllung von Matratzen, um diesen eine Wirkung gegen Rheumatismus und Schmerzen zu verleihen.

Die Pflanze ist ein einjähriges, hellgrünes bis zu 1 m hoch wachsendes Gras. Die stärkehaltigen Körner stehen nicht wie bei anderen Getreidearten in Ähren, sondern hängen in Rispen. In der Volksheilkunde verwendet werden die Haferfrüchte (Rollhafer), die grünen, kurz vor der Blüte geernteten oberirdischen Pflanzenteile (grüner Hafer)

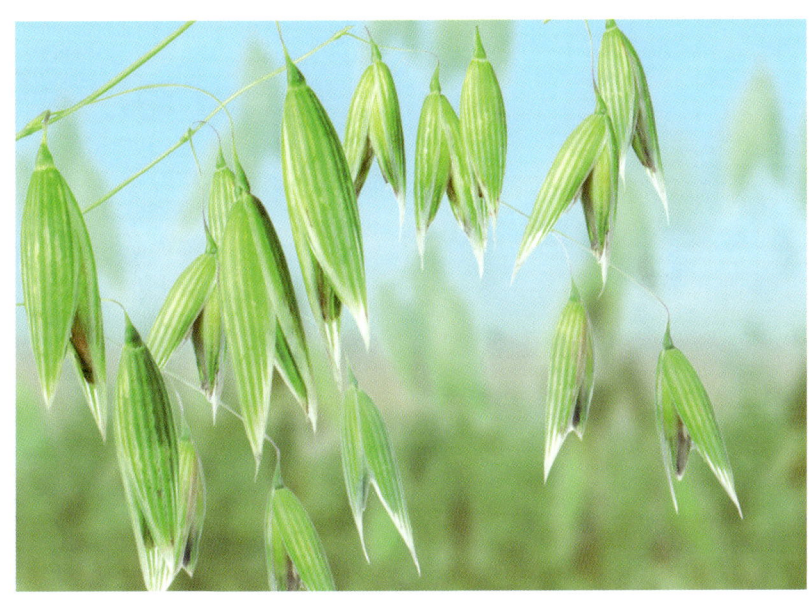

KRÄUTERKUNDE VON A-Z

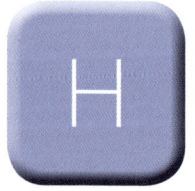

und die getrockneten und gedroschenen Blätter und Stängel (Haferstroh). Hafer galt schon immer als kräftigend und gleichzeitig beruhigend. Redewendungen wie „vom Hafer gestochen" belegen seine Wirkung als Aphrodisiakum, die in neusten Studien sowohl für Männer als auch für Frauen bestätigt wurde.

Hafer gilt als Anti-Stress-Pflanze schlechthin. Hafer stärkt und beruhigt gleichzeitig. Haferstroh ist ein ausgezeichnetes Nerventonikum, das fröhlich und unbekümmert macht und die Muskeln bei sportlicher Betätigung kräftigt.

Während Haferflocken einen wichtigen Platz in der Ernährung einnehmen, hilft es zur Beruhigung, wenn alkoholische Auszüge aus Körnern hergestellt werden.

Hafer gilt als die Antistresspflanze schlechthin weil er gleichzeitig beruhigt und stärkt.

Gesund!

Hafertinktur

Haferkörner mit verdünntem Weingeist im Verhältnis 1:10 ansetzen. Mehrmals täglich zwischen 5 und 15 Tropfen der Tinktur, mit Wasser vermischt, einnehmen.

Bei Schlaflosigkeit 20 Tropfen – 2 bis 3 Stunden, bevor man ins Bett geht.

Haferbad

100 g zerkleinertes Haferstroh mit 3 l Wasser etwa 20 Minuten kochen. Die abgeseihte Flüssigkeit wird dem Badewasser zugesetzt.

Das Haferbad hilft bei Rheuma, Gicht und anderen Stoffwechselstörungen.

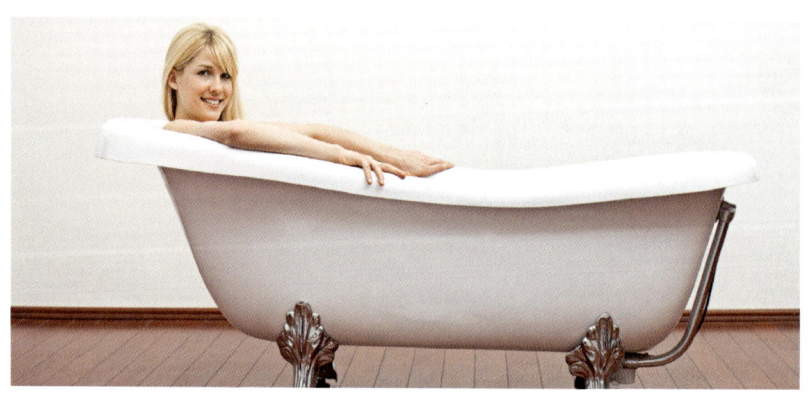

Heidelbeeren: Klein, aber oho – vor allem bei Durchfall!

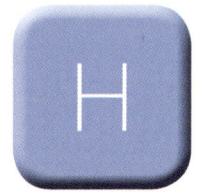

Der weithin bekannte Kleinstrauch mit kantigen, grünen Zweigen trägt als Frucht eine saftige blau-schwarze Beere: die Heidelbeere.

Vielen von uns macht es Spaß, im Sommer selbst durch die Wälder zu streifen und diese Beeren zu pflücken, die wir großflächig in lichten Wäldern bis knapp über die Baumgrenze, im Heideland und auch in moorigen Gründen finden und dann pur, mit Eis, als Marmelade (Konfitüre) oder zum Beispiel als Kuchen genießen. Heidelbeersträucher können bis zu 30 Jahre alt werden.

Während frische Heidelbeeren leicht abführend wirken, sind diese im getrockneten Zustand ein vorzügliches Heilmittel, das bei Durchfall eingesetzt werden kann.

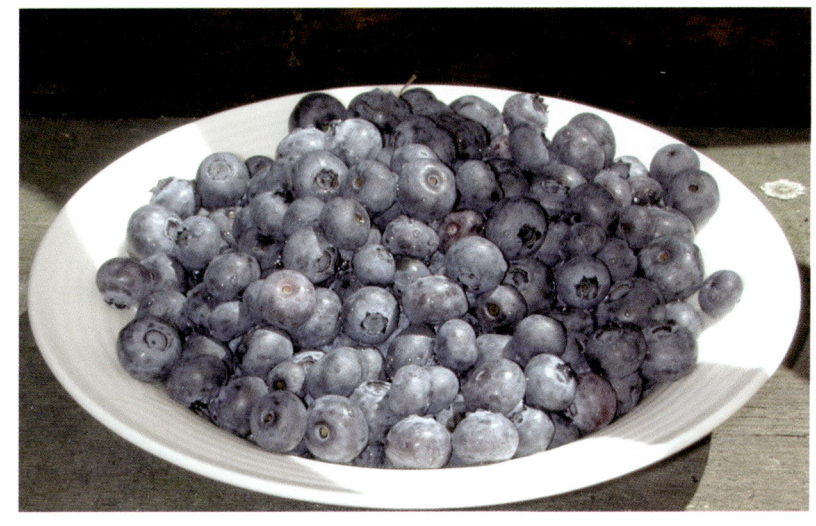

KRÄUTERKUNDE VON A-Z

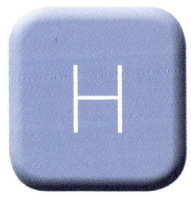

Die getrockneten Früchte enthalten Gerbstoffe, zusätzlich Anthocyane, die den blauen Farbstoff stellen, sowie Flavonoide, Pektine und Vitamine.

Auch Pfarrer Kneipp lobte die Heidelbeere und schrieb über sie: „Kein Haus sollte sein, das nicht eine gute Portion Heidelbeeren dörrt und fürs Jahr aufgewahrt. Sie sind zu vielem nütze."

Drei gehäufte Esslöffel getrocknete Heidelbeeren mit ½ Liter kaltem Wasser aufkochen, 10 Minuten am Kochen halten und abseihen – dann ins Fläschchen füllen wie anderen Tee.

Sobald der Stuhl des Babys deutlich blau wird, ist das Ziel erreicht!

Heidelbeertee kann auch zum Gurgeln bei Entzündungen der Mundschleimhaut eingesetzt werden!

Gesund!

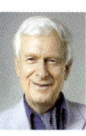

Prof. Bankhofers Tipp

Getrocknete Heidelbeeren als Tee zubereitet sind für kleine Kinder ideal, wenn diese Durchfall haben!

Wie man die getrockneten Beeren gegen Durchfall einsetzt

Die getrockneten Beeren entweder kauen – oder noch besser – vor allem für Kinder, eine Abkochung zubereiten: 2 Esslöffel Beeren mit 150 ml Wasser ansetzen, 10 Minuten kochen, abseihen und dreimal täglich trinken.

Tee für die Kleinen

Besonders für kleine Kinder sind getrocknete Heidelbeeren gut:

Zum einen stopft der hohe Gerbstoffanteil, der sich erst im Magen entfaltet und den Darm schont, zum anderen wirkt der blaue Farbstoff entzündungs- und bakterienhemmend, sodass das schmerzhafte Wundsein entfällt.

Hier noch ein „Hochprozentiges Heidelbeerrezept", das ebenfalls gegen Durchfall wirkt

½ kg Heidelbeeren, ½ l Alkohol, 125 g Zucker, ½ l Wasser

Die Heidelbeeren werden sorgfältig verlesen, gewaschsen und zerdrückt. Das Mus wird mit dem Alkohol in ein großes Glas gegeben, das man 4 bis 6 Wochen verschlossen an einem sonnigen Platz stehen lässt, wobei man es öfter durchschüttelt.

Den Zucker lässt man in ½ l Wasser gut aufkochen und den Sirup abkühlen. Die Heidelbeermasse wird durchgeseiht und die beiden Säfte miteinander gemischt.

Man füllt in Flaschen ab und lässt den Likör lagern.

Hauhechel – die milde Kraft, die bei Nierenbeschwerden Abhilfe schafft!

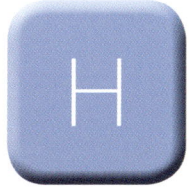

Der Hauhechel – „Ononis spinosa" gehört zu den Schmetterlingsblütlern. Er wird auch Stallkraut, Harnkraut oder Ochsenkraut genannt.

Der Hauhechel wächst weit verbreitet an Wegrändern und eher kargen Wiesen in ganz Europa. Kühe fressen Hauhechel nicht, deshalb ist er sehr leicht auf den Weiden zu erkennen.

Sein Stiel ist im unteren Teil meist dornig, doch seine sehr schönen, rosafarbenen Blüten sind eine Freude für das Auge. Zudem hat er eine kräftige, lange Wurzel, die zeitig im Frühjahr oder im Herbst ausgegraben und getrocknet wird. Früher verwendete man auch das Kraut selbst, man sammelte es im Sommer kurz vor oder während der Blüte.

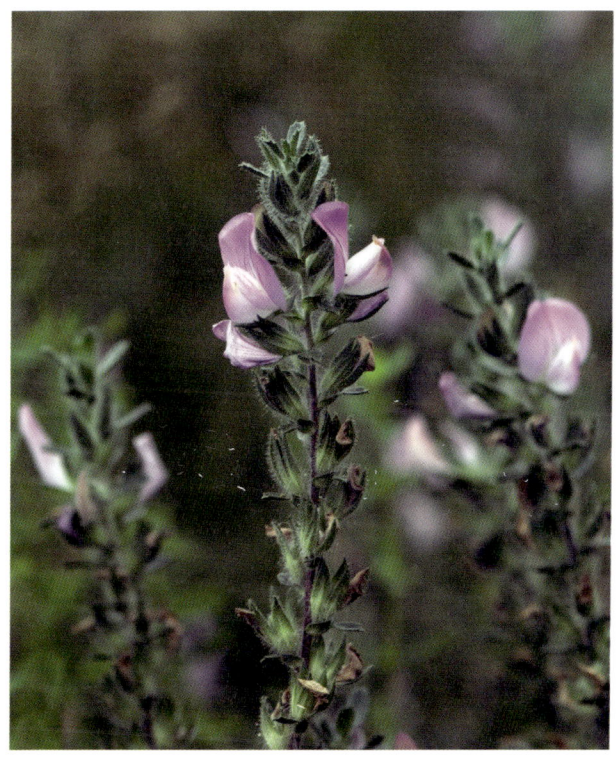

Wie der Name Harnkraut schon sagt, wirkt der Hauhechel mit milder Kraft harntreibend und entwässernd. Er bewirkt, dass der Nierengrieß durchgespült wird, erleichtert rheumatische Erkrankungen und sogar die Gicht.

Die Hauhechelwurzel gibt es auch in der Apotheke, sie ist in verschiedenen Mischungen für Blasen- und Nierentee enthalten.

KRÄUTERKUNDE VON A-Z

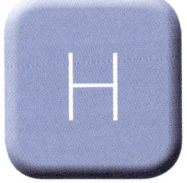

Gesund!

Hier das Tee-Rezept

*2 TL klein geschnittene getrocknete Hauhechelwurzel
1 Tasse Wasser*

Die Wurzelstücke werden mit kochendem Wasser überbrüht, dann kurze Zeit kochen lassen und schließlich abseihen. Der Tee darf nicht länger gekocht werden, denn sonst würden die Wirkstoffe verloren. Mehrere Tassen pro Tag wirken entwässernd, sind hilfreich bei Nierengrieß sowie bei rheumatischen Erkrankungen. Zum Gurgeln gegen Zahnfleischbluten.

Magie

Der Hauhechel hatte immer schon eine große magische Bedeutung: Ein Stück um den Hals getragen, schütze, so der Volksglaube, vor Dieben und Räubern, deren Überfälle und deren Hiebe.

Wussten Sie, dass man Hauhechel große magische Bedeutung zuschrieb? Wer nicht „gehauen" werden wollte, baute mit dem Hauhechel vor!

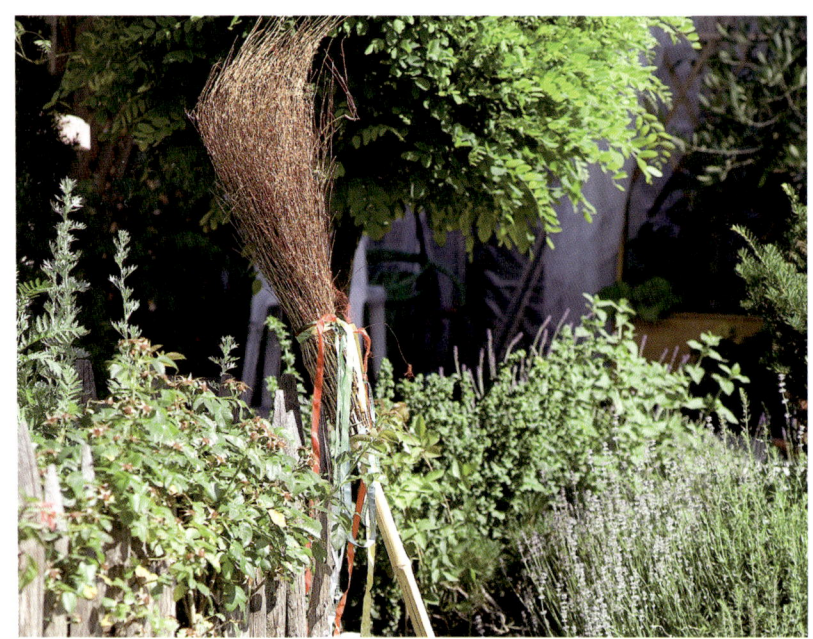

Ängstlich, unruhig, angespannt: Da hilft das **Herzgespann**

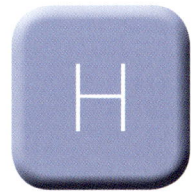

Das Echte Herzgespann (Leonurus cardiaca), auch Löwenschwanz oder Herzspannkraut genannt, ist eine Pflanzenart aus der Familie der Lippenblütler (Lamiaceae). Sie kommt in fast ganz Europa, Vorder- und Mittelasien vor. Sie war früher eine häufige Zierpflanze des Bauerngartens. Der botanische Gattungsname Leonurus kommt aus dem Griechischen, bedeutet Löwenschwanz und weist auf die Form der Blätter hin.

Die Blütezeit des Herzgespanns reicht von Juni bis September. Die Blüten entspringen den oberen Blattachseln und stehen dort in Scheinähren.

Die cremeweiße bis rosafarbenen Einzelblüte zeichnet sich durch eine helmförmig gebogene, außen behaarte Oberlippe und eine dreiteilige Unterlippe mit bräunlicher Zeichnung aus.

Sie wird bis zu 1,20 m hoch und wird während des ganzen Sommers zur Zeit der Blüte geerntet, die Wurzel wird nicht verwendet.

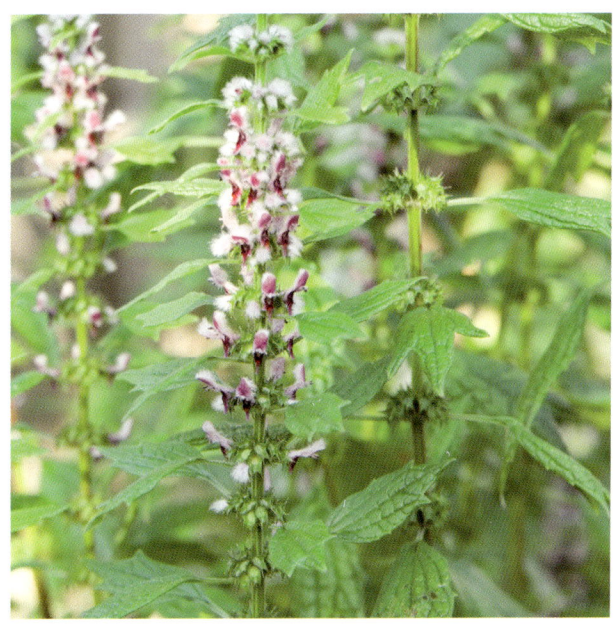

Herzgespann zählt zu den Heilkräutern, die bereits in der Antike gepflanzt und genutzt wurden.

Dioskurides und Theophrast verwendeten Herzgespann nur als Magenmittel, erst später wurde die Pflanze auch als Herzmittel gepriesen.

KRÄUTERKUNDE VON A-Z

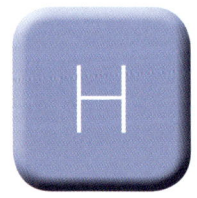

H

In den mittelalterlichen Kräuterbüchern wird Herzgespann als Mittel gegen nervöse Herzbeschwerden, Angstzustände und Herzklopfen gepriesen.

In zahlreichen mittelalterlichen Kräuterbüchern wird Herzgespann erwähnt, das damals bei Herzbeschwerden, nervösen Herzleiden und Herzklopfen verwendet wurde.

Bereits das erste in deutscher Sprache erschienene Kräuterbuch, „Hortus Sanitatis" (Mainz 1485) empfiehlt die Pflanze gegen Herzkrämpfe, Magendrücken und Engbrüstigkeit. Diese Anwendungen setzen die späteren Kräuterbücher fort.

„Es gibt kein besseres Kraut, wenn es gilt, die Schleier der Melancholie vom Herzen zu heben, es zu stärken und das Gemüt fröhlich und munter zu stimmen", schrieb Nicholas Culpeper, 1653.

Bei Angst, Schlaflosigkeit und Unruhe wurde Herzgespanntee getrunken oder die Tinktur auf einem Stück Würfelzucker eingenommen.

Heute zählt das Herzgespann, das Gerbstoffe, den Bitterstoff Leocardin und Terpene, Flavonoide wie Rutin und Quercitrin, Kaffeesäureverbindungen und ätherisches Öl enthält, zu den eher unbekannten Pflanzen und ist auch frei wachsend selten geworden. Es zählt zu den geschützten Pflanzen und darf nur im Kräutergarten gepflückt werden. Herzgespann kann man aber in der Apotheke kaufen und als Tee oder Tinktur bei Unruhezuständen, nervösen Herzklopfen und Angstzuständen einsetzen.

Gesund!

Gegen Angst und Unruhe
Herzgespanntee

1 TL geschnittenes Herzgespannkraut
1 Tasse Wasser

Den Heißwasseraufguss 1o Minuten ziehen lassen, dann abseihen.

Täglich 2 Tassen Herzgespanntee wirken ähnlich wie Baldrian und helfen vor allem bei nervösen Herzbeschwerden und Angstzuständen.

Herzgespanntinktur

40 g Herzgespannkraut
200 ml 20%iger Alkohol

Das Kraut mit dem Alkohol übergießen und gut verschlossen an einen warmen Ort stellen. Nach 10 Tagen abseihen.

2 Esslöffel pro Tag einnehmen: hilft Frauen im Wechsel, wenn sie sehr nervös sind.

Hirtentäschel – Mit dieser Pflanze haben Frauen ein wirksames Kraut gegen starke Blutungen „in der Tasche"

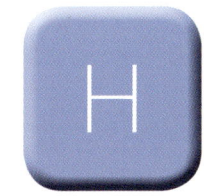

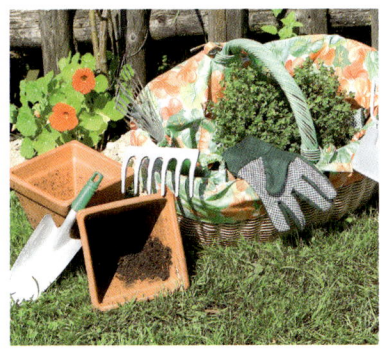

Das Hirtentäschel, „Capsella bursa pastoris L.", ist eine luftige, feingliedrige Pflanze aus der Familie der Kreuzblütler, die ursprünglich aus dem Mittelmeerraum stammt und heute in ganz Europa auf Wiesen, Äckern und an Wegrändern verbreitet ist. Sie wächst als „Unkraut" auf fast allen Böden. Ihren Namen hat sie ihren kleinen Fruchtkörpern zu verdanken, die herzförmigen Taschen gleichen, wie sie früher von Hirten verwendet wurden.

Das Hirtentäschel wird vom Frühjahr bis zum Herbst geerntet, wobei die gesamte Pflanze aus dem Boden gezogen wird. Zu ihren Inhaltsstoffen gehören u. a. das Acethylcholin, Cholin, Prolin, Histamin, Tyramin und Diosmin.

Seit jeher gilt die Pflanze als blutstillendes Kraut: Es wird bei starken Menstruationsblutungen der Frau eingesetzt, aber auch als Wehenmittel. Sie hilft aber ebenso bei Entzündungen der Harnwege.

Achtung: Hirtentäschelkraut soll nicht in der Schwangerschaft angewendet werden! Erst wenn die Geburt ansteht, darf Hirtentäschelkraut verwendet werden, weil es Wehen fördern kann! Die Entscheidung liegt immer beim Arzt.

Gesund!

Hirtentäscheltee

2 gehäufte Kaffeelöffel Hirtentäschelkraut mit ¼ l siedendem Wasser übergießen, 10 Minuten ziehen lassen und zweimal täglich eine Tasse trinken.

Man kann auch äußerlich Umschläge bei blutenden Verletzungen machen.

Das Hirtentäschel hat seinen Namen von den kleinen Fruchtkörpern, die herzförmigen Taschen gleichen, wie sie früher von Hirten verwendet wurden.

KRÄUTERKUNDE VON A-Z

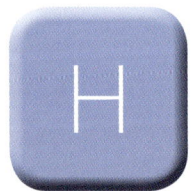

Schlafe ruhig und ohne Sorgen – Hopfen bringt dich gesund in den Morgen!

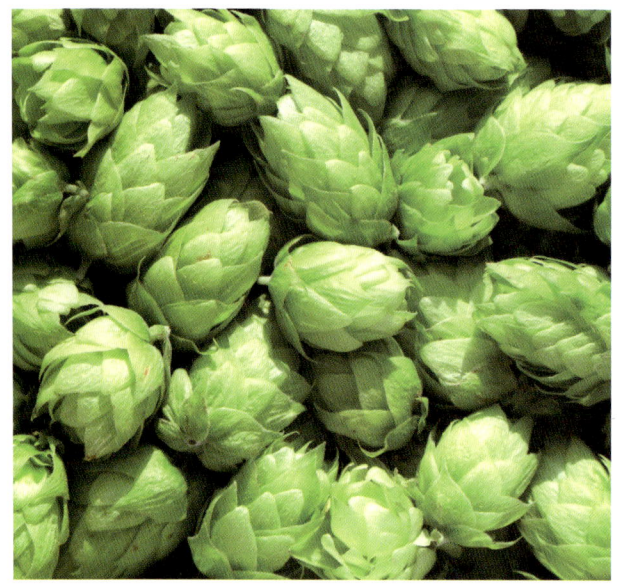

Wussten Sie, dass die Wirkstoffe des Hopfens das Bindegewebe der Frau stärken und straffen?

Es gibt eine Pflanze, die man in erster Linie nur vom Bierbrauen kennt: den Hopfen.
Doch sie hat auch viele Wirkungen in der Naturmedizin. Der Hopfen ist ein Hanfgewächs aus der Familie der Schlinggewächse. Es gibt den wild wachsenden Hopfen in Gebüschen und an Waldesrändern, der dort aus einem dicken Wurzelstock austreibt und zwischen 2 bis 6 Meter hoch wächst. Doch heute wird der „Echte Hopfen", wie er in der Botanik genannt wird, längst kultiviert. Er wird im März in Gerüstanlagen angebaut und wächst in sogenannten Hopfengärten bis Ende Juli bis zu 7 Meter hoch.

Die Hopfenzapfen, auch Hopfenblüten genannt, werden für das Bierbrauen zu Pellets gepresst. In der Apotheke werden die ganzen oder in Schuppen zerlegten Zapfen zur Teezubereitung angeboten.

Die meisten Arzneipflanzen waren bereits in der Antike als Heilmittel bekannt. Nicht so der Hopfen. Man kannte ihn zwar, aber man konsumierte ihn als Gemüse. Erst im 11. und 12. Jahrhundert entdeckten arabische Ärzte in Spanien die heilsamen Einsatzmöglichkeiten des Hopfens. Auch Hildegard von Bingen und Paracelsus setzten Hopfenblüten für ihre Patienten ein.

Was macht nun den Hopfen so interessant für unsere Gesundheit? Die Hopfenzapfen sind reich an Harzen, Bitterstoffen, Pektin, Flavonoiden und ätherischen Ölen. Die Hauptwirkstoffe sind die Hopfenbittersäuren Humulon und Lupulon. Außerdem hat man kürzlich die Substanz Xanthohumol entdeckt, die in der Krebsforschung eifrig analysiert wird, weil man da eine gewisse Therapiewirksamkeit vermutet.

Auf Grund der vielfältigen Wirkstoffe kann man Hopfenzapfen mehrfach für die Gesundheit einsetzen:

- Auf Grund neuer Studien und Untersuchungen ist der Hopfen offiziell seit 1980 als beruhigendes und schlafförderndes Mittel anerkannt. Er wird dabei sehr oft mit dem Extrakt aus der Baldrianwurzel und aus der Passionsblume kombiniert, weil sich da die Wirkung verstärkt.

- Hopfen wirkt aber auch schmerzlindernd an den monatlichen Tagen von Frauen und Mädchen.

- Die moderne Frauenmedizin hat im Hopfen derart hohe Anteile an pflanzlichen Hormonstoffen entdeckt, die den Östrogenen der Frau ähnlich sind. Es wird daher der Hopfen nach Ansicht vieler Frauenärzte in Zukunft für die Bekämpfung von Wechseljahrbeschwerden eine bedeutende Rolle spielen. Mit der positiven Begleiterscheinung, dass die Wirkstoffe des Hopfens das Bindegewebe der Frau stärken und straffen. Sowohl im Bereich des Oberschenkels als auch bei der Brust.

In welcher Form wird nun der Hopfen in der Naturmedizin eingesetzt?
Die klassische Form ist die Zubereitung von Hopfenblütentee.

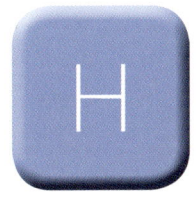

Gesund!

Hopfenblütentee

2 gehäufte Teelöffel getrocknete Hopfenblüten aus der Apotheke werden mit ¼ Liter kochendem Wasser übergossen, 15 Minuten zugedeckt ziehen lassen. Durchseihen, lauwarm mit Honig gesüßt trinken.

Zum Stärken der Nerven sollte man 3 Tassen täglich konsumieren. Für einen guten Schlaf ist es sinnvoll, eine Tasse 30 Minuten vor dem Zubettgehen zu trinken. In diesem Fall ist es auch empfehlenswert, zu den 2 Teelöffeln Hopfenblüten 1 Teelöffel Baldrianwurzel dazu zu geben.

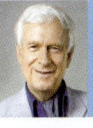

Prof. Bankhofers Tipp

Zur Stärkung der Nerven sollte man täglich drei Tassen Hopfentee konsumieren.

KRÄUTERKUNDE VON A-Z

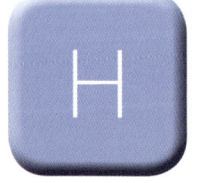

Gesund!

Hopfenschnaps
(beruhigt die Nerven und fördert den Schlaf)

25 Hopfenblütenzapfen
3 EL Honig
1 l Wodka

Die Hopfenblüten mit dem Honig in ein Ansatzgefäß geben und mit Wodka übergießen. An einen warmen, sonnigen Platz stellen und täglich gut durchschütteln. Nach 3 Wochen den Ansatz weitere 3 Wochen völlig ruhen lassen. Anschließend filtrieren und in Flaschen füllen.

Es gibt allerdings in der Apotheke auch jede Menge Präparate aus und mit Hopfen-Zapfenextrakt in Form von Dragees oder von flüssigem Tonikum. Auch da gibt es Kombinationen mit Passionsblume und Baldrian. Für die Behandlung von Wechseljahrbeschwerden wird es zweifelsohne in den nächsten Jahren spezielle Hopfennaturarzneien geben.

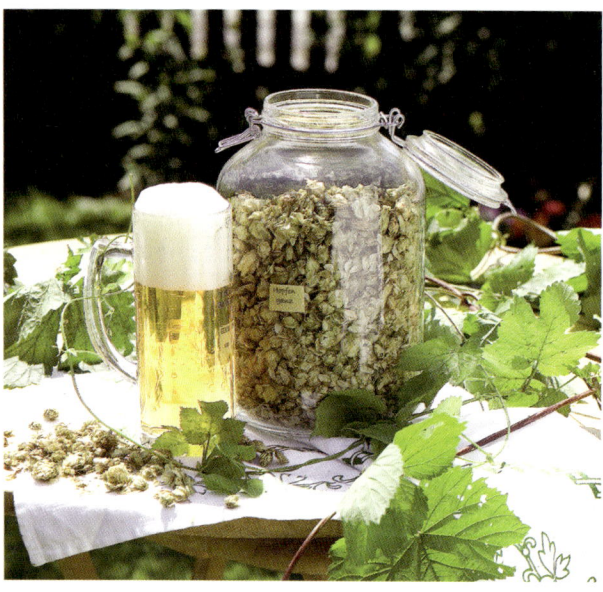

Tipp:
Der Kuschelpolsterüberzug bei Einschlafschwierigkeiten

Füllen Sie getrocknete Hopfentriebe, Orangenblüten und Heublumen in einen Kuschelpolsterüberzug. Dieser Duft ist dezent, verfehlt aber nicht seine Wirkung. Sie können auch Zitronenkraut, Pfefferminze, Baldrian oder Lavendel beimengen – allerdings nicht zu viel davon, da diese Kräuter einen ausgeprägten Eigenduft haben.

Mit den **Heublumen** „blüht" uns ein wirksames Mittel gegen Rheuma, Stressfolgen und Müdigkeit

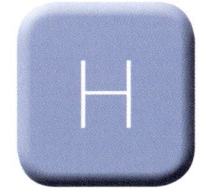

Überall im Land werden im August und September zum zweiten Mal in der Saison die Wiesen geschnitten und die zweite Heuernte bei den Bauern eingebracht. Und da hat dann im Herbst eine Naturarznei eine besonders intensive Wirkung.

Es sind die Heublumen. Wenn das Heu im Schuppen auf der Tenne gelagert wird, dann fallen die trockenen Blüten, Blattteile und feinste Gräser zu Boden. Das nennt man dann die Heublumen. Stammen sie von einer biologischen Wiese, ist es eine uralte Arznei, die bereits mit großem Erfolg Pfarrer Kneipp einsetzte.

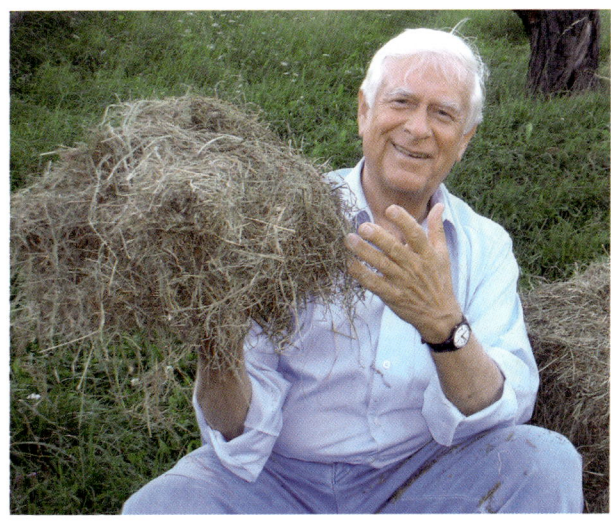

Aus Laboruntersuchungen und Beobachtungen im elektronischen Mikroskop weiß man heute, was man früher nur vermuten konnte: In einer Handvoll Heublumen sind rund 50 Pflanzensorten vertreten. Sie enthalten an die 1000 natürliche Wirkstoffe. Dazu gehören wasserlösliche Farbsubstanzen, Harze, aber auch ätherische Öle. Als Hauptwirkstoff in den Heublumen gilt das Kumarin vom Ruchgras, ein kampferähnlicher Stoff, der den Kreislauf stärkt. Zweifelsohne kommen in den Gräsern aber auch Spurenelemente zur Wirkung.

Man kann sich Heublumen vom Bauern holen oder in der Apotheke oder Drogerie kaufen. Heublumenbehandlungen helfen bei rheumatischen Beschwerden, bei Gelenksentzündun-

Wussten Sie, dass in einer Handvoll Heublumen rund 50 Pflanzensorten vertreten sind, die an die 1000 natürliche Wirkstoffe enthalten?

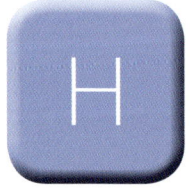

gen, bei Hautausschlägen, bei Leber-, Galle- und Nierenproblemen, bei Magen- und Darmkoliken, bei Kreislaufschwäche, Nervosität, Stressbelastung, aber auch bei Müdigkeit und Erschöpfung.

Gesund!

So kann man Heublumen als wirksame Therapie verwenden:

- Beim **Heublumensack** füllt man ein paar Hände voll Heublumen in einen kleinen Leinensack und lässt diesen in etwa 20 Minuten über einem Topf mit aufsteigendem Wasserdampf heiß werden. Der Sack darf nicht im Wasser liegen. Ideal ist eine Wasserdampftemperatur von 42 Grad Celsius. Dann den Sack etwas abkühlen lassen und auf die schmerzende Stelle auflegen, ein trockenes Tuch darüber. 1 Stunde einwirken lassen.

- Beim **Heublumenbad** stellt man in einem Topf 5 bis 7 Handvoll Heublumen mit kaltem Wasser zu, lässt einmal aufkochen und dann 1/2 Stunde ziehen. Danach ins Badewasser, das etwa 37 Grad Celsius haben sollte, gießen, 15 bis 20 Minuten darin baden. Dann 1 Stunde im Bett ruhen.

- Beim **Heuwickel** oder bei Heublumenauflagen wird ein Leinentuch in die Heublumenbrühe, die man fürs Wannenbad zubereitet, eingetaucht und gemeinsam mit 2 trockenen Tüchern auf die betreffenden Körperstellen aufgetragen. Darüber kommt eine Decke. 1 Stunde einwirken lassen.

- Beim **Heublumen-Inhalieren** atmet man die Dämpfe der Heublumenbrühe ein. Ideal ist ein Zeitraum von 10 Minuten.

Und so helfen die Heublumen in der Naturmedizin:

Die Wirkstoffe gelangen zum Teil durch die Hautporen bis ins Blut oder werden eingeatmet.

Vorsicht: Heublumen dürfen jeweils nur für eine Behandlung verwendet werden. Danach wegwerfen. Und: Heublumen, die ein Jahr alt sind, enthalten keine Wirkstoffe mehr. Heublumen muss man trocken lagern. Wenn sie feucht werden, sind sie wertlos.

Eine „märchenhafte" Blüte – der **Holunder**, hilfreich bei Erkältungskrankheiten

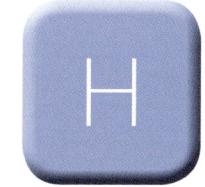

Der Holunder ist eine Gattung aus der Familie der Geißblattgewächse (Caprifoliaceae) und kommt in Mitteleuropa in drei Arten vor, von denen der Schwarze Holunder die bekannteste ist. Für ihn gibt es viele volkstümliche Bezeichnungen, wie zum Beispiel Alhorn, Elder, Ellhorn, Eller, Flieder, Hölder, Holder, Holderbaum, Holderbusch, Holler oder Kelkenbusch.

Der Holunderbusch ist aber auch in Vorderasien und Nordafrika verbreitet. Er bildet große, rasch wachsende Sträucher mit starken Verzweigungen, die eine Höhe bis zu sechs Meter erreichen können.

Ende Mai/Anfang Juni stehen die gelblich-weißen, süßlich duftenden Blüten in flachen doldenähnlichen Blütenstän-

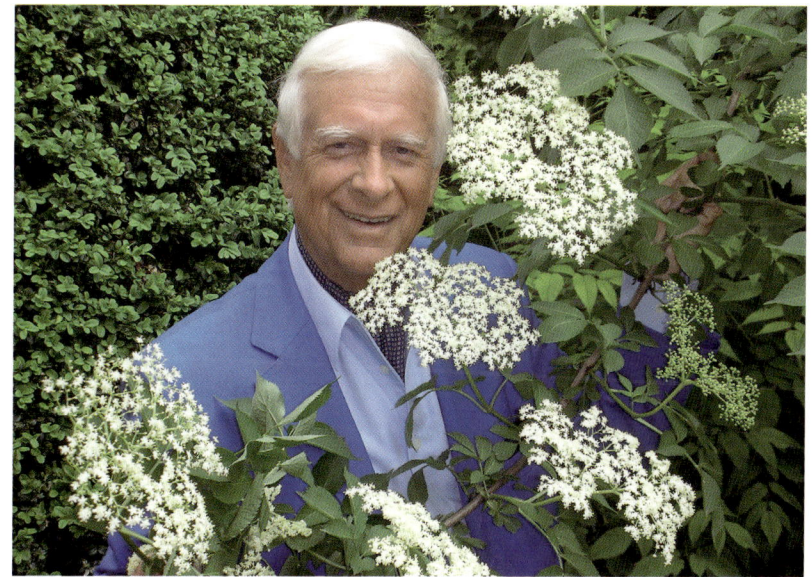

Der Schwarze Holunder ist die bekannteste der drei Holunderarten.

KRÄUTERKUNDE VON A-Z

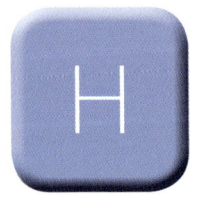

Wussten Sie, dass der „Holderbusch" der Lieblingsbaum der germanischen Göttin Holla war, die wir als Frau Holle durch das Grimm-Märchen kennen?

den. Aus ihnen bilden sich im August und September die anfangs roten, später blauschwarzen Beeren. Sie enthalten zwei oder drei Samen und ein violettes Fruchtfleisch, das intensiv färbend ist.

Der anspruchslose und robuste Holunderbusch ist im Bild der Landschaft so selbstverständlich, dass man ihn kaum mehr wahrnimmt. Er wächst bevorzugt in der Nähe alter Scheunen, im Windschatten von Häusern, an Waldlichtungen oder Wegrändern. Er ist frosthart und gedeiht auch gut im Halbschatten.

Wussten Sie, dass der „Holderbusch" der Lieblingsbaum der germanischen Göttin Holla war, die wir als Frau Holle durch das Grimm-Märchen kennen? Darin werden die weißen Blüten in Federn verwandelt und als Schnee auf die Erde geschüttelt. Die Göttin Holla beschützte das Leben der Tiere und Pflanzen, konnte Menschen von Krankheiten heilen und wurde bei den Germanen sehr verehrt. Die Opfer zu ihren Ehren wurden stets unter Holunderbüschen dargebracht.

Der Holunderbusch spielt also im Brauchtum und Märchen eine wichtige Rolle. Kein Märchen ist es aber, dass der Holunder, zu dessen Inhaltsstoffen u. a. ätherisches Öl, eine Reihe von Glykosiden, pflanzlichen Säuren, Cholin und Gerbstoff zählen, auch eine gute Heilwirkung bei fiebrigen Erkältungskrankheiten hat. Er ist schweißtreibend und wirkt vorbeugend, in der Volksmedizin wird er auch bei Rheumatismus eingesetzt.

Pfarrer Kneipp lobte den Holunder folgendermaßen: „Auch die Holunderblüte reinigt, daran zweifelt niemand, und es wäre gut, wenn in jeder Hausapotheke eine Schachtel gedörrter Blumen aufbewahrt würde. Der Winter ist lang und es kann Fälle geben, in denen ein derart lösendes und Schweiß treibendes Mittelchen überaus treffliche Dienste leistet. Schaden kann solcher Thee niemals bringen."

Gesund!

Und so bereiten Sie Holundertee zu

¼ l Wasser mit zwei Kaffeelöffeln getrockneter Holunderblüten kalt zustellen und gleich nach dem Sieden abseihen. Oder: Dieselbe Menge Blüten mit kochendem Wasser abgießen. 10 Minuten ziehen lassen.

Als Schwitztee sehr heiß schluckweise, vorbeugend lauwarm trinken.

Holunderblütentee, kurmäßig drei Wochen dreimal täglich eine Tasse eingenommen, wird auch eine Wirkung gegen rheumatische Beschwerden nachgesagt.

Holunderblütenlikör

*200 g frische Holunderblüten
4 unbehandelte Zitronen
200 g Kandiszucker
1 l Wodka*

Zwei Zitronen in dünne Scheiben schneiden und abwechselnd mit den Holunderblüten und dem Kandiszucker in ein Ansatzgefäß schichten. Von den restlichen Zitronen Saft auspressen und mit dem Alkohol über den Ansatz gießen. An einen warmen Ort stellen und 7 Wochen ziehen lassen. Anschließend filtrieren und in Flaschen füllen.

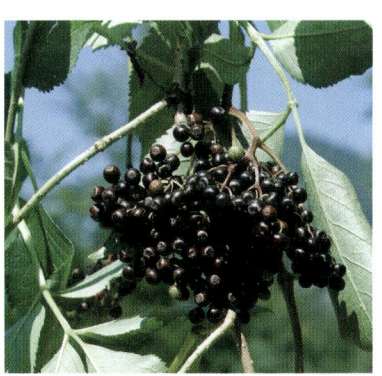

Wellness / Schönheit

Holunder ist auch für unsere Schönheit ideal einsetzbar

Den Saft der Holunderbeeren benutzte man beispielsweise auch, um Leinen für die Kleidung schwarz zu färben.

Auch Frauen, die ihre Haare nachschwärzen wollten, benutzten den Holunder dazu.

Holunder-Gesichtswasser

*250 g Holunderblüten
100 ml destilliertes Wasser*

Holunderblüten mit kochendem Wasser übergießen und den Topf abdecken. Nach 24 Stunden durch einen Kaffeefilter abseihen.

Damit wird das Gesicht täglich sanft gereinigt.

Gesichtsdampfbad

Geben Sie eine Handvoll Holunderblüten in kochendes Wasser. Wenn der Wasserdampf eine für Sie angenehme Temperatur hat, halten Sie das Gesicht darüber und bedecken Sie alles mit einem großen Handtuch. Das Gesichtsbad ist eine Wohltat für Ihre Haut.

H

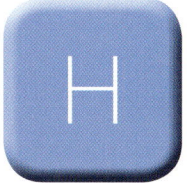

Prof. Bankhofers **Tipp**

Der Holunderblütenlikör stärkt das Immunsystem.

KRÄUTERKUNDE VON A-Z

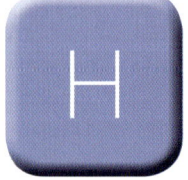

Wellness / Schönheit

„Erste Sahne" für trockene Haut

40 g Olivenöl
40 g Schlagobers (Sahne)
20 g Wollfett (Lanolin)
4 g Bienenwachs
40 g Holunderblütentee
1 Tropfen echtes Rosenöl

Die ersten vier Zutaten werden im Wasserbad geschmolzen, wobei man darauf achten muss, dass die ölige Masse nicht zu heiß wird. Unter starkem Rühren den Holunderblütentee, das Rosenöl und das Schlagobers (Sahne) unterheben.

Wenn die Haut trocken ist und spannt, hilft diese „Sahne" sehr gut, weil sie die Haut weich und geschmeidig macht.

In der Küche

Holunderdicksaft

20 Stück Holunderblüten
5 Liter Wasser
100 ml Zitronensäure
2 Päckchen Einmachhilfe
5 Kilogramm Zucker

Die Holunderblüten mit Wasser und Zitronensäure in ein großes Gefäß geben und die in Scheiben geschnittenen Zitronen zufügen. Das Ganze mit einem sauberen Tuch bedeckt zwei Tage ziehen lassen.

Anschließend durch ein Sieb abseihen, dabei die Zitronen ausdrücken. Die Einmachhilfe und den Zucker in den Saft einrühren und diesen in Flaschen umfüllen.

Diese Menge reicht für etwa fünf Liter Saft.

Erdbeer-Holunderblütenmarmelade (Konfitüre)

2 kg reife Erdbeeren
2 Holunderblütendolden
1 kg Gelierzucker 2:1

Die Erdbeeren waschen, auf Küchenpapier trocknen lassen, entstielen und in Viertel schneiden.

Die Erdbeeren mit dem Gelierzucker vermischen und in einem passenden Kochtopf unter Rühren zum Kochen bringen. Etwa 5 Minuten köcheln lassen und abschäumen.

Gläser auskochen, die abgezupften Holunderblüten auf die heißen Gläser verteilen und die Erdbeermarmelade heiß einfüllen. Sofort verschließen.

Huflattich – hier ist dem Husten ein wirksames Kraut gewachsen

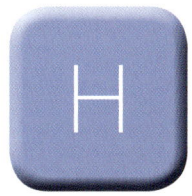

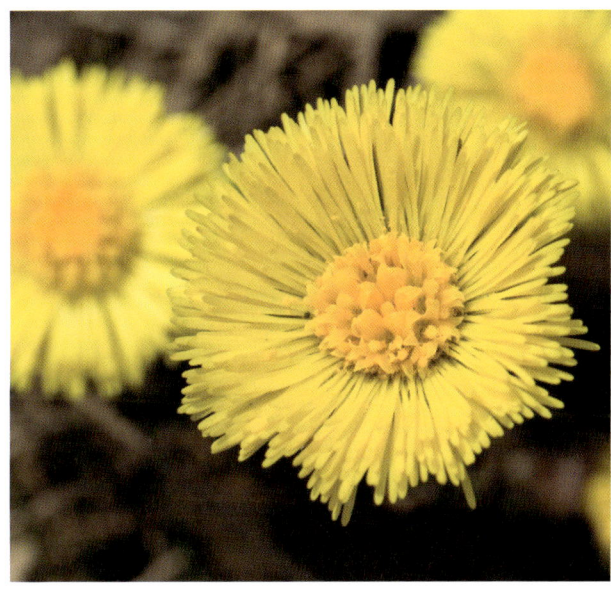

Wenn der Winter weicht und die ersten Sonnenstrahlen sich durchsetzen, dann erfreuen jedes Jahr die leuchtend gelben Blüten des Huflattichs jeden, der den Vorfrühling im Freien genießt. Die ganze Gegend duftet dann wohltuend nach Honig. Die Blüten werden von Februar bis März geerntet. Erst viel später werden auch die Blätter ausgebildet, die lang gestielt, grob gezähnt, herzförmig und handgroß sind.

Die beste Erntezeit der Blätter, die als Hausmittel empfohlen werden, ist in den Monaten Mai bis Juni. Bevorzugt werden junge, nur handtellergroße Blätter, die sauber und nicht mit Erde verschmutzt sind. Sie sollten nicht mit Wasser gewaschen werden und möglichst rasch getrocknet, um die wirksamen Schleimstoffe, Flavonoide, Gerb- und Bitterstoffe möglichst zu erhalten.

Kräuterpfarrer Weidinger gab den Rat, nur solche Huflattichpflanzen zu pflücken, „die in der Sonne wachsen, da diese inhaltsstoffreicher und besser sind als die Schattenblätter."

Beim Huflattich ist schon der Name Programm: Seine lateinische Bezeichnung Tussilago (farfara) bedeutet nichts anderes als „Husten vertreiben" (Tussis: Husten; agere: vertreiben) – und gilt als eine ältesten Heilpflanzen, vielleicht sogar als das älteste bekannte Hustenmittel. Schon Hippokrates hat das Kraut empfohlen und auch Hildegard

KRÄUTERKUNDE VON A-Z

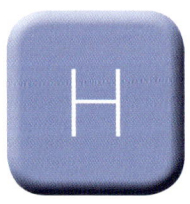

Huflattich gilt als eine der ältesten Heilpflanzen, vielleicht sogar als das bekannteste Hustenmittel.

von Bingen hielt große Stücke auf das robuste und genügsame Gewächs. Huflattich braucht lehmigen, nährstoffarmen und feuchten Boden, weshalb er oft an Wegesrändern, Eisenbahndämmen und Gräben zu finden ist – in ganz Europa, Asien und Afrika.

Huflattich bekämpft Erkältungskrankheiten, fördert das Abhusten zähen Bronchialschleims. Äußerlich angewendet hilft der Huflattich gegen hartnäckige Wunden, gegen Hautgeschwüre und gegen Ausschläge. Frischen Huflattich kann man, gut gereinigt, auf Geschwülste und rheumatische Gelenke legen.

Gesund!

Hutlattichblätter-Tee

2 gehäufte Teelöffel zerkleinerte und getrocknete oder frische Blätter werden mit ¼ l kochendem Wasser übergossen, 15 Minuten ziehen lassen und dann abseihen.

Zur Erleichterung des Abhustens gleich morgens nach dem Aufwachen eine Tasse des Tees trinken – mit Honig gesüßt!

Huflattich zum Gurgeln

Den warmen Huflattich-Tee mit einer Prise Salz vermengen, nach gründlichem Gurgeln ausspucken.

Hutlattich-Tee zur äußeren Anwendung

Sehr wirksam bei Hautausschlägen und Ekzemen, aber auch bei lästigem Hautjucken.

Umschlag

Hutlattichblätter zerstampfen und finderdick auf die zu behandelnde Stelle streichen, Mit einem Leinentuch abdecken und eine halbe Stunde einwirken lassen. Diese Anwendung kann je nach Bedarf mehrmals täglich wiederholt werden.

In der Küche

Frisch gepflückte junge Huflattichblätter, Kresse und Löwenzahnblätter vor der Blüte gesammelt, kleingeschnitten und zu gleichen Teilen gemischt und auf Salate gestreut, sind eine gute Hilfe gegen Frühjahrsmüdigkeit.

Es grünt so grün – das **Immergrün**

Immergrün – Vinca minor – ist ein kriechendes, strauchartiges Gewächs, dessen Ausläufer gerne neue Wurzeln bilden.

Die beliebte Gartenpflanze ist in ganz Europa heimisch und wächst in Laubwäldern, Gebüschen, an Mauern, Hecken und auf Feldern. Die Blätter bleiben das ganze Jahr an der Pflanze und gaben ihr somit ihren Namen.

Aus den Blattachseln entspringen im März bis Mai die gestielten, blauvioletten Einzelblüten. Die 5 Kronblätter sind an der Basis zu einer Röhre zusam-

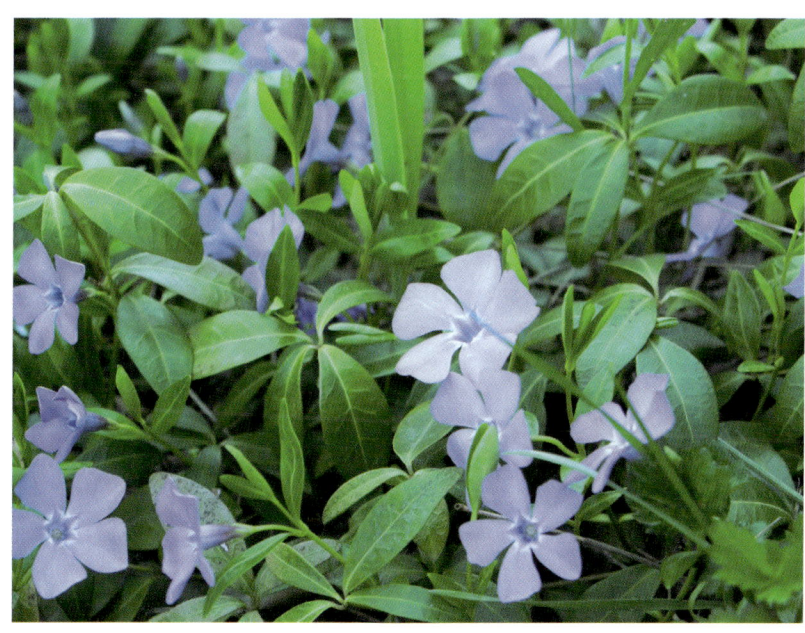

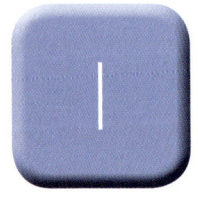

mengewachsen und öffnen sich dann zu einem kleinen „Windrad".

Der botanische Name Vinca ist abgeleitet von lat. vincere, siegen, besiegen, denn das immergrüne Gewächs siegt über den Winter. Bereits in der Antike kannte man das Immergrün.

Dioskorides empfahl, die Blätter, in Wein getrunken, gegen Durchfall und im Mittelalter wurde es gegen Blutflüsse aller Art eingesetzt.

Die Druiden dagegen sollen dem Immergrün eine Stärkung der Geisteskraft zugesprochen haben und es war daher einst Brauch, den Kindern bei der Einschulung mit einer Immergrün-Ranke über den Kopf zu streichen und dabei zu sprechen: „Geh und lern was".

Immergrün wurde zudem wegen seiner adstringierenden Eigenschaften geschätzt.

Es wirkt stark zusammenziehend, hilft als Mundspülung bei Geschwüren, Halsschmerzen und Zahnfleischentzündungen. Auch bei Ekzemen oder anderen entzündlichen Prozessen der Haut war Immergrün hilfreich. Seine blutstillenden Eigenschaften machen es zu einem bewährten Mittel bei Nasenbluten.

Heute ist das Vinca minor, das kleine Winterkraut, wegen der zahlreichen Unterarten und anderen ähnlichen Pflanzen mit teils stärkeren, ja giftigen Wirkungen, verschreibungspflichtig geworden. Die anderen Sorten des Immergrüns sind auf ihre Wirkung nicht überprüft worden. Es wird abgeraten, das Immergrün zur Teegewinnung selbst zu sammeln und zu gewinnen.

Allerdings wird das Immergrün als Mittel gegen zerebrale Durchblutungsstörungen gemeinsam mit Ginkgo in einigen fertigen Präparaten angeboten.

Dioskorides empfahl die Blätter des Immergrüns, in Wein getrunken, als Mittel gegen Durchfall.

Lassen Sie den Stress keine Wurzeln schlagen: Setzen Sie auf die **Ingwerwurzel**

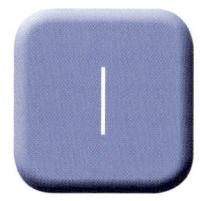

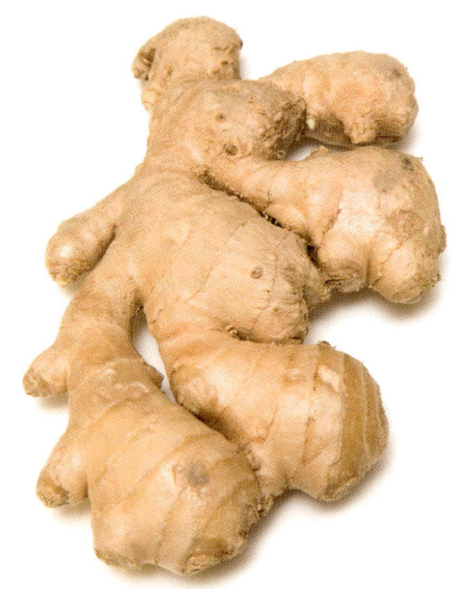

Ingwerpunsch und Ingwertee, Süppchen, mit Ingwer verfeinert, oder Schokolade, die mit Ingwer aromatisiert wird, feine Ingwerkekse: Dieses Gewürz aus der asiatischen Küche setzt sich auch bei uns immer mehr durch – und das ist gut so, denn Ingwer besitzt viele positive Eigenschaften und liefert neben seinem charakteristischen Aroma auch genügend Kraft für eine ausgewogene Ernährung.

In welchem Raum wurzelt nun diese Wurzel? Nun, über den Ursprung des Ingwers wird schon lange spekuliert. Man vermutet als erstes Verbreitungsgebiet den südchinesischen Raum. Fest stehen ihre derzeitigen Anbaugebiete, nämlich unter anderem Indien, Indonesien, China, Japan und Australien. Aus Indien fand der Ingwer dann seinen Weg in das antike Europa.

Die Schärfe frisch geriebenen Ingwers zeigt eine aphrodisierende (anregende) Wirkung auf den Organismus. Im Mittelalter wurde Ingwer als Mittel zur Stärkung der Manneskraft beschrieben.

Fakt ist, dass – vor allem frischer – Ingwer den Körper erwärmt und somit gerade in der Winterzeit ein heißer Tipp ist.

Welche heilenden Kräfte hat nun die Ingwerwurzel? Viele ihrer wertvollen, biologischen Wirkstoffe beruhigen den Magen oder helfen beispielsweise

KRÄUTERKUNDE VON A-Z

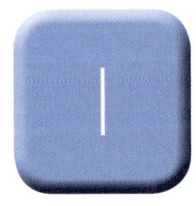

gegen Erkältungskrankheiten, indem sie das Immunsystem stärken. Äußerlich – in Form eines Bades – hilft Ingwer, die Schmerzen bei Rheuma einzudämmen und lindert Muskelkrämpfe und -schmerzen. Magenbeschwerden und Erkältungen oder Entzündungen wird effektiv der Kampf angesagt.

Gerade in unserer heutigen Zeit, in der sich viele Menschen ausgebrannt, erschöpft und kraftlos fühlen, kommt der Ingwerwurzel eine besondere Bedeutung zu: Sie hilft uns, neue Energien zu gewinnen:

Wussten Sie, dass Ingwer nicht nur gegen Erkältungskrankheiten hilft, sondern auch Rheumaschmerzen eindämmt und Muskelkrämpfe lindert?

Gesund!

Und das sind die Rezepte, die dem Körper und dem Geist schnell neue Energie zuführen:

- *Man schält eine Ingwerwurzel, schneidet davon 3 bis 4 dünne Scheiben ab und zerkleinert diese dann zu Streifen oder Würfel. 1 Teelöffel davon kommt in einen kleinen Topf, wird mit 1 Tasse heißem Wasser übergossen und muss 3 Minuten kochen. Danach ein wenig ziehen lassen. Durchseihen. In kleinen Schlucken trinken.*

- *Ein besonders schnelles Energiegetränk: Man legt 3 bis 4 dünne Ingwerscheiben in eine Teetasse, übergießt diese mit kochendem Wasser, lässt das Ganze zugedeckt 5 Minuten ziehen, dann durchseihen und in kleinen Schlucken langsam konsumieren.*

- *Man kann auch rasch neue Kräfte tanken, wenn man ein Stück einer geschälten Ingwerwurzel in etwas frisch gepressten Zitronensaft taucht und dann einfach kaut.*

Darum ist Ingwer für unsere Gesundheit so wertvoll:

- Die Wurzel der Ingwerpflanze, die bis zu einem Meter hoch wird und herrliche gelb-rote Blüten trägt, enthält viel Vitamin C.

- Sie verfügt über 22 ätherische Öle: Diese wirken antibakteriell, blutdrucksenkend, beruhigend, harntreibend, antiviral, entzündungshemmend, antirheumatisch und schleimlösend.

- Die Ingwerwurzel enthält aber auch pflanzliche Hormonstoffe, die unsere Zellen jung erhalten. Diese Phytohormone kurbeln die Produktion unserer körpereigenen Hormone an, die uns vor frühzeitigem Altern schützen. Ingwer ist daher ein Jungmacher für alle Menschen über 40.

Ingwer ist aber auch speziell in der Übergangszeit vom Winter zum Frühling wichtig für uns: Er liefert uns von innen her Wärme. Er schützt uns vor einem Darmkatarrh und kann Blähungen vorbeugen und bekämpfen.

Und hier ein Rezept gegen den stressbedingten, nervösen Magen:

Man schält eine Ingwerwurzel und schneidet ganz kleine Stücke davon ab. 1 gehäufter Teelöffel davon wird mit 1 Messerspitze Zimtpulver gemischt und mit 1 Tasse kochendem Wasser übergossen. 10 Minuten zugedeckt ziehen lassen. Durchseihen. Warm trinken.

Noch ein Tipp:

In China wurde Ingwer schon immer gegen die Reisekrankheit verwendet. Aus diesem Grund essen die Chinesen – ob im Auto, Flugzeug oder Schiff – ständig kleine Ingwerstücke. Diese Wirkung konnte wissenschaftlich bestätigt werden.

In der Küche

Ingwer-Kastaniencreme

1 EL Zitronensaft, 4 Eigelbe, 3 EL Puderzucker, 4 EL Cointreau, 3 dl Schlagobers (Sahne), 225 g Kastanienpüree, 50 g frisch geriebenen Ingwerwurzel

Eigelb und Zucker schaumig schlagen und mit dem Ingwer unter das Kastanienpüree ziehen. Mit Cointreau und Zitronensaft aromatisieren. Die Sahne steif schlagen und unter das Püree heben. Auf Schälchen verteilen und kaltstellen.

Ingwerlikör

250 g Weißer Kandiszucker, 70 g Ingwer, 1 Vanilleschote, 5 Walnüsse, 0,75 l Korn. Geschirr: 1-Liter Einweckglas oder eine 1-Liter-Flasche mit einer großen Öffnung.

Kandiszucker in das Einwegglas geben, den Ingwer schneiden und dazugeben. Dann ritzt man die Vanilleschote der Länge nach auf und kratzt mit einem Messerrücken das Mark aus der Schote. Dieses gibt man nun ebenfalls in das Glas. Die Walnüsse kommen darauf und der Korn wird darüber gegossen. 10 Tage lange ziehen lassen´. Der Likör hält sich mindestens drei Monate.

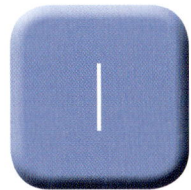

Um dem gefürchteten Burnout-Syndrom vorzubeugen, sollte man der Kraft der Ingwerwurzel vertrauen, die Körper und Seele rasch neue Energie zuführt.

KRÄUTERKUNDE VON A-Z

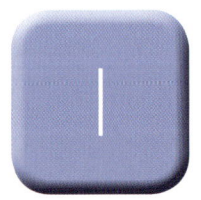

Isländisch Moos –
so werden wir den Husten leichter los

Das Isländische Moos – Centraria islandica L. – zählt zur Familie der Schüsselflechten. In Flechten leben bestimmte Pilzarten mit Algen in enger Symbiose. Isländisches Moos besitzt einen bis zu 10 cm hohen, strauchartigen, aufrechten Flechtenkörper. Durch ihren hohen Schleimanteil wirkt die Flechte, die von April bis September gesammelt wird, vor allem bei Reizhusten lindernd. Neben dem Schleim enthält sie bittere Flechtensäuren, die keimtötend wirken, außerdem enthalten diese auch bei uns vorkommenden Flechten Enzyme, Vitamine und Jod.

Tee aus Isländisch Moos bewährt sich auch als Aknemittel, allerdings ist Ausdauer nötig. Der Tee muss mehrere Wochen lang dreimal täglich getrunken werden!

Gesund!

Das Tee-Rezept

Zwei gehäufte Teelöffel Isländisch Moos mit ¼ l kaltem Wasser langsam erhitzen, sofort nach dem Aufsieden abseihen. Zwei bis drei Tassen täglich, mit Honig gesüßt, trinken.

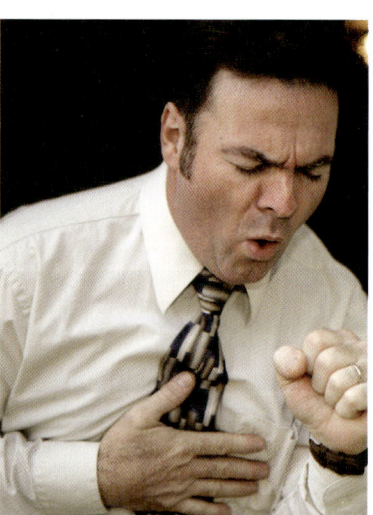

Wellness / Schönheit

Schönere Haut

Tee aus Isländisch Moos bewährt sich auch als Aknemittel, allerdings ist Ausdauer nötig. Erst nach mehreren Wochen mit drei Mal täglich einer Tasse stellt sich – allerdings nicht immer – der Erfolg ein.

"Es werde Licht" – das **Johanniskraut**

Was tun bei depressiven Verstimmungen, Unruhe, anhaltender Traurigkeit? Ganz einfach: Auf die Kräfte des Johanniskrauts setzen. Es ist seit Jahrtausenden eine wichtige Heilpflanze, die unsere Stimmung hebt.

Das Blut von Johannes dem Täufer, dem Märtyrer, soll auf die Pflanze getropft sein und ihr dadurch auf ewig Kraft gegeben haben. Diese Volksglaube hat mit dem besonderen Aussehen der Pflanze zu tun: Das Johanniskraut, das weltweit auf trockenen Kalk- und Urgesteinsböden, in lichten Wäldern und Gebüschen wächst, trägt im Frühjahr einen reichen Strauß goldgelber, in Dolden angeordneter Blüten. Wenn man die gelben Blüten zerdrückt, tritt rötlicher Saft aus. Auch

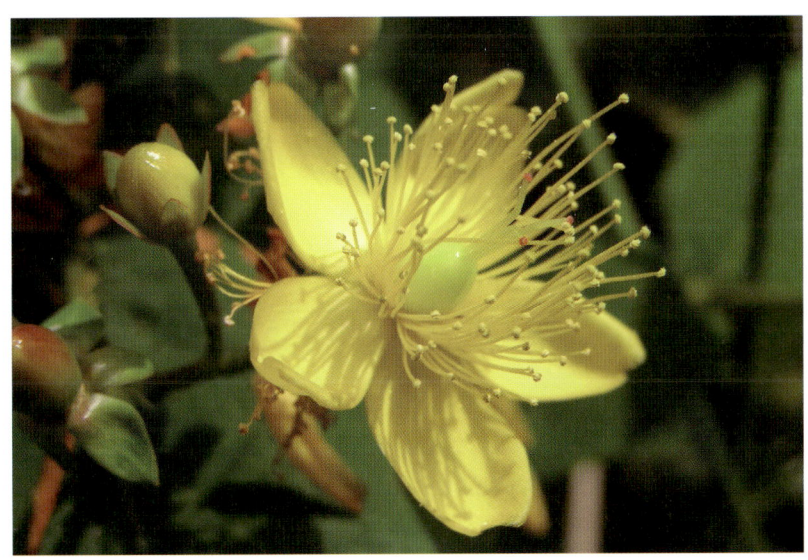

KRÄUTERKUNDE VON A-Z

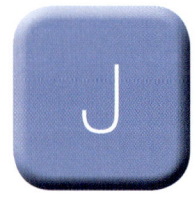

Wenn man die goldgelben Blätter des Johanniskrauts zerdrückt, tritt rötlicher Saft aus. Nach dem Volksglauben soll das Blut von Johannes dem Täufer auf die Pflanze getropft sein und ihr auf ewig Kraft verliehen haben.

das Öl, in das die Blüten eingelegt werden, färbt sich nach einiger Zeit rot. Dies alles, so der Volksglaube, habe seinen Ursprung in der Geschichte mit Johannes dem Täufer. Deshalb sagt man dem Kraut eine große Kraft gegen böse Geister und Dämonen nach und in vielen magischen Rezepturen des Mittelalters ist das Johanniskraut vertreten.

Man verwendete das Johanniskraut für Liebeszauber und man meinte, dass ein paar Zweige Johanniskraut, an der Stalltüre befestigt, das Vieh vor Krankheiten und Blitzschlag schützt. Paracelsus lobte die Pflanze, weil sie wärmende Strahlen in depressive Gemüter bringt.

Das Johanniskraut wird erst dann gesammelt, wenn es zur Gänze erblüht ist, also im Juli und August.

Geerntet wird das obere Drittel des Krautes. Zum Trocknen wird die Pflanze dann gebündelt, und im Schatten aufgehängt, man kann die Blüten auch frisch verwenden.

Das Besondere am Johanniskraut aber sind seine Blütenblätter – kleine zugespitzte elliptische Gebilde – mit schwärzlichen Drüsen am Rand besetzt. Wenn man sie vor das Licht hält, erkennt man die punktierten, durchsichtigen Öldrüsen, die auf den ersten Blick wie durchstochen anmuten.

Sie enthalten die wertvollen Wirkstoffe des Johanniskrauts – ätherische Öle mit Hypericin, Flavonoide, Gerbstoffe, Fett und Cholin. Untersuchungen haben ergeben, dass im Johanniskraut der Wirkstoff Hypericin für die nervenberuhigende Wirkung verantwortlich ist. Sein Wirkungsort sind die für die Reizverarbeitung zuständigen Gehirnzellen.

So ist die Heilpflanze seit langem für ihre hervorragende Wirkung als pflanzliches Antidepressivum bekannt. Vier bis sechs Wochen lang täglich Johanniskrauttee oder Tropfen zu sich nehmen – und die Welt sieht wieder viel bunter aus! Sie wirkt gegen Angst, Niedergeschlagenheit und Nervosität, aber auch bei Muskelverletzungen, Blutergüssen und Quetschungen.

Johanniskrautöl eignet sich zudem bei Gicht, Rheuma, Arthritis und Hexenschuss, wobei die befallenen Stellen mit dem Öl eingerieben werden sollen. Johanniskraut wirkt außerdem schmerzstillend, krampflösend, antiseptisch und beschleunigt den Heilungsprozess. Es ist in vielen Arzneimitteln – vor allem zur Behandlung von Depressionen – enthalten.

Aber Achtung: Johanniskraut macht lichtempfindlich. Während der Tee- oder Ölkur auf pralle Sonnenbestrahlung verzichten!

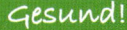

Johanniskrauttee

2 gehäufte Teelöffel zerkleinertes frisches oder getrocknetes Johanniskraut
¼ l kaltes Wasser

Beides zum Sieden bringen, 15 Minuten ziehen lassen, abseihen. Am besten vor den Mahlzeiten 1 Tasse warm und langsam trinken, hilfreich bei nervösem Magen. Allerdings sollte man so eine Teekur über einen Zeitraum von 6 Wochen lang durchführen, um Erfolg zu haben!

Johanniskrautöl

½ Liter kaltgepresstes Olivenöl
100 g der frischen Johanniskrautblüten

Die Kräuter zusammen mit dem Olivenöl in ein weithalsiges Gefäß geben und gut verschlossen zwei Monate an einen warmen, sonnigen Ort stellen und öfter durchschütteln.

Nach zwei Monaten durchseihen und die Kräuter gut auspressen. In braunen Flaschen kühl und dunkel gelagert, hält sich das Öl für 2 Jahre.

Tipp: *Nehmen Sie morgens auf einem Löffel Honig nach dem Aufstehen einige Tropfen des Johanniskrautöls, das im Mund gut mit Speichel vermischt werden sollte. Hebt die Laune! Wenn man das Öl am Abend, bevor man ins Bett geht, nimmt, so fördert dies laut Kräuterpfarrer Weidinger schöne und angenehme Träume.*

Johanniskrauttinktur

1 Hand voll frische Blüten
0,5 l 40%iger Korn

Die Blüten in einer weithalsigen Flasche mit Alkohol übergießen und zugedeckt in die Wärme stellen. Nach ca. 2 Wochen zuerst durch ein Sieb filtrieren und dann noch einmal durch ein Tuch oder einen Papierfilter abseihen. Kühl in einer gut verschließbaren Flasche lagern.

Die Tinktur hilft uns, die Welt wieder bunter zu sehen und unsere Stimmung zu heben.

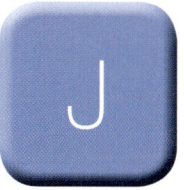

KRÄUTERKUNDE VON A-Z

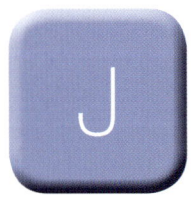

J

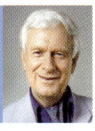

Prof. Bankhofers Tipp

Großmutter hat jedem, der keinen Appetit hatte, schlecht gelaunt war oder depressive Stimmung hatte, vor dem Essen ein Schnapsgläschen von dem Likör gereicht.

Gesund!

Großmutters Johanniskraut-Likör

80 g getrocknete Johanniskrautblüten werden in einem Einmachglas mit 2 Liter 40 bis 50%igem Branntwein übergossen. Dazu kommen 2 Stück klein geschnittene Biozitronen. Dann wird das Glas fest verschlossen und sollte 14 Tage auf der Fensterbank in der Sonne stehen oder zumindest in einem warmen Raum.

Dann wird das Ganze durchgeseiht, mit 150 g Rohrohrzucker gesüßt und so lange geschüttelt, bis sich der gesamte Zucker aufgelöst hat.

Wellness / Schönheit

Johanniskrautbad

250 g frisches Johanniskraut
3 l kochendes Wasser

Übergießen Sie das Johanniskraut mit drei Litern kochendem Wasser und lassen es eine halbe Stunde lang ziehen. Danach abseihen und ins Badewasser geben. Nach einem Bad mit Johanniskraut spürt man die aufheiternde und entspannende Wirkung.

Belebende Packung

2 EL Johanniskrautöl
1 Eigelb

Johanniskrautöl und Eigelb verrühren. Mit einem Pinsel auf das Gesicht auftragen und nach einer halben Stunde mit lauwarmem Wasser abwaschen.

Diese Packung tut jeder Haut immer wieder gut!

Johanniskrautkompresse

2 EL Johanniskraut
½ l heißes Wasser

Johanniskraut mit heißem Wasser übergießen und zugedeckt 10 Minuten stehen lassen. Abseihen und auf Körpertemperatur auskühlen lassen. Nun ein Baumwolltuch mit dem Kräutertee tränken und auf das Gesicht legen. Diese Kompresse ist für gestresste, gerötete und unreine Haut empfehlenswert.

Nehmen Sie sich für diese Wellness-Behandlung aber mindestens eine halbe Stunde Auszeit vom Alltag!

Bei Appetitlosigkeit nicht verzagen – mit **Kalmus** stärkt man seinen Magen!

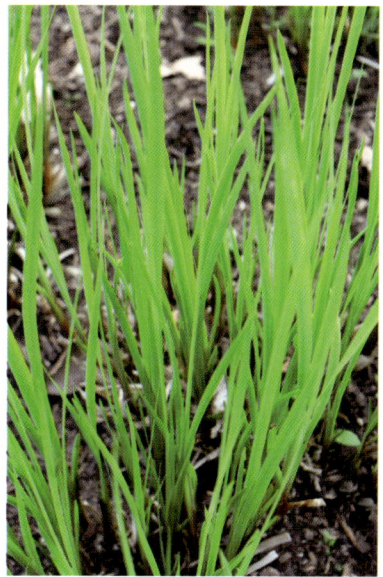

Kalmus ist eine schilfähnliche Sumpfpflanze, die ursprünglich aus Ostasien, vor allem dem Himalayagebiet, und aus Indien stammt. Heute kommt die Kalmuswurzel vor allem aus Polen, den ehemaligen jugoslawischen Staaten, aus Bulgarien, Rumänien und den russischen Staaten. Sie wächst an sumpfigen Plätzen, an Bach- und Flussufern.

Der Kalmus wird zwischen 60 und 100 cm hoch. Er besitzt einen circa daumendicken Wurzelstock, aus dem ein dreikantiger Stängel wächst. Der Kalmus hat kleine grüne Blüten, die Blätter sind schwertförmig. Seine Wirkstoffe stecken in den Wurzeln.

Der Kalmus gehört zu den mehrjährigen Pflanzen, er erblüht im Juni und Juli. Die Wurzel wird im Juni und Juli ausgegraben, gereinigt und in circa 5 cm lange Stücke geschnitten. Danach spaltet man die Stücke und trocknet sie.

Wussten Sie, dass die Perser und Inder Kalmus bereits im 7. Jahrhundert vor Christus gekannt haben? Auch in China und Ägypten hat die Wurzel eine lange Tradition: Im alten China wurde sie „Ch'ang-Pu" genannt, was soviel wie der Lebensverlängerer bedeutet. Die Ägypter nannten sie früher heiliges Rohr. Auch in der Bibel wird der Kalmus erwähnt.

In Indien wurden mit Kalmus Insekten vernichtet, die Indianer Nordamerikas haben die Wurzel als Arznei verwendet und die Tartaren haben mit Kalmus das Trinkwasser desinfiziert.

Im alten China wurde Kalmus „Ch'ang-Pu" genannt, was soviel wie Lebensverlängerer bedeutet.

KRÄUTERKUNDE VON A-Z

Die Wurzel wurde im 13. Jahrhundert nach Europa gebracht und wird heute wegen ihrer Inhaltstoffe, zu denen ätherische Öle, außerdem noch Bitterstoffe und Schleimstoffe zählen, für Magenbitter und Kräuterliköre eingesetzt, die die Verdauung fördern.

Außerdem stärkt Kalmus den Magen, regt den Gallenfluss an und löst Krämpfe, er wirkt bei Appetitlosigkeit von Jung und Alt und allen damit zusammenhängenden Störungen.

Gesund!

So können wir den Kalmus für unsere Gesundheit einsetzen:

Kalmustee

2 gehäufte Teelöffel geschälte, geschnittene Wurzel mit ¼ Liter kochendem Wasser überbrühen, 15 Minuten ziehen lassen, abseihen und zweimal täglich 1 Tasse lauwarm und zur Appetitanregung vor dem Hauptmahlzeiten trinken.

Kalmusschnaps

150 g fein geschnittene Kalmuswurzel, 1 l Weinbrand oder Obstschnaps

Man setzt die Kalmuswurzel mit Alkohol an und lässt die Flasche verschlossen genau sechs Wochen an einem sonnigen, warmen Ort stehen, wobei man den Inhalt einmal täglich aufschüttelt. Dann seiht man den Schnaps ab, der nicht gezuckert werden darf. Er dient als wirksame Einreibung bei schmerzenden Knochenleiden – und löffelweise eingenommen – als magenstärkendes und verdauungsförderndes Mittel.

Mit Kalmusschnaps kann man auch bettlägerigen Patienten den Rücken einreiben, wodurch ein Wundliegen verhindert wird und ein angenehmes Gefühl der Kräftigung eintritt.

Ein Tipp, um sich das Rauchen abzugewöhnen

Kauen Sie mehrere klein geschnittene Kalmuswurzelstückchen regelmäßig und tagsüber immer dann, wenn Sie Verlangen nach einer Zigarette haben.

Kalmus fürs Bad

100 Gramm ungeschälte Wurzel mit 1 Liter Wasser abkochen, abseihen und dem Vollbad zusetzen.

Zu dieser belebenden Anwendung können auch fertige Kalmusextrakte verwendet werden.

Mein fester Wille: Ich brauch **Kamille**!

Ob Kamillentee, Kamillentinktur oder Kamillencremes: Wer kennt und schätzt sie nicht, die beruhigende Kraft der Kamille? Die echte Kamille – „Matricaria chamomila" zählt auf jeden Fall zu den beliebtesten und ältesten Heilpflanzen der Welt.

Der lateinische Name „Matricaria" leitet sich von Mater (Mutter) ab und deutet auf die frühere Verwendung bei Krankheiten des Wochenbetts hin.

Sie war auch stets eine Pflanze, der eine starke religiöse Kraft zugeschrieben wurde.

Im alten Ägypten galt sie als die Pflanze des Sonnengottes, ab dem frühesten Mittelalter als Pflanze der Jungfrau Maria, als Sinnbild der Kraft, Bescheidenheit sowie Demut, weshalb sich auch die Jungfrauen vor ihr verbeugten, wenn sie an ihr vorbei gingen.

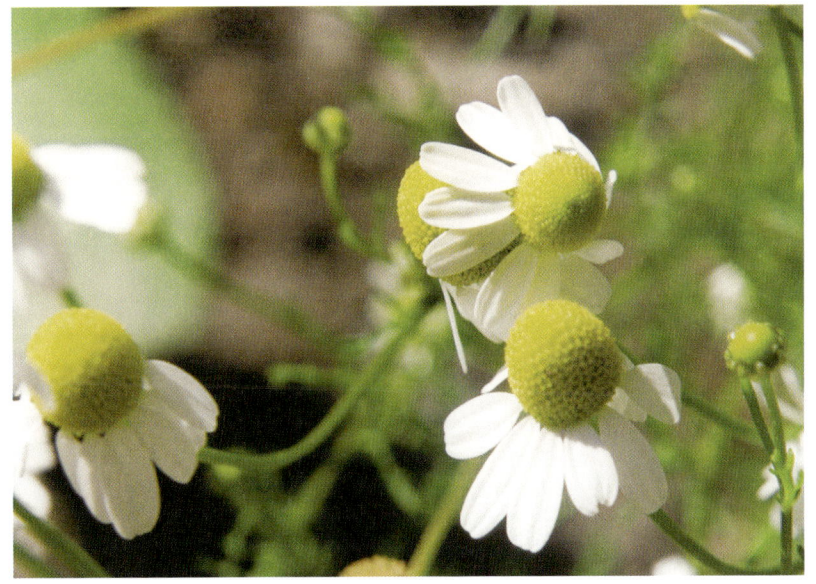

Die Kamille war stets eine Pflanze, der eine starke religiöse Kraft zugeschrieben wurde: Im alten Ägypten galt sie als Pflanze des Sonnengottes!

KRÄUTERKUNDE VON A-Z

Die Kamille kommt ursprünglich aus Süd- und Osteuropa, ist aber seit Jahrtausenden in ganz Europa eingebürgert und Karl der Große hat sie dann in der Zeit um 800 als wichtige Heilpflanze hervorgehoben. Bis heute ist ein traditioneller Bauerngarten ohne Kamille undenkbar. Sie wächst gerne an Wegrändern und in Feldern. Ihre gefiederten Blätter und ihre gelben Blütenköpfe sind unverkennbar.

Kamille kann man entweder aus dem eigenen Kräutergarten ernten oder getrocknete Blüten in der Apotheke kaufen. Geerntet werden die Kamillenblüten von Frühling bis Ende August, zur Zeit der Blüte, möglichst an sonnigen Tagen. Während des Trocknens soll man die Blütenköpfe nicht wenden und auch nicht berühren.

Die Kamille wirkt beruhigend, entzündungshemmend und wundheilungsfördernd und wurde seit dem Altertum zum Reinigen und Pflegen von Ekzemen und oft bösen Hautausschlägen genutzt. Kamillentee wird bei allen Störungen des Magen- Darmbereichs getrunken, bei Bauchschmerzen sowie bei Blähungen und er wirkt entspannend, krampflösend und beruhigend. Auch bei seelischer Unruhe oder Angst ist die ausgleichende Kraft der Kamille hilfreich!

Der Kamillentee kann aber auch bei Zahnschmerzen zum Gurgeln verwendet werden, bei schmerzenden Hämorrhoiden wirkt ein Kamillenbad lindernd.

Auch Pfarrer Kneipp lobte die Pflanze überschwänglich, als er schrieb: „Kamillentee wird bei Erkältungen, besonders wenn diese fiebrige Zustände begleiten, bei Grimmen (heftigem Leibweh), Krämpfen, starken Congestionen (Blutwallungen) usw. verwendet; die Kamillensäckchen sodann, die trefflichen Wärmer bei verschiedenen Zuständen, sind in jedem Hause so liebe Bekannte, dass es überflüssig erscheint, darüber ein Weiteres zu sagen."

Gesund!

Kamillentee

1 EL getrocknete Kamillenblüten
1 Tasse Wasser

Den Aufguss vor dem Abseihen 10 Minuten ziehen lassen. Vor dem Essen regt der Kamillentee den Appetit an, nach dem Essen wirkt er verdauungsfördernd und gegen Blähungen – er soll auch Menstruationsbeschwerden lindern.
Bei Entzündungen der Mundschleimhaut kann man mit dem Tee gurgeln!

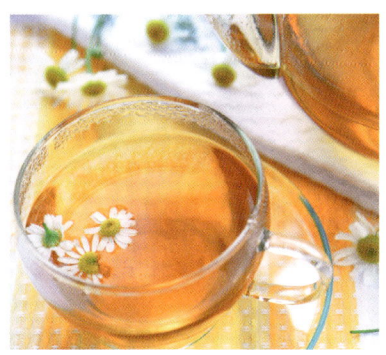

einen Papierfilter seihen. Das Öl in einer Flasche kühl lagern. Eignet sich wunderbar als Hautöl!

Handsalbe mit Kamillenöl

10 EL Kamillenöl
2 EL Bienenwachs

Die Salbe wird im Wasserbad zubereitet. Ölauszug und Bienenwachs in ein Gefäß geben und dieses in einen Topf mit Wasser stellen. Auf dem Herd ca. 5 Minuten erhitzen. Das Gefäß aus dem Wasserbad nehmen und die Masse rühren, bis sie abgekühlt ist. Noch flüssig in Döschen füllen, fest werden lassen, dann verschließen.

Verwenden Sie die Salbe bei rissigen und geröteten Händen!

Beruhigendes Bad

100 g getrocknete Kamillenblüten
2 l Wasser

Den Aufguss zugedeckt 15 Minuten ziehen lassen, abseihen und ins Badewasser gießen.

Dieses Kamillenbad wirkt beruhigend und entspannend und hilft auch bei Entzündungen im Unterleib.

Kamillenöl

100 getrocknete Kamillenblüten
1 l reines, kaltgepresstes Olivenöl

Die Kamillenblüten in einem Glas oder Keramikgefäß mit Öl übergießen. Gut verschlossen an einem warmen Ort stehen lassen.

Nach 2 Wochen durch ein Sieb filtrieren und die Blüten gut ausdrücken, anschließend noch durch

Tinktur mit Kamillenblüten

100 g getrocknete Kamillenblüten
1 l 40%iger Korn

Die Blüten in ein Keramik- oder Glasgefäß geben und mit Alkohol übergießen. Gut verschlossen an einem warmen Ort stellen. Nach ca. 4 Wochen abseihen, anschließend filtrieren. Noch weitere 4 Wochen ruhen lassen.

Geben Sie einige Tropfen der Tinktur in warmes Wasser und trinken Sie dieses.

KRÄUTERKUNDE VON A-Z

Wellness / Schönheit

Gesichtsdampfbad

Kamillenblüten, Wasser

Die Kamillenblüten mit kochendem Wasser übergießen und auf eine verträgliche Temperatur abkühlen lassen. Dann mit einem Handtuch über dem Kopf dazusetzen.

Wirkt gegen Hautunreinheiten, Mitesser, Pickel.

Belebendes Gesichtswasser

2 EL Kamillenblüten
½ EL Rosmarinblüten

¼ l heißes Wasser
50 ml Korn oder Obstbrand

Alle Zutaten mit heißem Wasser überbrühen und zugedeckt 15 Minuten ziehen lassen. Nach dem Abkühlen mit Korn oder Obstbrand in eine dunkle Flasche füllen und gut durchschütteln.

10 Tage an einem warmen Ort stehen lassen, danach sauber abfiltern, am besten durch einen Kaffeefilter. Zweimal täglich für Gesicht und Dekolleté anwenden.

Pflegende Creme mit Kamille

1 Hand voll Kamillenblüten
200 g Olivenöl
20 g Bienenwachs
40 g Wollfett (Lanolin aus der Apotheke)
4 Tropfen Propolistinktur

Die Kamillenblüten werden in ein Weithalsgefäß gefüllt und mit dem Olivenöl bedeckt. Fest verschließen und ca. 4 Wochen an einem sonnigen Ort ruhen lassen. Danach sauber abseihen.

Für die Creme das Kamillenöl, Bienenwachs und Wollfett in einem Topf zum Schmelzen bringen.

Die Zutaten dürfen nur schmelzen, nicht zu heiß werden lassen. Vom Herd nehmen, etwas auskühlen lassen und die Propolistinktur untermischen. In saubere Döschen füllen.

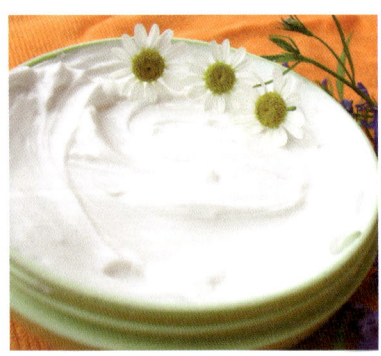

Liebeslust und Liebeskraft – seht nur, was man mit **Kardamon** schafft!

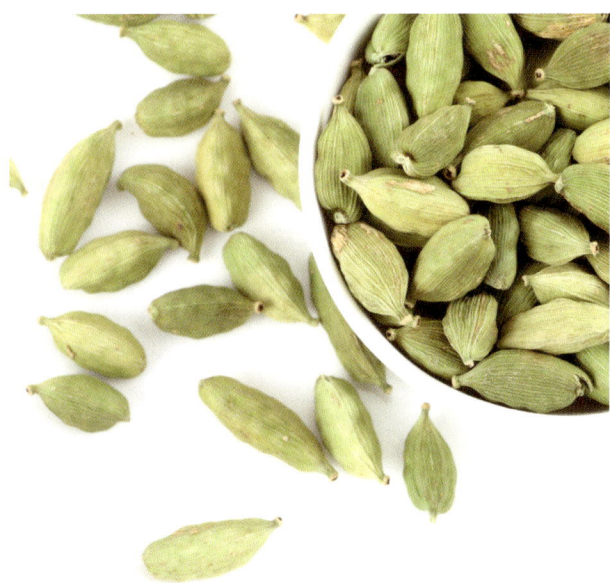

Kardamom – Elletaria cardmomum – ist die überaus aromatische Frucht einer mehrjährigen Pflanze aus der Ingwerfamilie. So wurde bereits 3000 v. Christus in Indien als wichtige Heilpflanze erwähnt – und hat auch ihren Ursprung in Südindien, da sie am besten in feuchten, subtropischen Dschungelgebieten gedeiht, wo es auch Schatten gibt. Diese schilfartige Staude wird bis zu drei Metern hoch.

In Mitteleuropa gedeiht Kardamom am besten im Gewächshaus oder als Topfpflanze, bildet allerdings nur selten ihre blassgelben Blüten aus, aber auch ihre Blätter duften sehr würzig, vor allem, wenn man sie zwischen den Finger zerreibt.

Heute kommt Kardamom hauptsächlich aus Sri Lanka, Indien und Mittelamerika. Verwendet werden die Früchte mit den Samen. Sie können ab dem dritten Jahr geerntet werden, wobei man gute Qualität an den klebrigen und dunklen Samen erkennt, die stark riechen.

Kardamom hat als Gewürz- und Heilpflanze eine sehr lange Geschichte. Im alten Ägypten war er als heilige Pflanze Bestandteil des magischen Räucherwerks. In Rom wurde er vor allem als Heilpflanze im Einsatz gegen Ischias, Unterleibsschmerzen oder Harnverhalten nach Husten verwendet.

KRÄUTERKUNDE VON A-Z

Auch als magische Pflanze hatte Kardamom einen wichtigen Stellenwert und wurde in den mittelalterlichen Büchern als wichtiger Inhaltsstoff der Hexensalben, Zaubertränke und Liebeselixiere genannt.

Die indische Ayurveda-Medizin empfiehlt Kardamom seit Jahrtausenden bei Verdauungsproblemen, aber auch bei Asthma und Bronchitis.

Die kräftige Staude enthält ätherische Öle und verschiedenen Flavonoide. Heute wird Kardamom einerseits bei uns in Europa zum Würzen – von Kuchen, Keksen, Fruchtkompotten, aber auch Marinaden, kalten Braten, Wein und Likör verwendet – andererseits auch als Heilpflanze eingesetzt. Sie fördert die Verdauung, regt den Appetit und den Speichelfluss an, bekämpft Blähungen, Mund- und Knoblauchgeruch.

Außerdem wirkt das Gewürz anregend für Liebeslust und Liebeskraft! Und wie gesagt: Kardamom ist auch Bestandteil vieler Liköre und fehlt in fast keinem Punsch!

In der Traditionellen Chinesischen Medizin wird Kardamom als ausgleichendes Gewürz vor allem starken Kaffee- und Schwarzteetrinkern geraten. Man soll hierfür einige Kardamomsamen (oder zerdrückte Kapseln) bei der Kaffee- und Teezubereitung mitkochen.

Kardamom hatte als magische Pflanze einen wichtigen Stellenwert und wurde in den mittelalterlichen Büchern als wichtiger Bestandteil der Hexensalben, Zaubertränke und Liebeselixiere genannt.

Gesund!

Kardamomtee

*1 TL zerstoßener Kardamomsamen,
1 Tasse Wasser*

Den Aufguss 10 Minuten zugedeckt ziehen lassen, dann abseihen.

Kardamomtee hilft, nach dem Essen getrunken, gegen Blähungen und Völlegefühl. 1 Tasse Tee vor dem Essen regt den Appetit an.

In der Küche

Apfelvollkorntorte mit Nüssen und Kardamom

*180 g kalte Butter
200 g Weizenvollkornmehl
70 g gemahlene Haselnüsse,
3 Eier, 1 Prise Salz, etwas Fett
150 g Vollkornbutterkekse oder andere Kekse
400 g Äpfel
100 g Sahne (Schlagobers)*

50 g Vanilleschote
50 g Joghurt
1 TL Zimt, 1 TL Kardamom.

150 g Butter in Stücke zerteilen. Die restliche Butter bei Raumtemperatur stehen lassen. Butterstückchen, Vollkornmehl, Haselnüsse, 1 Ei und Salz zu einem glatten Teig verkneten. Den Teig 30 Minuten kalt stellen.

Tortenform (26 cm Durchmesser) einfetten. Teig auf der leicht bemehlten Arbeitsfläche ausrollen und in die Form legen. Mit der Gabel den Boden mehrfach einstechen. Dabei den Rand leicht andrücken.

Vollkornbutterkekse grob hacken und die Hälfte auf dem Teigboden ausstreuen. Äpfel schälen, Kerngehäuse entfernen, in Spalten schneiden und fächerförmig auf den Teig legen.

Vanilleschote öffnen und Mark herauskratzen. Sahne (Schlagobers), Joghurt, restliche Eier, Honig und Vanillemark verrühren und über die Äpfel gießen.

Im vorgeheizten Backofen bei 180 °C auf der untersten Stufe (Umluft: 160 °C, Gas Stufe: 3), 30 Minuten backen.

Restliche Butter und die verbliebenen Keksbrösel mit Zimt und Kardamom zu Streuseln verkneten. Streusel nach 15 Minuten Backzeit auf der Torte verteilen und zu Ende backen.

Magisches Liebesrezept

Sinnlicher Likör mit Vanille und Kardamom

350 ml Wodka
300 ml Wasser
250 ml brauner Zucker (Vollzucker)
5 Tropfen Bittermandelöl
3 Kardamomkapseln
1 Vanilleschote

Zucker und Wasser aufkochen und so lange kochen lassen, bis der Zucker sich gelöst hat. Die Gewürze zugeben und in der Lösung abkühlen lassen.

Alle Zutaten in eine Flasche mit weitem Hals geben und den Likör mind. 2 Monate reifen lassen. Entweder man lässt die Gewürze in der Flasche (sieht gut aus) oder man filtert den Likör ab.

Durch längeres Reifen wird der Likör weicher im Geschmack.

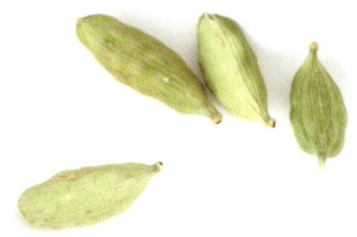

KRÄUTERKUNDE VON A-Z

So lassen sich einige Beschwerden „kapern" – mit den **Kapern**

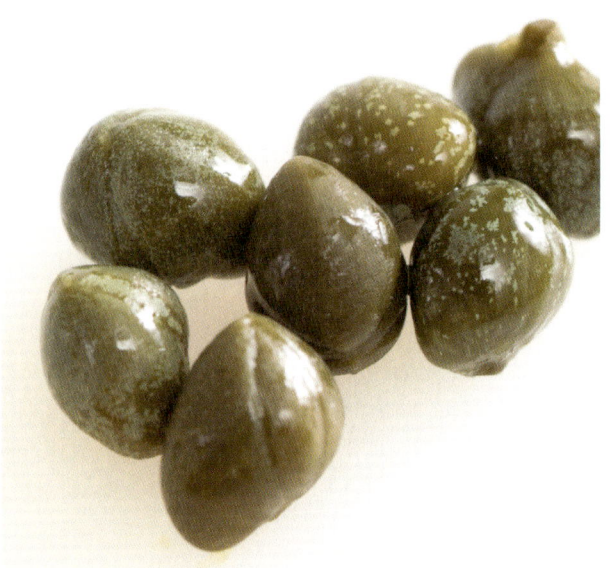

Der mehrjährige, dornige Kapernstrauch ist am Mittelmeer zu Hause. Die als „Kapern" bezeichneten Blütenknospen dieses Kriechstrauchs sind seit dem Altertum bekannt – die Römer verwendeten sie vor allem zum Würzen von Fischsaucen-, und auch im Alten Testament wurden sie bereits erwähnt.

Die Kapernsträucher, die bis zu 1 Meter hoch werden und sich mit ihren holzigen Ranken an Wänden und Steinen festklammern, werden in den südeuropäischen Ländern sowie in Nordafrika angebaut.

Mit ihren bezaubernden, weißrosa angehauchten Blütenblättern und den langen, von violetten Pollen gekrönten Stempeln ist der Strauch eine „wahre Schönheit! Die kleinen ovalen, glänzenden Blätter stehen eng beieinander, die olivgrünen Blütenknospen werden vor dem Erblühen gepflückt.

Kapern enthalten ätherische Öle, Flavonoide, Glucosinolate und Saponine.

Sie regen den Appetit an, fördern die Verdauung und stärken den Magen, helfen gegen Husten und äußerlich angewendet bei Augeninfektionen.

In einer Studie der Universität Palermo wurde 2007 festgestellt, dass Kapern eine bisher unterschätzte Zutat der gesunden Mittelmeer-Diät seien. Die

Früchte besitzen einen unerwartet hohen Anteil an natürlichen Oxidationshemmern.

In Versuchen mit Kapernextrakt hat ein Forscherteam um Maria A. Livrea von der Universität Palermo beobachtet, dass die Antioxidantien der Kapern schädliche Nebenprodukte neutralisieren können, die bei der Verdauung von Fleisch entstehen.

„Kapern können eine positive Auswirkung auf die Gesundheit haben, insbesondere für diejenigen, deren Ernährung reich an Fett und rotem Fleisch ist", stellte Livrea fest. Die kleinen Gewürzfrüchte seien als Vorbeugung gegen Herzerkrankungen eine ideale Kombination zu üppigen Fleischgerichten.

Köstlichkeiten mit Kapern

Die säuerlichen, manchmal etwas bitteren Aromen der Kapern verleihen Mayonnaise, Salaten sowie kalten oder warmen Saucen einen pikanten Geschmack und werden für Sandwiches, Pizza, Pasta, Fleisch oder Geflügel sowie Meeresfrüchte verwendet.
Damit Kapern ihr Aroma behalten, sollten sie erst am Ende des Kochvorgangs zu gegeben werden.

Kochrezept

Ein berühmtes Rezept: Die Königsberger Klopse

500 g gemischtes Hackfleisch
300 g Fisch (Matjesfilet), 1 Ei
1 altbackenes Brötchen (Semmel)
2 EL Semmelbrösel
1 Liter Gemüsebrühe
2 EL Butter, 3 EL Mehl, 4 EL Kapern
½ Tasse Zitronensaft

Matjesfilet sehr fein würfeln, mit dem Hackfleisch, dem Ei, der fein gewürfelten Zwiebel, dem eingeweichten, ausgedrückten Brötchen (Semmel), Salz, Pfeffer – und eventuell zur Festigung der Masse Semmelbrösel – zu einem festen Teig mischen. Ping-Pong-Ball große Klöße (Fleischbällchen) formen. Die Gemüsebrühe zum Kochen bringen, die Klöße ca. 15 Minuten sanft kochen lassen. Mit einem Schaumlöffel aus der Brühe heben. Diese zur Seite stellen. Die Butter schmelzen, Mehl darin anschwitzen (darf nicht bräunen) und mit einem Teil der Brühe zu einer hellen Soße aufkochen. Mit dem Zitronensaft (1/2 Tasse) würzen, eventuell noch einmal salzen und pfeffern. Die Kapern und die gekochten Klöße hinein geben, noch einmal ziehen lassen und mit Salz-, Pell- oder Dampfkartoffeln servieren.

2007 stellte ein Forscherteam der Universität von Palermo fest, dass die Antioxidantien der Kapern schädliche Nebenprodukte neutralisieren können, die bei der Verdauung von Fleisch entstehen.

Kochrezept

"Vitello tonato" – Kalbfleisch in Thunfischsoße – ein beliebtes italienisches Rezept

Zutaten für 4 Personen:
2 Karotten, 2 Stangen Staudensellerie,
1 Zwiebel, 750 g Kalbfleisch (aus der Nuss)
2 Lorbeerblätter
2 Gewürznelken
etwa 1 l trockener Weißwein
Salz, weißer Pfeffer
150 g Thunfisch in Öl
1 Eigelb
2 TL Zitronensaft
6 EL Olivenöl, 2 EL Kapern
1/2 EL Weinessig (wenn die Kapern in Essig eingelegt sind, kann darauf verzichtet werden).

Zum Garnieren:
Petersilie, Zitronenscheiben

Die Karotten schaben. Sellerie putzen und waschen. Zwiebel schälen. Das ganze Gemüse in dünne Scheiben schneiden. Das Fleisch kurz mit kaltem Wasser abbrausen, mit Küchenpapier trocken tupfen. Mit dem Gemüse, Lorbeerblättern und Gewürznelken in eine passende Schüssel geben.

Mit drei Viertel des Weißweins begießen und über Nacht marinieren lassen.

Am nächsten Tag das Fleisch in ein Stück Gaze oder Baumwolltüll fest einrollen, damit es beim Kochen die Form behält. Fleisch in eine Kasserolle geben, die so groß ist, dass das Stück gerade Platz hat. Mit der Marinade begießen und mit Salz und frisch gemahlenem Pfeffer würzen.

Bei starker Hitze zum Kochen bringen, dann zugedeckt bei schwacher Hitze etwa 1 Stunde garen. Danach das Fleisch im Sud auskühlen lassen.

Den Thunfisch pürieren. Eigelb mit dem Zitronensaft schaumig rühren, dann tropfenweise das Öl zugießen und so lange rühren, bis eine cremige Sauce entsteht. Den passierten Thunfisch untermischen.

Mit dem Weinessig und so viel von dem zurückbehaltenen Weißwein verdünnen, dass die Sauce wie Obers fließt. Mit Salz und frisch gemahlenem Pfeffer würzen.

Das Fleisch auswickeln, abtrocknen und in dünne Scheiben schneiden. Auf einer Platte schuppenförmig auflegen.
Die Kapern klein hacken, unter die Sauce mischen und diese über dem Fleisch gleichmäßig verteilen. Vor dem Servieren 5 – 6 Stunden kühl stellen. Mit Petersilie und Zitronenscheiben garniert anrichten.

Kerbel – „Petersilie der Reichen!"

Kerbel ist eine einjährige Würzpflanze, die vermutlich in Russland beheimatet ist. Auf Griechisch heißt der Kerbel „kairephyllon", ein Wort, das sich aus „kairein"= erfreuen und „phyllon"= Blatt zusammensetzt, übersetzt bedeutet das Wort also: Das Blatt, an dem man sich erfreut!

Kerbel hat eine gewisse Ähnlichkeit mit der Petersilie, die eng mit ihm verwandt ist und wurde deshalb auch im Mittelalter „Petersilie der Reichen" genannt. Er hat jedoch ein feineres Aroma, und auch sein Grün ist etwas zarter als das der Petersilie.

Der Kerbel hat eingekerbte, grüne Blätter und doldenförmige angeordnete kleine, weiße Blüten, aus denen sich schmale dunkle Samen entwickeln, die jedoch nicht verwendet

Kerbel sollte so frisch wie möglich verwendet werden, da er schnell sein feines Aroma verliert!

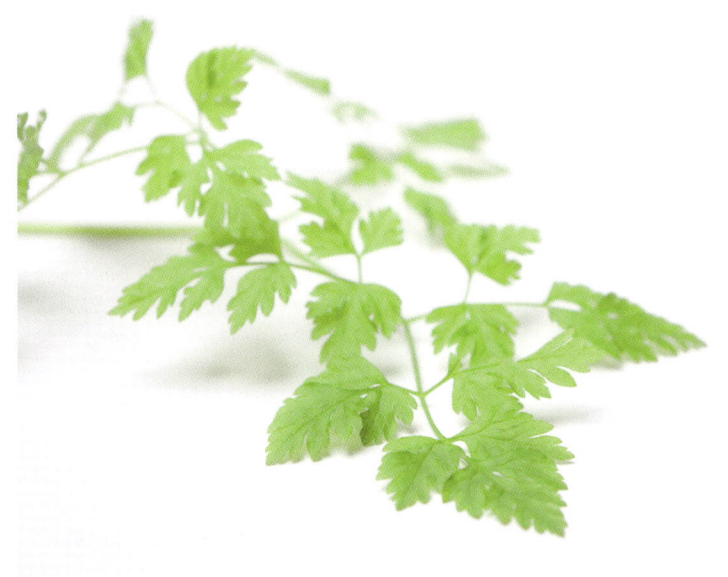

werden. Die zwischen 20 und 65 cm hohe Pflanze ist vor der Blüte am aromatischsten. Kerbel hat ein besonders feines Aroma, das ein wenig an Anis erinnert.

Kerbel wird wie Petersilie verwendet, die er auch sehr gut ersetzen kann. Neben Petersilie, Estragon und Schnittlauch gehört er zu den Kräutern, die als „fines herbes" in der französischen Küche bezeichnet werden.

Aufgrund seines überaus leichten, ätherischen Öls verliert Kerbel sein Aroma sehr schnell, sobald er gekocht oder getrocknet wird. Er sollte deshalb so frisch wie möglich verwendet werden, am besten fügt man ihn klein geschnitten erst kurz vor dem Servieren hinzu. Um sein feines Aroma zu erhalten, sollte Kerbel außerdem nicht mit zu viel Öl vermischt werden.

In der Volksmedizin wird Kerbel im Frühjahr eingesetzt, um den Körper zu entgiften und den Stoffwechsel anzuregen. Durch diese anregende Wirkung auf die Verdauungsorgane und die Nieren wirkt er auch blutreinigend.

Wie alle Doldenblütler enthält die gesamte Pflanze viel ätherisches Öl. Die Blätter enthalten zusätzlich noch die Vitamine A und C und die Mineralien Magnesium und Eisen. Kerbel ist appetitanregend und sehr beliebt als erster Vitamin- und Mineralienlieferant im Frühjahr.

Gesund!

Kerbeltee

1 Esslöffel getrocknete Kerbelblätter werden mit ¼ l kochendem Wasser übergossen und man lässt den Tee 10 Minuten ziehen. Wirkt entschlackend und blutreinigend.

Kerbelschnaps

Eine Handvoll frischer Kerbel, am besten in den Sommermonaten gepflückt, 1 l Schnaps.

Der frisch gepflückte Kerbel wird in eine weithalsige Literflasche gefüllt und mit dem Schnaps übergossen, so dass er gut bedeckt ist. Man lässt die Flüssigkeit durch ein Tuch laufen und füllt sie in Flaschen ab. Dieser Schnaps besticht durch seine kräftig-grüne Farbe und durch seinen Anisgeschmack. Intensiv angesetzt, ist er wie eine Essenz, die man beliebig verdünnen kann. Kerbelschnaps gewinnt mit längerer Lagerung an Aroma!

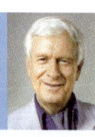

Prof. Bankhofers Tipp

Kerbel ist appetitanregend und sehr beliebt als erster Vitamin- und Mineralienlieferant im Frühjahr.

Wirkt langsam, aber faszinierend:
Knoblauch stärkt das Herz, schützt Darm und Prostata

Knoblauch (Allium sativum, „ausgesäter Lauch") ist eine Gewürz- und Heilpflanze in der Familie der Lauchgewächse (Alliaceae). Die deutsche Bezeichnung „Knoblauch" leitet sich vom althochdeutschen Wort „klioban" (= „spalten") ab; im Mittelalter nannte man den Knoblauch nach diesem Wort chlobilou oder chlofalauh, bezogen auf das „gespaltene" Aussehen seiner Zehen (siehe heute noch die Bezeichnung „Klauen" bei Tieren). Weitere umgangssprachliche Bezeichnungen sind Knobi, Chnobli (Schweiz), Knofi, Knowwlich oder Knofl.

War Knoblauch früher eine Arme-Leute-Würze, so verwenden ihn heute die bekanntesten Spitzenköche der Welt. Doch der Knoblauch ist mehr als ein

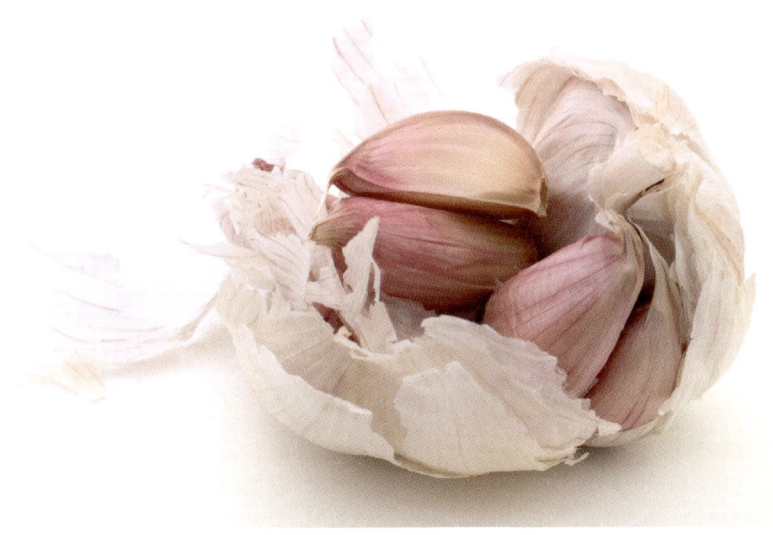

KRÄUTERKUNDE VON A-Z

Küchengewürz, er ist eine Naturarznei: Verantwortlich dafür sind seine Bioaktivstoffe. Es handelt sich hierbei schwefelartige Substanzen, die in ihrer Einheit und Harmonie vielen Menschen als Alliin bekannt sind. Dieses Alliin verändert sich, sobald Sauerstoff dazukommt, also wenn man den Knoblauch beißt, kaut oder schneidet. Dann wird aus Alliin das bekannte Allicin, das die eigentliche Wirkung des Knoblauchs auslöst.

Die Bioaktivstoffe im Allicin haben ungeheure Kräfte, die wir für unsere Gesundheit nutzen können:

- Grundsätzlich wirkt Knoblauch gegen Bakterien und das ganz ohne Nebenwirkungen, wenn man von der eher „herben" Geruchsbelästigung einmal absieht. Die Bioaktivstoffe im Knoblauch können Viren hemmen. Das schaffen die Schwefelstoffe im Knoblauch. Daher ist es ganz egal, ob es sich um eine virale oder antibakterielle Entzündung handelt, der Knoblauch hilft immer

- Das Faszinierende an den Knoblauch-Flavonoiden: Sie durchwandern den ganzen Körper, wirken bis in die kleinste Zelle. Sie helfen der Mundschleimhaut ebenso wie bei Fußpilz. Das ist der Beweist, dass die Bioaktivstoffe entzündungshemmende Wirkung haben.

- Sie können dies testen: Ziehen Sie die Schuhe und Strümpfe aus und reiben Sie sich die Fußsohle mit einer Knoblauchzehe ein. Dann setzen Sie sich gemütlich hin, lesen oder sehen fern! Nach einigen Stunden passiert etwas Unglaubliches: Sie spüren den Knoblauchgeschmack auf der Zunge. Da Allicin hat den ganzen Körper durchwandert.

- Forscher des Shanghai Krebs Institutes konnten nachweisen: Männer, die jeden Tag 2 Knoblauchzehen konsumieren, senken ihr Prostatakrebsrisiko um bis zu 50 Prozent. Und an der japanischen Universität Osaka hat man festgestellt: Knoblauch kann das Wachstum von Krebszellen im Darm bremsen.

- Eine indische Studie der Universität Jundai sagt aus: Knoblauch kann nach einem Herzinfarkt oder nach einer Herzoperation ganz schnell Schäden eindämmen und kann die Regeneration beschleunigen.

- Wissenschaftler der Smell & Tast Treatment and Research Foundation in Chikago, USA, konnten beweisen, dass Menschen nach dem Verzehr eines Knoblauchbrotes bessere Stimmung haben und versöhnlicher sind.

- An demselben Institut hat man errechnet: Bereits eine Knoblauchzehe steigert die Durchblutung im Genitalbereich und aktiviert damit Liebeslust und Liebeskraft.

- Knoblauch kann aber auch Erkältungen abwehren. Das hat man an der Universität von Arizona festgestellt. Wer die ersten Anzeichen einer Erkältung spürt, sollte sofort Knoblauch konsumieren.

- Am Institut für Herz-Kreislauf-Forschung in Mainz hat man nachgewiesen: Wer viele Jahre regelmäßig Knoblauch in seinen Speiseplan einbaut, der hat um 10 bis 15 Jahre jüngere und elastischere Gefäße.

- Zahllose Studien aus aller Welt weisen darauf hin, dass man mit regelmäßigem Knoblauchkonsum das schädliche LDL-Cholesterin senken und damit einen Schutz gegen frühzeitige Arteriosklerose, gegen Herzinfarkt und Schlaganfall aufbauen kann. Da sich das schädliche LDL-Cholesterin nachts aufbaut, ist es sinnvoll, den Knoblauch abends zu konsumieren.

- Die Bioaktivstoffe im Knoblauch regen auch die Verdauungsdrüsen im Magen und Darm an. Dadurch kann man mit Knoblauch Durchfall, Blähungen und Darminfektionen bekämpfen.

- Die schwefelhaltigen Substanzen im Knoblauch bekämpfen Pilze im Körper.

Über eines sollte man sich aber im Klaren sein: Die Bioaktivstoffe im Knoblauch haben ungeheure Kräfte, aber sie wirken nur langsam. Man muss Knoblauch mindestens fünf Wochen lang konsumieren, bevor man einen Erfolg merkt.

Gesund!

Knoblauchschnaps (senkt Blutdruck und Blutfette)

1 Knolle Knoblauch
1 frischer Estragonzweig
1 EL frische Majoranblätter
1 l Korn

Die Knoblauchzehen schälen und mit der flachen Schneide des Messers zerdrücken. Mit dem Estragonzweig und dem Majoran in ein Ansatzgefäß geben und mit dem Korn übergießen.

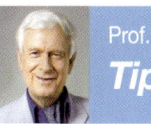

Prof. Bankhofers **Tipp**

Da sich das schädliche LDL-Cholesterin nachts aufbaut, ist es sinnvoll Knoblauch abends zu konsumieren.

Den Ansatz für 2 Wochen an einem dunklen Ort ziehen lassen, anschließend filtrieren und in Flaschen abfüllen.

Kochrezept

Fisch mit Knoblach-Nuss-Mix

*Für zwei Personen
2 TK Fischfilets (zum Beispiel Lachs, Pangasius, Scholle)
2 Frühlingszwiebeln
2 Knoblauchzehen
2 EL geröstete, gesalzene Cashewnusskerne
2 EL Paniermehl (Semmelbrösel)
Salz, Cayennepfeffer, 2 EL Olivenöl*

Die Fischfilets nach Packungsanweisung ca. 30 Minuten auftauen lassen. Frühlingszwiebeln waschen, putzen und grob hacken, die Knoblauchzehen schälen und beide mit den Cashewnusskernen, dem Paniermehl und je 3-4 Prisen Salz und Cayennepfeffer im elektrischen Zerhacker oder Mixer fein zerkleinern.

In einer Pfanne 1 EL Olivenöl erhitzen, den Knoblauch-Nuss-Mix darin unter Rühren bei geringer Hitze 3 bis 4 Minuten rösten.

Aufgetaute Fischfilets kalt abbrausen, mit Küchenpapier trocken tupfen, auf beiden Seiten mit Salz und Cayennepfeffer würzen.

*Restliches Olivenöl in einer zweiten Pfanne erhitzen. Die Fischfilets darin bei mittlerer Hitze auf jeder Seite 2 bis 3 Minuten braten.
Filets mit dem Knoblauch-Nuss-Mix servieren.*

Knoblauch-Oliven-Aufstrich

*Zutaten für 7 Personen
200 g Topfen (Quark), 20% F. i. T.
50 g Gervais mit Kräutern, 45% F. i. T.
1 Esslöffel Creme fraiche
2 Knoblauchzehen
8 entkernte, schwarze Oliven (aus dem Glas)
1 kleine süß-saure Gewürzgurke, etwas Zitronensaft und
etwas Cognac*

Knoblauch schälen, durch die Presse drücken und in eine Plastikrührschüssel geben. Topfen, Gervais und Creme fraiche gut vermischen. Zitronensaft und Cognac darunter mengen. Diese Topfenmasse zum gepressten Knoblauch gegen und mit dem Mixer verrühren. Die Oliven und die Gewürzgurke abtropfen lassen, klein schneiden oder hacken und mit der Aufstrichmasse verrühren. Mit Salz, Pfeffer, etwas Zitronensaft und Ingwer abschmecken.

Koriander – das „Wanzenkraut", auf das man bei Blähungen und Krämpfen baut!

Koriander – „Coriandrum sativum" – ist eine ein- oder zweijährige Würzpflanze, die im Mittelmeerraum zu Hause ist. Er zählt zu den ältesten Gewürzen der Menschheit und wurde bereits in der Bibel erwähnt.

Dem ägyptischen Herrscher Tutenchamun wurde Koriandersamen mit ins Grab gelegt. In China war Koriander bereits vor 3.000 Jahren als Heil- und Gewürzpflanze bekannt. Die Chinesen glaubten auch, dass der Genuss von Koriander unsterblich machen könne.

in Europa wurde der Pflanze im Mittelalter eine sehr große Zauberkraft zugesprochen und in Marokko ist er noch als wichtige Hilfe im Einsatz, um Dämonen auszutreiben.

Der Name Koriander leitet sich vom griechischen Wort „koris" für „Wanze" ab. Auch bei uns kennt man ihn als „Wanzenkraut", weil die zerriebenen frischen Blätter nach Wanzen riechen. Und man hat schon in der Antike mit dem Koriander lästiges Ungeziefer vertrieben.

Der Name des Korianders leitet sich vom griechischen Wort „koris" für Wanze ab. Mit dem Wanzenkraut wurde in der Antike lästiges Ungeziefer vertrieben.

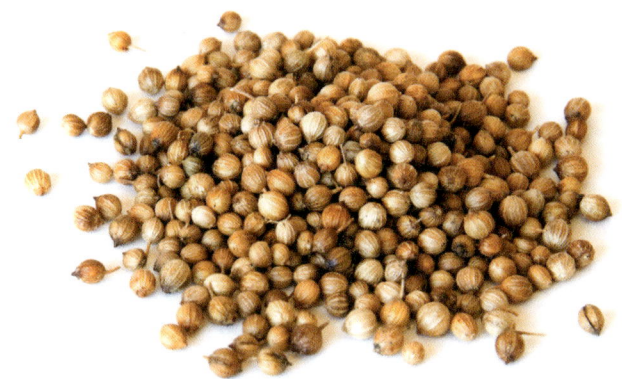

KRÄUTERKUNDE VON A-Z

Koriander ist eng mit Kümmel, Fenchel, Dill und Anis verwandt und wirkt gegen Blähungen und Krämpfe im Darmbereich!

Der eng mit Kümmel, Fenchel, Dill und Anis verwandte Koriander gehört zur Familie der Doldengewächse, der vom östlichen Mittelmeer bis zum Vorderen Orient sein zuhause hat.

Er hat dünne, zarte Stängel, die eine Höhe bis zu 1 Meter erreichen können. Seine flachen, gelappten Blätter ähneln denen der Blattpetersilie und die Früchte erinnern ein wenig an Schrotkugeln mit winzigen Längsrippen. Jede Frucht enthält eine kugelförmige braune Masse, die aus zwei Samen besteht. Nach dem Trocknen werden die Samen gelbbraun und verströmen einen moschusartigen, zitronigen Duft.

In der Antike verwendete man den Koriander sehr gern als Gewürz. Heute sind die wichtigsten Anbauländer Marokko, die Türkei, China, Rumänien, Bulgarien und die Niederlande.

Koriander ist anspruchslos, er braucht nur einen sonnigen Platz und lockeren Boden. Geerntet werden die Samen während des Sommers und zwar dann, wenn sie braun werden und gerade noch nicht ausfallen. Die Dolden werden von der Pflanze geschnitten, zum Trocknen aufgehängt. Ein Tuch darunter legen, damit die ausgefallenen Samen nicht verloren gehen und letztendlich alle Dolden abschütteln.

Ähnlich wie der Kümmel wirkt auch Koriander aufgrund seiner ätherischen Öle gegen Blähungen und Krämpfe im Darmbereich. Koriander fördert die Darmbewegung und kann das Wachstum von krankmachenden Bakterien und Pilzen stoppen. Koriander kann aber auch in den Bronchien Schleim lösen. In kleinen Mengen wirkt die Pflanze stimmungsaufhellend, in großen Mengen macht sie müde.

Koriander wird für Speisen und Salate zum Würzen, aber auch zum Aromatisieren von Likören verwendet!

Gesund!

Koriandertee

2 TL getrocknete, zerstoßene Korianderfrüchte, 1 Tasse Wasser

Den Aufguss 10 Minuten ziehen lassen, dann abseihen. Lauwarm zwischen den Mahlzeiten getrunken, hilft der Koriander gegen Oberbauchbeschwerden wie Völlegefühl und Blähungen.

Kräuterlikör mit Koriander

Hier für kocht man 500 g Zucker in ½ l Wasser auf und mischt ihn unter den Kräuterbitter.

Gesund!

Kräuterbitter mit Koriander

6 g Koriandersamen
Je 2 g Angelikawurzel, Melissenkraut, Süßholzwurzel
Je 1 g Nelken, Zimt, Kardamom
1 Vanillestange
300 g Rosinen
1,5 l 40%iger Ansatzkorn

Kräuter, Vanillestange und Rosinen in ein Gefäß geben, mit Alkohol übergießen, gut verschließen und drei Wochen stehen lassen.

Abseihen, in Flaschen füllen und bei Bedarf zur Förderung der Verdauung oder bei Verdauungsbeschwerden ein Gläschen trinken.

Magie

„Knisternde Liebesstimmung"

Zum Räuchern wird Koriander gerne eingesetzt. Vor allem für einen „Rauch der Liebe", der die Stimmung zum Knistern bringt. In diesem Fall wird Koriander gemeinsam mit Kardamom, Anis und Zimt dem Sandelholz als Grundsubstanz beigemengt und entzündet.

In der Küche

Frischer Koriander wird wie Petersilie und Kerbel verwendet und kann diese in Rezepten auch sehr gut ersetzen. In der asiatischen Küche würzt man Salate, Suppen und Saucen. In einigen Ländern des nahen Ostens verwendet man Koriander auch als Tischgewürz.

Nudeln einmal anders: Mediterrane Nudeln mit Koriander (4 Personen)

500 g Spaghetti, 5 Tomaten,
1 Avocado, 2 Zehen Knoblauch
1 EL frisch gehackter Koriander
3 EL Olivenöl
Saft einer ausgepressten Limette

Die Tomaten häuten und würfeln, die Avocado schälen, entkernen und klein würfeln, die Zwiebel fein hacken, den Knoblauch klein hacken.

Alles mit dem Öl und dem Limettensaft mischen – mit Koriander, etwas Salz und Pfeffer abschmecken und im Kühlschrank durchziehen lassen.

Währenddessen die Spaghetti al dente kochen.

In einer großen Pastaschale mit den warmen Spaghettis mischen und sofort servieren. Dazu passt Weißbrot!

KRÄUTERKUNDE VON A-Z

Bevor ich's noch vergesse:
So wunderbar wirkt (Garten)Kresse!

Man kann sie nahezu in jedem Supermarkt und in jedem Gemüseladen in Pappschachteln oder in Styropor-Kistchen kaufen: frische Kresse. Man kann sie aber auch selbst in der Wohnung wachsen lassen. Es gibt die Garten-, die Brunnen- und die herrliche Kapuzinerkresse, die mit ihren farbenfrohen großen gelben, orangen oder roten Blüten eine Augenweide für jeden Garten ist. Am meisten hat sich bei uns die Gartenkresse durchgesetzt.

Wenn wir einen kurzen Blick in die Kulturgeschichte der Kresse werfen, so können wir erfahren, dass die feinblättrige Kresse mit ihrem scharfen pfeffrigen Geschmack schon bei den alten Griechen und Römern eine gern gesehene würzige Zutat in der Küche war. Wegen ihres herben Geschmackes wurde sie zur Zeit der legendären Imperatoren als „Nasturtium" bezeichnet. Abgeleitet von der Bezeichnung „nausu tortus" bedeutet dieser spöttische Spitzname nichts anderes als „das leidvolle Rümpfen der Nase" nach übermäßigem Kressegenuss. Die zwei bekanntesten Kressesorten sind die Brunnenkresse und die Kapuzinerkresse. Schon der Name der aus Peru stammenden Kapuzinerkresse deutet darauf hin, dass sie vermutlich in dem ein oder anderen klösterlichen Kräutergärtlein gerne kultiviert wurde. Wahrscheinlich stammt ihr Name jedoch davon ab, dass die Blüten der Kapuzinerkresse Ähnlichkeit mit den Kapuzen des Bettlerordens haben. Der Name des Ordens leitet sich nämlich aus dem Italienischen von cappuccio ab, was so viel wie Mantelhaube bedeutet.

Die Kresse gehört zum Blattgemüse und ist eine Wasserpflanze, aus der bis zu 50cm hohe Pflanzen wachsen können. Sie ist dafür bekannt, dass sie äußerst schnell keimt und bereits nach wenigen Tagen geerntet werden kann. Am liebsten schlägt sie ihre Wurzeln in kalten fließenden Gewässern, weshalb sie in früheren Zeiten meist nur im geringeren Ausmaß angebaut wurde. Die beiden so beliebten und bekannten Sorten, die Garten-

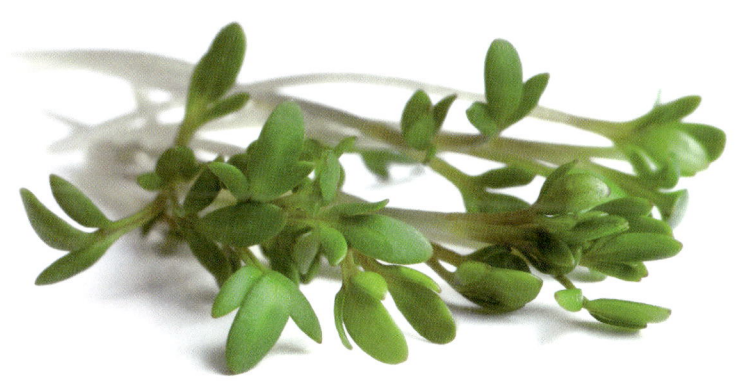

oder Brunnenkresse (Lepidium sativum und Nasturtium officinale) und die Kapuzinerkresse (Tropaeolum majus). gehören aus botanischer Sicht zwei getrennten Familien an. Während Garten- und Brunnenkresse nämlich zu den Kreuzblütlergewächsen zählen, gehört die Kapuzinerkresse den Kapuzinerkressegewächsen an.

Die bei uns häufig angebaute Brunnen- oder Gartenkresse entpuppt sich als wahre Vitaminbombe mit zahlreichen wunderbaren Auswirkungen auf unsere Gesundheit:

- Die Kresse ist reich an Vitamin C, schützt uns gegen Erkältungen. Gleichzeitig aber macht sie uns stark gegen Stress.

- Eine enorm wichtige Aufgabe der Kresse: Sie versorgt unseren Organismus mit dem lebenswichtigen Spurenelement Jod, unentbehrlich für den Hormonhaushalt und für den Stoffwechsel, ganz besonders für die Schilddrüse. Jod ist eine sehr sensible Substanz. Der Mensch hat in einer gesunden Schilddrüse 8 bis 11 Milligramm Jod gespeichert. Es muss täglich angeliefert werden. Zu wenig Jod kann geistigen Schaden oder einen Kropf zur Folge haben. Zuviel Jod wirkt wie Gift. Kresse liefert der Schilddrüse genau die richtige, sanfte Menge an Jod, die sie braucht.

- Kresse enthält ätherische Öle: Senföle, die den scharfen Geschmack des Küchenkrautes ausmachen.

Ein Tipp: Geschlossene Blütenknospen der Kapuzinerkresse pflücken, kurz mit siedendem Salzwasser übergießen, abseihen und in ein Glas geben. Mit erhitztem Essig übergießen und verschließen. Die Kapuziner-Kapern würzen Salate und Aufstriche, aber auch Fleischspeisen.

KRÄUTERKUNDE VON A-Z

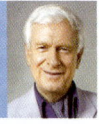
Prof. Bankhofers
Tipp

Wer jeden Tag eine Handvolle Kresse isst, nimmt leichter ab, da er weniger Hungergefühl verspürt.

Durch sie wird die Kresse zur Naturarznei. Man nennt sie daher auch das „Antibiotikum aus dem Kräutergarten". Die Senföle bekämpfen krankheitserregende Bakterien im Darm und in den Harnwegen. Sehr oft raten Hausärzte Frauen, die an Blasenentzündung leiden, reichlich Kresse zu konsumieren, weil damit die ärztliche Therapie sinnvoll unterstützt wird. Kresse kann aber bei Erkrankungen niemals pharmazeutische Antibiotika ersetzen.

- Kresse – regelmäßig in den Speiseplan eingebaut – wirkt harntreibend, reinigt die Nieren, aktiviert die Galle und gibt bei Erschöpfungszuständen Kraft.

- Kresse enthält das Spurenelement Chrom. Es steuert das Satt sein. Wer jeden Tag eine Handvoll Kresse isst, nimmt leichter ab, weil er nicht so sehr vom Hunger geplagt wird.

Es gibt viele Möglichkeiten, rohe, kleingeschnittene Kresse zu genießen: auf dem Kopfsalat, im Kartoffelsalat und im Tomatensalat, auf der Kartoffelsuppe, auf dem Butterbrot und in den Topfen (Quark) oder Gervais eingerührt.

Gesund!

Kapuzinerkressetee

6 frische Kresseblüten
1 Tasse Wasser

Den Aufguss zugedeckt fünf Minuten ziehen lassen. Zwei Tassen Tee, über den Tag verteilt trinken, sie wirken harntreibend und bei Erkältungen.

Kapuzinerkressetinktur

1 Hand voll frische Kresseblätter
0,25 l 40-prozentigen Korn

Zubereitung:
Die Blätter in einem weiten Glasgefäß mit Korn übergießen. Gut verschlossen an einen sonnigen Ort stellen. Nach 10 Tagen abseihen und kühl lagern.

15 bis 20 Tropfen der Tinktur helfen bei Atemwegsbeschwerden.

Ob Gänse- oder Schweinebraten –
bei schwerem Essen sei der **Kümmel**
uns geraten!

Der Kümmel „carum carvi" zählt zu den ältesten Heil- und Gewürzpflanzen und ist einer der wichtigsten Vertreter der Doldengewächse. In ägyptischen Gräbern wurde Kümmel als Grabbeigabe gefunden. Griechen und Römer der Antike setzten auf seine verdauungsfördernde Kraft.

Im Rom hatten beispielsweise die Reichen immer eine Tasse Kümmelsamen auf dem Tisch; diese wurden zerkaut, damit die üppigen Mahlzeiten vom Magen besser vertragen wurden.

Seit dem 16. Jahrhundert wird Kümmel auch bei uns verwendet: Ob beim

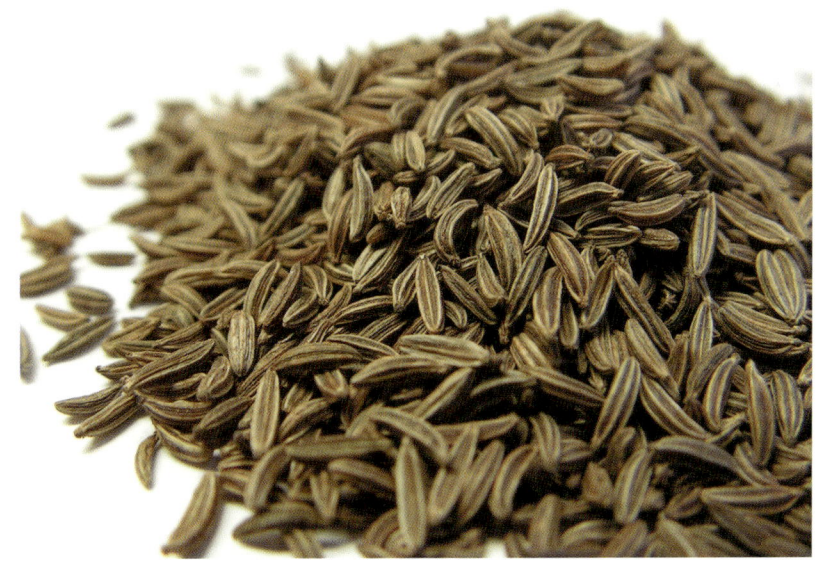

Ob zum Würzen von Ente oder Gans oder bei blähenden Gerichten, bei frischem Brot oder Käse: Der Kümmel ist das besondere Gewürz, das Speisen für den menschlichen Körper besser verträglich macht.

Würzen von Ente oder Gans, bei blähenden Speisen wie Kohl-, Kraut-, oder Pilzgerichten, Kümmel wird Käse beigemengt oder auch frischem Brot: Der Kümmel ist das besondere Gewürz, das Speisen für den menschlichen Körper besser verträglich macht.

Es gibt insgesamt ca. 30 verschiedenen Kümmelarten, allerdings sind in der Naturmedizin nur drei wirklich interessant: der sogenannte echte Kümmel, der aus als Feldkümmel oder Wiesenkümmel bekannt ist und der auch bei uns im Garten wächst. Daneben kennt man den Kreuzkümmel aus dem Mittelmeerraum, aus Indien und aus den USA: Schließlich gibt es noch den Schwarzkümmel aus Ägypten und aus der Türkei.

Für uns ist der heimische echte Kümmel so interessant, er ist eine wahre Naturmedizin.
Der Kümmel wächst heute frei auf Wiesen, sollte aber für die Verwendung in der Küche und Heilkunde nur aus dem Kräutergarten genommen werden.

Kümmelsamen gibt es im Lebensmittelhandel und in der Apotheke. Für die Arzneipflanze wird der Kümmel auf großen Feldern angebaut – in Ostfriesland und Holland gedeiht er aufgrund des Seeklimas besonders gut. Gesammelt werden im Hochsommer die reifen Früchte (Samen).

Was steckt nun im Kümmel und wie können wir ihn für unsere Gesundheit einsetzen? Die wichtigsten Wirkstoffe im Kümmel sind Flavonoide, Gerbstoffe, Carvon, Carveol und Limonen. All diese Substanzen sind dafür verantwortlich, dass es kaum ein Kraut gibt, das die Verdauung derart unterstützt wie der Kümmel.

Er hilft gegen Blähungen und Völlegefühl, gegen einen verdorbenen Magen nach zu viel Fett, Fleisch und Süßem. Er bekämpft aber auch Mundgeruch, den nervösen Magen und Magenkrämpfe. Man kann mit Kümmel auch die Haut sowie die Schleimhäute stärken.

In der Volksheilkunde hat man bei Zahn-, Ohren- und Kopfschmerzen Kümmelsamen groß zerstoßen und mit warmem Wein beträufelt, anschließend in kleine Leinensäckchen gefüllt und auf die schmerzen Stellen gelegt.

Kümmel zählt aber seit jeher auch zu den magischen Pflanzen. Er wurde beim Übergang vom Leben zum Tod, bei heiligen Ritualen und in Liebesdingen stets eingesetzt.

Gesund!

Kümmeltee

1 Esslöffel Kümmel wird in einer Tasse mit kochendem Wasser übergossen, 20 Minuten zugedeckt ziehen lassen. Durchseihen, warm in kleinen Schlucken trinken. Die Erleichterung tritt meist schon nach 10 bis 15 Minuten ein.

Kümmelmilch für Kinder

Bei Kindern setzt man gerne Kümmelmilch gegen Blähungen ein. ¼ l Milch wird mit 1 Esslöffel Kümmel einmal aufgekocht. Durchseihen und die Milch lauwarm trinken.

Für unterwegs

Geben Sie einfach 2 bis 3 Tropfen Kümmelöl (Reformhaus, Apotheke) auf ein kleines Stück Brot und kauen Sie es gut!

*Wenn Säuglinge **Koliken** haben, füllt man 2 Hand voll Kümmel in ein Leinensäckchen und erwärmt dieses im Wasserbad oder im Backofen, damit es eine angenehme Temperatur hat. Das Säckchen wird in eine Textilwindel eingeschlagen und dann auf den Bauch des Babys gelegt.*

Kümmeltinktur

8 TL Kümmelsamen
0,5 l 40%-iger Korn

Den Kümmel in ein Glasgefäß geben, mit dem Alkohol übergießen. Gut verschlossen an einen sonnigen Ort stellen. Nach 10 Tagen abseihen, in einer Flasche aufbewahren.

30 Tropfen Kümmeltinktur helfen bei vollem Magen.

Kümmelschnaps

90 g Kümmel
150 g Zucker
1 l Obstler

Kümmel und Zucker in ein Ansatzgefäß geben und mit dem Alkohol übergießen. An einem warmen, sonnigen Platz stellen und 4 Wochen ruhen lassen. Ab und zu ein wenig schütteln, damit sich der Zucker gut auflöst. Den Ansatz filtrieren und in Flaschen füllen. Noch weitere 2 Wochen ruhen lassen.

Gut gegen Blähungen und verdauungsfördernd!

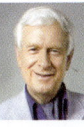 **Prof. Bankhofers Tipp**

Der Kümmelschnaps wirkt gut gegen Blähungen und fördert die Verdauung!

KRÄUTERKUNDE VON A-Z

Kurkuma hält das Gehirn in Schwung und beugt Alzheimer vor

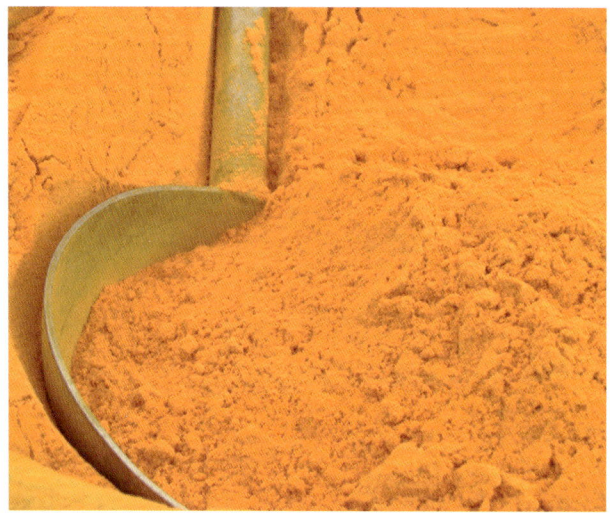

Damit steht plötzlich ein Gewürz im Mittelpunkt medizinischer Forschungen, das bei uns immer beliebter wird: nämlich Kurkuma, auch Gelbwurz genannt, der Hauptbestandteil der Currymischung!

Kurkuma ist eine mehrjährige Pflanze aus der Familie der Ingwer-Gewächse. Sie ist seit 5000 Jahren in Südostasien, Vietnam, Südindien und auf Java heimisch, wird aber heute vorwiegend in China, den afrikanischen Tropen sowie in Mittel- und Südamerika angebaut.

Der in Kurkuma enthaltene Farbstoff Kurkumin wirkt antibakteriell und entzündungshemmend.

Das Ergebnis einer wissenschaftlichen Studie in den USA lässt aufhorchen. Es wurde im angesehenen Fachblatt „Journal of Neuroscience" veröffentlicht: Der regelmäßige Genuss von Curry und Worcestersoße schützt vor Alzheimer. Der gelbe Farbstoff Kurkumin in Curry und in der Soße verhindert nämlich die Ablagerung von Amyloid im Gehirn. Das ist die Ursache für Alzheimer.

Verwendet werden die senf- bis zitronengelben Wurzeln: als Küchengewürz, als Naturarznei und als Farbe für die gelben indischen Mönchskutten.
In rohem Zustand enthalten die Wurzeln giftige Substanzen. Nachdem sie aber gekocht, entwässert, geschält und zu Pulver verarbeitet wurden, sind die Giftstoffe nicht mehr vorhanden.

In dem etwas scharfen und bitteren Gewürz gibt es den Wirkstoff Xanthorhiziol, der die Gallenproduktion fördert,

Blähungen und Völlegefühl verhindert, und den Farbstoff Kurkumin. Er wirkt antibakteriell und entzündungshemmend.

Wer regelmäßig Kurkuma in den Speisen als Gewürz einsetzt, regt den Gallenfluss an, kann Durchfall bekämpfen, die Verdauung fördern, speziell die Fettverdauung verbessern, und die Leber bei ihrer Entgiftungsarbeit unterstützen. Wer zu entzündlichen Magenbeschwerden neigt, sollte auf Kurkuma verzichten. Die Schmerzen könnten stärker werden.

Kurkuma passt zum Suppenhuhn, zu Rührei oder Spiegeleiern, zu essigsaurem Gemüse, zu Salaten, Reis, Fisch und Erbsengerichten.

Gesund!

Kurkumatee

Zum Vorbeugen von Gallensteinen trinkt man 3 Wochen lang täglich 2 bis 3 Tassen Kurkumatee: 1 gestrichener Teelöffel Kurkumapulver wird mit 1 Tasse kochendem Wasser übergossen, 5 bis 10 Minuten ziehen lassen, durch einen Papierfilter laufen lassen. Lauwarm trinken.

Kochrezept

Kurkuma-Risotto

Für 4 Personen: 2 Stück Zucchini
200 g Risottoreis, 2 EL Butter
2 EL kleine Schalotten
Wenig frisch geraspelten Parmesan oder einen anderen Käse
1 l heiße Gemüsebouillon
1 TL Kurkuma
2 TL frisch gehackte Petersilie

Schalotten pellen und würfeln. Ende der Zucchinis abschneiden und schälen, danach grob raspeln. Butter in einem Topf schmelzen lassen, Schalotten in Fett anbraten bis sie glasig sind. Währenddessen Gemüsebrühe vorbereiten. Reis in den Topf geben und danach führen, bis er glasig ist. Nach und nach Brühe dazugeben und öfters umrühren, bis der Reis die Flüssigkeit aufgesogen hat (das dauert ca. 15-20 Minuten). 5 Min. vor Ende der Reisgarzeit (wenn die Flüssigkeit von dem Reis noch nicht ganz aufgesogen wurde) den Kurkuma dazugeben und gut umrühren. Der Reis bekommt eine wunderschöne gelbe Farbe. Zucchiniteile dazugeben und gut mischen. Parmesan hinzufügen und alles gut vermischen. 5 Min. durchziehen lassen. Petersilie untermischen, Topf von der Kochstelle nehmen und nochmals 5 Min. ruhen lassen.

Wer regelmäßig Kurkuma in den Speisen als Gewürz verwendet, regt den Gallenfluss an, kann Durchfall bekämpfen und die Verdauung fördern.

KRÄUTERKUNDE VON A-Z

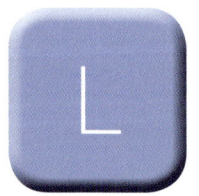

Lachen, leben, lieben:
Der lilablaue Sommertraum Lavendel

Was gibt es Wunderschöneres als im Sommer die üppig blühenden Lavendelfelder in der Provence zu bewundern?

Lavendel ist aber nicht nur ein lilablauer Traum, sondern auch ein Küchenkraut, das wir vielfältig für unsere Gesundheit einsetzen können.

Der Lavendel „Lavandula angustiforlia" – hat seinen Namen möglicherweise vom lateinischen Wort „lavare" waschen. In der Antike hat man Lavendel dem Waschwasser zugesetzt – auch jenem, in dem die Kleidung gereinigt wurde. Und bis heute kennt man den guten alten Brauch, dass ein Säckchen mit getrockneten Lavendelblüten im Kleiderkasten vor den gefürchteten Motten schützt.

Seine Heimat ist der Mittelmeerraum. Der Lavendel wurde schließlich durch Benediktinermönche zu uns gebracht. Hildegard von Bingen hat ihn „gegen Läuse" eingesetzt und ab dieser Zeit wurde er auch in Gärten angebaut und erfreut alle Sinne: Die Augen wegen der schönen, lila Farbe, die Nase wegen seines betörenden Duftes.

Vor allem in der französischen Küche – besonders in der Provence – schätzt man das Küchenkraut Lavendel sehr. Man kann damit wunderbar Fisch, Lamm, Geflügel, Wild-Spezialitäten, Suppen, Soßen würzen. Lavendel verwandelt aber auch Desserts zu besonderen Genüssen.

Zum Beispiel Parfaits, Speiseeis, Kekse. Doch dieses zarte Küchenkraut spielt auch in der Naturmedizin eine bedeutende Rolle. Es ist eine Naturarznei ganz besonderer Art.

Die Lavendelblüten werden in den Sommermonaten Juni bis August geerntet. Und zwar mittags bei Sonnenschein. Da enthalten sie die meisten ätherischen Öle.

Lavendelblüten liefern über 200 Substanzen. Die beiden wichtigsten sind Linalyl-Azetat und Linalool. Das Linalyl-Azetat ist für den Lavendelduft verantwortlich und ist eine hervorragende

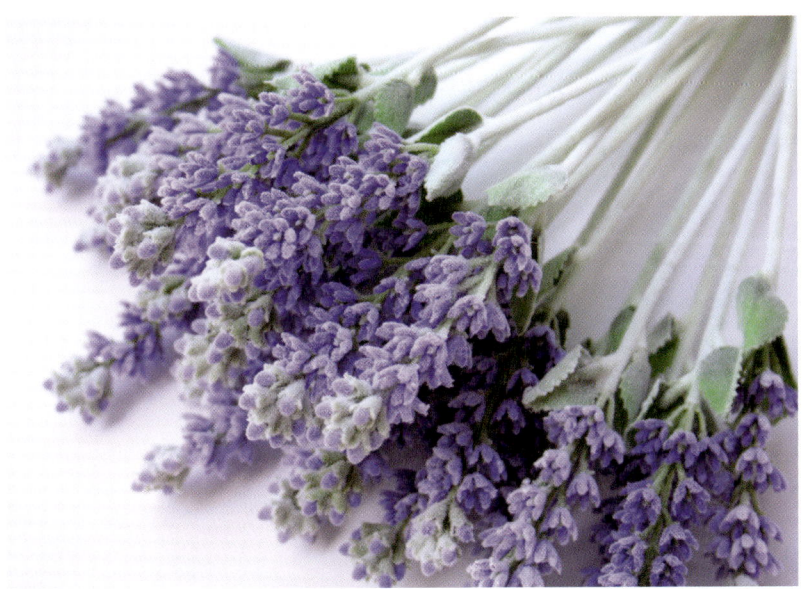

Heilsubstanz. Sie beruhigt die Nerven, löst Verkrampfungen, tröstet bei seelischem Tief, vertreibt Ängste, macht Mut und fördert die Ausschüttung des Hormons Serotonin für positives Denken.

Das Linalool ist ein Bakterienkiller, wirkt antiseptisch und entzündungshemmend.

Während man in der Küche die zerriebenen, pulverisierten, getrockneten oder die frischen Lavendelblüten einsetzt, verwendet man in der Naturmedizin Lavendelblüten in Form von Öl, Lavendelwasser, Tee oder Fluidextrakt.

Gesund!

Lavendelblüten-Tee

1 gehäufter Teelöffel Lavendelblüten wird mit 1 Tasse kochendem Wasser übergossen, zugedeckt 8 bis 10 Minuten ziehen lassen, durchseihen mit etwas Honig lauwarm trinken.

- *Wenn man nach einem gestressten Tag leichter einschlafen möchte, reibt man vor dem Zubettgehen die Schläfen mit Lavendelöl ein. Man kann auch ein paar Tropfen aufs Kopfkissen geben. Oder man trinkt 1 Tasse Tee.*

Lavendelblüten enthalten über 200 Substanzen. Die beiden wichtigsten sind Linanlyl-Azetat und Linalool. Ersteres beruhigt die Nerven, tröstet bei seelischem Tief und Linalool wirkt als Bakterienkiller.

KRÄUTERKUNDE VON A-Z

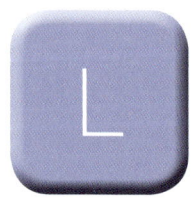

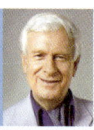

Prof. Bankhofers Tipp

Lavendelöl hilft auch gegen Kopfschmerzen: Man verrührt 10 Tropfen Lavendelöl mit etwas Jojoba-Öl und massiert Schläfen und Nacken ein.

- *Wenn man müde ist und weiterarbeiten muss, gibt man in eine Dessertschüssel mit Wasser 20 Tropfen Lavendelöl und 10 Tropfen Zitronenöl und nimmt den Geruch über die Raumluft auf.*

- *Man kann mit Lavendelöl auch rheumatische Beschwerden lindern, das Bindegewebe stärken und Stress abbauen. Man stellt dazu ein spezielles Massageöl her: Mischen Sie 1 Esslöffel Olivenöl oder Sesamöl mit ein paar Tropfen Lavendelöl.*

- *Gegen Ängste und traurige Gedanken genießt man ein Lavendelbad. Bereiten Sie 2 Liter Tee zu und gießen Sie ihn ins Badewasser. Trinken Sie aber auch während des Bades 1 Tasse Lavendeltee mit wenig Honig. Man kann mit dem Bad und dem Tee auch erhöhten Blutdruck senken.*

- *Auch gegen Erkältungen kann man Lavendel einsetzen. Gegen Halsschmerzen gurgelt man mehrmals am Tag mit 1 Glas lauwarmem Wasser, verrührt mit 4 Tropfen Lavendelöl. Bei Atemwegsproblemen gibt man in einen Topf mit 2 Liter heißem Wasser 5 Tropfen Lavendelöl und atmet 10 Minuten lang die aufsteigenden Dämpfe ein.*

- *Darüber hinaus hilft Lavendel auch gegen Kopfschmerzen: Man verrührt 10 Tropfen Lavendelöl mit etwas Jojoba-Öl, massiert damit Schläfen und Nacken ein.*

- *Zum Stärken der Nerven riecht man einfach mehrmals Tag an einem geöffneten Fläschchen mit Lavendelöl.*

- *Pickel vergehen schneller im Gesicht, wenn man mehrmals am Tag Wattestäbchen mit Lavendelöl tränkt und die Pickel betupft. Damit wird die betreffende Stelle desinfiziert und die Heilung der Hautstelle wird gefördert.*

Gesund!

Lavendelöl

*2 EL getrocknete Lavendelblüten
400 ml kaltgepresstes, bestes Olivenöl*

Die Blüten in einem weithalsigen Glasgefäß mit Öl begießen, gut verschließen und an einem warmen Ort stellen. Jeden Tag sanft schütteln. Nach 4 Wochen abseihen und in eine Flasche füllen. Durch dieses Öl können rheumatische Beschwerden gelindert werden.

Gesund!

Lavendeltinktur

100 g getrocknete Lavendelblüten
0,5 l 40-prozentiger Korn

Die Blüten in einem weithalsigen Glasgefäß mit dem Korn übergießen. Gut verschlossen an einem warmen, sonnigen Ort stellen. Nach ca. 3 Wochen abseihen, in eine Flasche füllen und verschließen. Die Tinktur wirkt als Einreibung gegen Rheuma- und Kopfschmerzen.

**Lavendelschnaps
(hebt die Stimmung, wirkt ausgleichend, bekämpft Kopfschmerzen und Migräne)**

30 g Lavendelblüten
20 g Orangenblüten
100 g Zucker
1 l Wodka

Die Lavendelblüten mit den Orangenblüten und dem Zucker in ein Ansatzgefäß geben und mit dem Alkohol übergießen. Den Ansatz 10 Tage ziehen lassen und täglich durchschütteln. Den Ansatz filtrieren und in Flaschen füllen.

Kochrezept

**Süß und gut:
Lavendel-Kräutergelee**

1 Tasse Lavendelblüten
¾ Liter Apfelsaft
1 Stück Zitrone, 1 kg Gelierzucker

Blüten oder Blätter mit dem Apfelsaft aufkochen oder über Nacht im Apfelsaft ziehen lassen. Anschließend durch ein Sieb filtern, Zitronensaft und den Gelierzucker zugeben und je nach Gelierzucker ein bis vier Minuten kochen lassen.

Heiß in Schraubdeckelgläser füllen und Deckel schließen.

Wellness / Schönheit

Ausgleichendes Wellnessbad

2 Handvoll getrockneter Lavendelblüten

Lavendelblüten in einen Waschhandschuh füllen und in die Wanne legen – eine beruhigende Wohltat für den Körper.

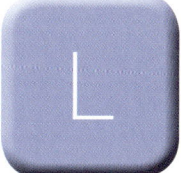

KRÄUTERKUNDE VON A-Z

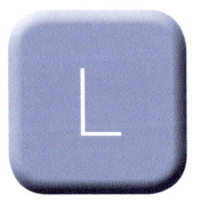

Liebstöckel haben wir so lieb:
Er ist das Gewürzkraut
gegen Stress und Nervosität

Kaiser Karl der Große erließ eine Anbauverordnung, dass nicht nur Klöster, sondern auch Bauern mehr Liebstöckel pflanzen sollten, damit mehr Menschen die Kräfte für die Gesundheit nützen konnten.

Im Volksmund wird Liebstöckel auch Maggi-Kraut genannt und als Würze für Suppen und Soßen verwendet. Dabei ist Liebstöckel darüber hinaus aber eine Naturarznei und magisches Kraut.

Der Liebstöckel – „Levisticum officinale" – gilt als Kraut der Liebe. Viele Mythen drehen sich um die staudenähnlich wachsende Pflanze, die bis zu zwei Meter hoch werden kann. Sie soll Liebe erwecken und bewahren sowie steigern und wird in den magischen Rezepten des Mittelalters für Liebestrank und -zauber oft gepriesen.

In der Antike war der Gebrauch von Liebstöckel in der Küche Nebensache. Man verwendete das Kraut in erster Linie zur Behandlung von Magen- und Darmbeschwerden. Das geht eindeutig aus den Schriften von Plinius hervor. Auch im Mittelalter galt die Pflanze als Heilkraut. Kaiser Karl der Große erließ eine Anbauverordnung, dass nicht nur Klöster, sondern auch Bauern mehr Liebstöckel pflanzen sollten, damit mehr Menschen die Kräfte für die Gesundheit nützen konnten.

Später lobten auch die Heilige Hildegard von Bingen, Paracelsus und Albertus Magnus die Arzneikraft des Liebstöckelkrauts.

Damals wie heute gilt: In der Küche setzte man die frischen Blätter ein, in der Medizin die getrockneten Blätter und Wurzeln. Liebstöckel mit der höchsten Wirkstoffdichte wächst in Ungarn, Rumänien und in den USA.

Liebstöckel stammt aus Persien. Es ist ein Doldengewächs, das auf nahrhaftem, feuchtem Boden wächst. In den Blättern der Pflanze hat man 192 Wirkstoffe entdeckt. Die wichtigsten sind die ätherischen Öle Butylphalid, Trans-Ligustulid, Phellandren, Pinene, Terpinene, Kumarin, Furokumarin, Bergapten, Psoralen und das antibiotisch wirkende Falcariondol.

Auf Grund dieser Inhaltsstoffe wirkt Liebstöckel entwässernd, fördert die

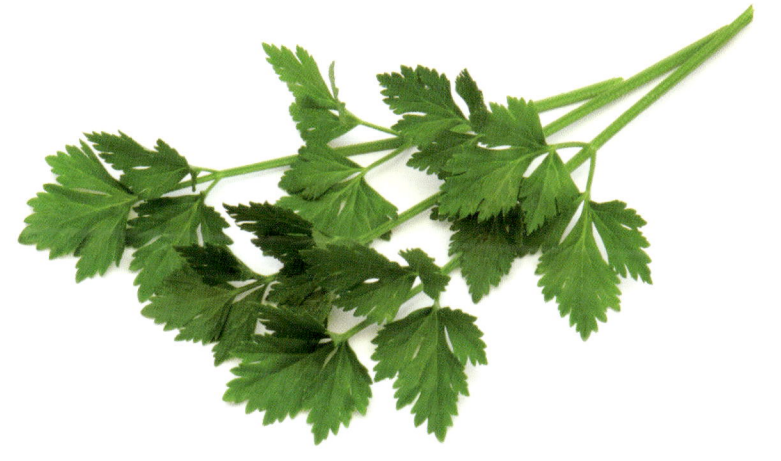

Verdauung, beugt Völlegefühle und Blähungen vor, stärkt aber auch die Bronchien. Es kann Krämpfe lösen und Blähungen bekämpfen.

In unserer modernen Zeit aber ist der wichtigste Effekt dieser: Liebstöckel in den Speisen stärkt die Nerven enorm und baut Stress ab. Nach einem arbeitsreichen Tag mit großem Leistungsdruck tut eine Suppe mit Liebstöckel richtig gut. Verspannungen in Schultern, Nacken und Rücken können gelöst werden. Alles, was mit Liebstöcke gewürzt ist, kann man als Antistress-Essen bezeichnen: Gemüsesuppen, Eintöpfe, Soßen, Bohnen- und Kartoffelgerichte. Besonders bekömmlich und schmackhaft ist Liebstöckel als Würze in der Füllung von Rindsrouladen, bestehend aus süß- sauren Gurken, Zwiebeln, Petersilie, Kapern, Salz und Pfeffer.
Es ist auch sinnvoll, Speisen mit Liebstöckel zu würzen, wenn man Aufstoßen, Sodbrennen, Völlegefühl und Blähungen verhindern möchte.

Eines aber muss man wissen: Liebstöckel regt den Appetit an. Wer schlank bleiben oder werden will, sollte sparsam mit diesem Kraut umgehen. Zudem können der intensive Geschmack und Geruch Speisen auch verderben. Vor allem werden alle anderen Gewürznuancen gnadenlos ausgelöscht.

Auch Schwangere sollten Liebstöckel nicht verwenden. Weitere Gegenanzeigen sind Entzündungen der ableitenden Harnwege sowie eine eingeschränkte Nierentätigkeit.

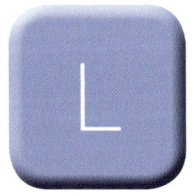

Liebstöckel, auch Maggi-Kraut genannt, stärkt die Nerven enorm und baut Stress ab. Wer aber schlank bleiben möchte, sollte möglich sparsam mit diesem Kraut umgehen – Liebstöckel regt den Appetit an!

Gesund!

Liebstöckeltee

*1 TL Liebstöckelwurzel
¼ Liter Wasser*

Den Aufguss 10 Minuten zugedeckt ziehen lassen, dann abseihen. Liebstöckeltee sollte am besten ungesüßt getrunken werden. Er entwässert und ist wirksam gegen Blähungen.

Liebstöckelwein mit Fenchel

5 g Liebstöckel-Wurzel und etwas Salbei sowie 20 g Fenchel in einem halben Liter Weißwein ansetzen. 10 Tage stehen lassen, danach abseihen.

Ein Stamperl des Weins kann mehrmals am Tag nach den Mahlzeiten getrunken werden, am besten leicht angewärmt. Eignet sich als Verdauungswein nach den Mahlzeiten, wirkt bei Verdauungsbeschwerden.

Liebstöckelschnaps

*1 junger frischer Zweig Liebstöckelkraut
1 l Weingeist (40%)
2 EL Kandiszucker*

Die Zutaten in ein Ansatzgefäß füllen, 2 Tage an einen warmen, sonnigen Platz stellen, den Zweig entfernen und eventuell nachzuckern. Der Liebstöckelschnaps sollte deutlich grün gefärbt sein. Man kann den Liebstöckelschnaps auch mit jedem guten „Selbstgebrannten" herstellen.

Wirkt harntreibend, schleimlösend, hilft auch bei Nieren- und Blasenerkrankungen, Gicht, Rheuma und Verdauungsstörungen.

Wellness / Schönheit

Kompresse gegen unreine Haut

*2 TL Liebstöcklwurzel
2 Tassen Wasser*

Den Aufguss 1o Minuten zugedeckt ziehen lassen, abseihen und überkühlen lassen. Ein Leinentuch damit tränken und auf das Gesicht legen.

Die Kompresse eine ¼ Stunde auf das Gesicht gelegt, wirkt gegen unreine Haut.

Kochrezept

Hühnersülzchen mit Salatbukett

Für 4 Personen
0,30 l Hühnerfonds, 5 Blatt Gelatine, 180 g Hühnerbrust gekocht, 100 g Karotten, 50 g Sellerie, 50 g gelbe Rüben, Salz, Pfeffer, Lorbeerblatt, Liebstöckel, ¼ Bund Schnittlauch

Kernöldressing:
40 g Zwiebel, 3 EL Kürbiskernöl, 3 EL Apfelessig, Salz

Garnitur:
½ Stück Lollo Rosso, 1 EL Kürbiskerne, geröstete Zwiebelringe, Selleriestroh

Gelatine einweichen. Hühnerbrust und Gemüse kleinwürfelig schneiden und im Hühnerfonds kochen, abschmecken. Ausgedrückte Gelatine einrühren und abkühlen lassen.

Terrinenform mit Öl ausstreichen und mit Klarsichtfolie auslegen, Sulz einfüllen und gleichmäßig verteilen. Kalt stellen.

Kernöldressing und Garnitur vorbereiten (Kürbiskerne rösten).

Mit einem Elektromesser aufschneiden, anrichten und garnieren.

Magisches Liebesrezept

„Frische Liebe"

300 g Blattsalat, etwas Brunnenkresse
2 Zucchinis
1 EL Zitronensaft
1 EL frisches Petersilienkraut
1 EL gehackte Sellerieblätter
Für die Soße
3 EL Weißweinessig
1 TL Liebstöckel
1 Prise Muskat
Salz, Pfeffer
5 EL feinstes Olivenöl

Die gewaschenen Salatblätter und die Brunnenkresse auf zwei Tellern verteilen. Zucchinis vierteln, fächerartig aufschneiden, mit Zitronensaft beträufeln, Kräuter darüber streuen und je zwei Zucchinis am Tellerrand arrangieren.

Essig und Gewürze zusammen verquirlen, das Öl unter rühren und die Soße über dem Salat verteilen.

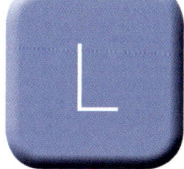

KRÄUTERKUNDE VON A-Z

Schweißtreibend und gelinde lindert die Erkältung, die **Linde**!

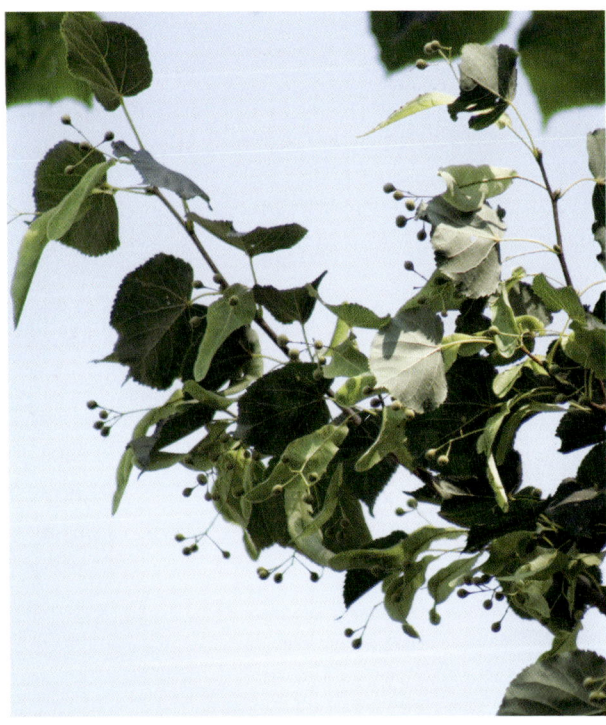

Als Lindenblüten werden die Blüten der Sommerlinden bezeichnet. Der in Süd- und Mitteleuropa beheimatete, bis zu 40 Metern hohe Baum hat einen schlanken Wuchs und einen Stammdurchmesser von bis zu 1,8 Meter.

Die schnell wachsende Linde setzt sich in Hangschuttwäldern und Schluchtwäldern häufig gegenüber anderen Baumarten durch und gilt als Baum der mittleren Gebirgslagen. Ganz junge, noch weiche Lindenblätter sind essbar. Ihr milder Geschmack eignet sich gut für Salate.

In vielen Regionen Mitteleuropas befanden sich im Dorfmittelpunkt Sommerlinden. Da Linden häufig sehr alt werden, sind in vielen Ortszentren noch uralte Linden erhalten, die heute häufig Baumdenkmäler sind.

Wenn alle Welt hustet, niest und schnupft, dann hat sich vielfach ein Hausmittel bewährt: Der Lindenblütentee, der wie eine „Tarnkappe" gegen Viren wirkt!

Die Linde gilt als Symbol der Liebe, Treue und Bescheidenheit. Angeblich geht diese Symbolik auf die Erzählung von Philemon und Baucis in der griechischen Mythologie zurück. In der

Erzählung wünscht sich ein altes Ehepaar nichts, außer gemeinsam zu sterben, damit nicht einer den Tod des anderen erleben müsse.
Der Gott Zeus erfüllt ihnen diesen Wunsch und verwandelt Baucis in eine Linde und Philemon in eine Eiche. Berühmt wurde der Stoff vor dem liebenden alten Ehepaar vor allem durch Ovids „Metamorphosen".

Lindenblütentee wird seit alters her als Schutzschild gegen Erkältungen eingesetzt. Er wirkt schweißtreibend bei fiebrigen Erkältungskrankheiten und verbeugend als Schutz davor.

Auch Pfarrer Kneipp schrieb: „Der Lindenblütenthee ist neben dem Holunderblütenthee der bekannteste Schwitzthee."

Wenn man bereits eine Erkältung hat, sollte man den Tee sehr warm, aber nicht heiß, trinken.

Besteht die Vermutung, dass eine Verkühlung im Anzug ist, sollte man jede Stunde eine Tasse trinken. Die Krankheit müsste ausbleiben.

Zur allgemeinen Vorbeugung genügt eine Tasse Tee täglich.

Der Lindenblütentee gilt in der Naturmedizin als der ideale Tee für eine Schwitzkur, weil er die Körpertemperatur erhöht, dabei aber den Kreislauf nicht überfordert.

Lindenblütenlikör

200 ml Wasser
200 – 250 g Honig
1 Hand voll frischer Lindenblüten
die Schale von zwei unbehandelten Zitronen
2 Liter Obstler

Wasser und Honig aufkochen, die Lindenblüten beigeben und zugedeckt erkalten lassen.

Die übrigen Zutaten beimischen und alles gut verschlossen in einem Glasbehälter 4 Wochen ziehen lassen. Dann abseihen und in Flaschen abfüllen, wo der Likör noch 3 Monate kühl stehen sollte, bis man ihn verkostet!

Die Linde gilt als Symbol der Liebe, Treue und Bescheidenheit. Diese Symbolik soll auf die Erzählung des alten Ehepaares Philemon und Baucis aus der griechischen Mythologie zurückgehen.

Gesund!

Hier das Teerezept

¼ l kochendes Wasser über zwei gehäufte Teelöffel Lindenblüten gießen, 10 Minuten ziehen lassen, dann abseihen. Zur Vorbeugung reicht ein Teelöffel Blüten. In beiden Fällen sollte der Tee mit Honig gesüßt werden, das verstärkt seine Wirkung.

KRÄUTERKUNDE VON A-Z

Genießen Sie wie meine Großmutter, wenn Sie nicht einschlafen können, ein Likörgläschen von diesem Lindenblütenschnaps!

Gesund!

Lindenblütenschnaps: Großmutters Einschlafhilfe!

Großmutter sammelte frische Lindenblüten vom Baum, 2 Handvoll davon gab sie in 1 Liter Wasser und kochte daraus einen kräftigen Tee. Dann ließ sie den Tee kalt werden und anschließend durch ein Tuch laufen. Nun wurde der Tee mit Honig gesüßt und dann in ¾ Liter Weinbrand eingerührt und schließlich in kleine Flaschen abgefüllt.

Wenn Großmutter Einschlafschwierigkeiten hatte, genoss sie ein Likörgläschen vor dem Schlafengehen.

Rezept

Lindenblüten-Durstlöscher für heiße Tage

5 Handvoll Lindenblüten, am besten frisch vom Baum
5 Limetten oder 3 Zitronen
3 EL Honig
5 Liter Wasser, Quellwasser, stilles Tafelwasser, Leitungswasser

Lindenblüten in 5 Liter Wasser 24 Stunden bei Zimmertemperatur zugedeckt ziehen lassen. Eventuell absieben, die Blüten können aber auch drinnen bleiben. Mit Limettensaft und Honig abschmecken.

Sehr erfrischend an einem heißen Sommertag.

Lindenblütengelee

500 ml Wasser
100 ml klarer Apfelsaft
80 g getrocknete Lindenblüten
9 Blatt Gelatine
30 g Lindenblütenhonig
60 g Zucker

Das Wasser aufkochen und auf ca. 90 °C abkühlen lassen und über die Lindenblüten gießen. Die Gelatine im Apfelsaft einweichen.

Wenn der Tee so weit abgekühlt ist, dass man sich die Finger nicht mehr verbrüht, den Zucker zugeben und auflösen. Tee durch einen Teefilter gießen und den Apfelsaft mit der Gelatine und dem Honig so lange unter den Tee rühren bis sich alles aufgelöst hat. Das Gelee in Portionsgläser füllen und im Kühlschrank fest werden lassen.

Pusteblume? Nicht nur!
Der **Löwenzahn** eignet sich bestens für eine entwässernde Kur!

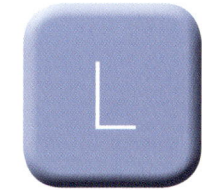

Wer kennt ihn nicht und schätzt ihn nicht den Löwenzahn? Wohl jedes Kind hat schon einmal die Früchte der „Pusteblume" weggeblasen. Und auch der leuchtend gelbe Anblick der Blüten auf den Frühlingswiesen erfreut uns alle immer wieder.

Der Löwenzahn – „Taraxacum officinale", ist zwar schon lange im arabischen Raum als Heilpflanze verwendet worden, bei uns dürfte er aber erst gegen Ende des Mittealters bekannt geworden sein. Zu finden ist er überall. Er wächst an Weg- und Straßenrändern, auf Schutthalden und in Gräben. Oft als „Unkraut" bezeichnet, hat der Löwenzahn doch eine erstaunliche Heilwirkung: Er wurde schon Ende des 16. Jahrhunderts in alten Kräuterbüchern als „gebenedeite Arznei" beschrieben, weil seine blutreinigende und entschlackende Wirkung überaus geschätzt wurde.

Für seine entschlackende Wirkung sind die Inhaltsstoffe von Wurzeln und Blättern zuständig: Dazu zählen Vitamine,

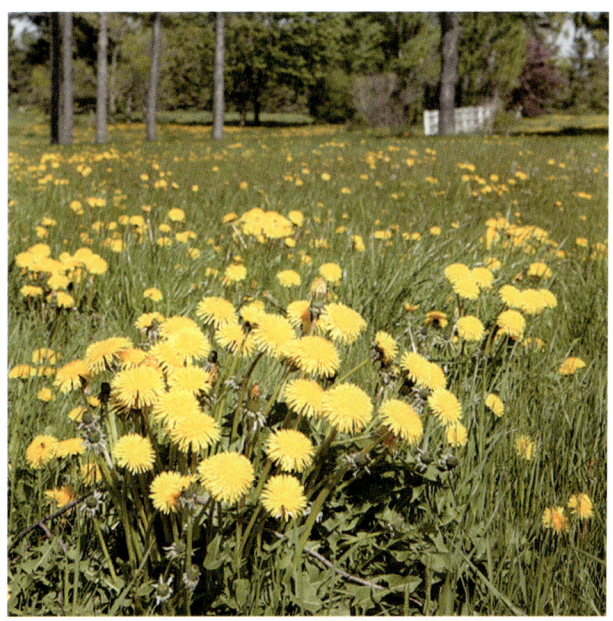

Inulin, Gerb- und Bitterstoffe, Mineralien und Spurenelemente, Cholin und andere. Sie veranlassen die Nieren und Leber zu erhöhter Aktivität, fördern die Durchblutung des Bindegewebes und die Ausscheidung. Löwenzahn ist Bestandteil vieler Tees gegen Leber- und Gallenleiden.

KRÄUTERKUNDE VON A-Z

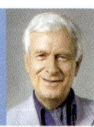

Prof. Bankhofers Tipp

Der Löwenzahnlikör stärkt den Magen, die Leber und die Galle.

Wer Löwenzahn im Kräutergarten anbaut, sollte darauf achten, dass er gut feucht gehalten wird, damit werden die Blätter nicht so schnell bitter. „Röhrlblume" heißt die Pflanze im Volksmund und die schmalen gezähnten Blätter werden im Frühling grob geschnitten und als eigener Salat gegessen. Löwenzahnblätter können auch unter andere Speisen gemischt werden.

Gesammelt werden die Blütenköpfe, die Blätter und auch die Wurzeln, aber nur im Frühling – je nach Wetterlage im April bis Ende Mai. Die Wurzel kann auch im Oktober gestochen werden. Für den Sirup sollten die Blütenköpfe bei schönem Wetter gepflückt werden, damit sie ihre stärkste Kraft entwickeln.

Gesund!

Löwenzahnwurzeltinktur

4 Löwenzahnwurzeln
1 l 40%iger Korn

Die Wurzeln gut abbürsten und waschen, in nicht zu kleine Stücke schneiden. In einem weiten Glasgefäß mit dem Alkohol übergießen. Das Gefäß gut verschlossen an einen sonnigen Ort stellen. Nach 3 Wochen abseihen. Fördert die Verdauung!

Löwenzahntee

2 TL Löwenzahnkraut- und wurzel
¼ l Wasser

Die Abkochung kurz aufkochen und 10 Minuten zugedeckt ziehen lassen. Vor den Mahlzeiten getrunken, kommt die harntreibende Wirkung am besten zur Geltung. Am besten wirkt eine Frühjahrskur mit Löwenzahntee über 6 Wochen.

Der Tee kann auch bei Oberbauchbeschwerden eingesetzt werden.

Löwenzahnlikör

150 g Löwenzahnblüten, 300 g Zucker
250 ml Wasser, 4 unbehandelte Orangen, 750 ml Weingeist (90%), 750 ml Wasser

Die Löwenzahnblüten waschen, trocknen und in ein Ansatzgefäß geben. Den Zucker im heißen Wasser auflösen, abkühlen und über den Löwenzahn gießen. Zwei Orangen samt Schale schneiden und dazugeben, die restlichen zwei Orangen auspressen und den Saft in ein Ansatzgefäß gießen. Eine Woche lang an einem warmen Ort ziehen lassen. Den Ansatz filtrieren und mit dem Weingeist und dem Wasser aufgießen, in Flaschen füllen und 3 Monate ziehen lassen. Stärkt die Galle, die Leber und den Magen.

Löwenzahnsirup

5 Handvoll Löwenzahnblüten
1 l Wasser
800 g Rohrohrzucker
Etwas Zitronensäure

Die Blüten mit dem Wasser in einem Topf zum Kochen bringen und bei schwacher Hitze köcheln lassen. Nach einer Viertelstunde abseihen, den Zucker beifügen und die Flüssigkeit noch einmal aufkochen lassen. Zitronensäure einrühren.

Den Sirup in eine Flasche füllen und verschließen. Wirkt blutreinigend!

Wellness / Schönheit

Schön blond

1 Handvoll Löwenzahnblüten
¼ l kochendes Wasser
1 Spritzer Zitronensaft

Löwenzahnblüten mit kochendem Wasser übergießen. Das Wasser soll die Blüten gerade bedecken. Abkühlen lassen und abseihen, als Spülung für die Haare verwenden.

Besonders blonde Haare werden wieder glänzend. Die Spülung hilft aber auch bei Schuppen und trockener Kopfhaut.

In der Küche

Löwenzahnfrühlingssalat (4 Personen)

1 Kopf Lollo Rosso
1 Kopf Friseé
1 Kopf Eichblattsalat
100 g junger Feldsalat
1 Kopf Radicchio
80 g Löwenzahn
2 Frühlingszwiebeln
250 g Schafkäse
1 Bund Basilikum

*Die Blattsalate gut putzen und waschen, trocknen.
Die Salate in mundgerechte Stücke zupfen, Löwenzahn je nach Größe evtl. nur halbieren.*

Die Frühlingszwiebeln waschen und in feine Ringe schneiden.

Die Salate in einer großen Schüssel vermengen und vorsichtig mit dem Dressing Ihrer Wahl marinieren. Den Käse in kleine Würfel schneiden.

Das Basilikum in Streifen schneiden. Die Blattsalate dekorativ in tiefen Tellern anrichten und mit den Ringen der Frühlingszwiebeln bestreuen.

Die Käsewürfelchen und das Basilikum vermengen und abschließend vorsichtig über den Salat verteilen

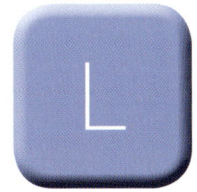

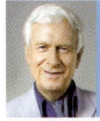 Prof. Bankhofers **Tipp**

Probieren Sie doch einmal eine „ausgefallene" Köstlichkeit wie den Löwenzahnsalat aus: Sie werden begeistert sein!

KRÄUTERKUNDE VON A-Z

Sieh an, sieh an, was der Majoran kann!

Majoran ist uns allen als wohlschmeckendes Küchengewürz bekannt, das Salaten, Soßen, Gemüse, Meeresfrüchten ein wohlschmeckendes Aroma gibt. Bekannt war und ist er aber auch als „Bratlkraut", weil er fette Braten nicht nur herrlich würzt, sondern auch dabei hilft, diese besser verdaulich zu machen.

Majoran (Origanum majorana) gehört zu der Familie der Lippenblütengewächse (Lamiaceae) genauso wie Oregano, auch Dost genannt (siehe im Kapitel der Kräuter mit D).

Schon der Dichter Catull erwähnt Majoran in einem Hochzeitsgesang. Er schrieb ihm eine aphrodisierende Wirkung zu.

Er ist einer der ältesten Gewürz- und Heilpflanzen. Schon der römische Dichter Catull erwähnt Majoran in einem Hochzeitsgesang. Dadurch wird deutlich, welche Bedeutung man Majoran bereits in der Antike zuschrieb – nämlich jene eines Aphrodisiakums. Kein Wunder also, dass in einem römischen Kochbuch Majoran zu den beliebtesten Kräutern gezählt wird. Griechen und Römer sahen in ihm aber auch ein Symbol des Glücks.

Aber auch später wurde es um die würzige Pflanze keineswegs ruhig: die Araber bezeichneten sie als „die Unvergleichliche", in Europa avancierte der Majoran im Aberglauben zu einem Kraut, das vor Hexen und Gespenstern hilft.

Majoran wurde bereits im alten Ägypten und in Arabien angebaut und kam dann über Griechenland nach Rom und ist etwa ab dem 16. Jahrhundert auch bei uns heimisch. Er wird in unseren Breiten gezogen und kultiviert.

Der Majoran ist ein kleiner duftender Strauch, der bis zu 60 cm hoch werden kann.

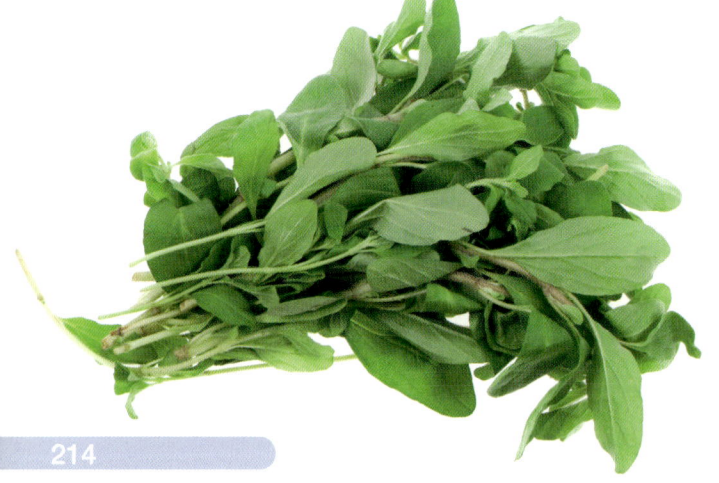

Ursprünglich kommt Majoran aus dem südöstlichen Mittelmeergebiet, aus Indien und den nordafrikanischen Küstenländern. Heute wird er auch in unseren Breiten gezogen und kultiviert. Die verzweigten Stiele der kleinen Sträucher sind voller kleiner ovaler und graugrüner Blätter.

Die kleinen weißen oder rosafarbenen Blüten des Majorans sitzen wie ovale Stacheln auf den Spitzen der Zweige, aus ihnen entstehen winzige hellbraune Samen, die wie kleine Nüsse aussehen.

Geerntet werden die Pflanzen zur Zeit der Blüte den ganzen Sommer über, möglichst an sonnigen Tagen und zur Mittagszeit, wenn das Kraut seine stärkste Kraft entwickeln kann. Getrockneter Majoran duftet angenehm würzig und schmeckt bitter. Majoran kann getrocknet aus der Apotheke bezogen werden und ist auch im Lebensmittelhandel erhältlich.

Majoran, der als Inhaltsstoffe u. a. ätherische Öle, Bitterstoffe und Saponine enthält, gilt als Heilkraut des Magen- und Darmtraktes. Er wird bei allerlei Beschwerden in diesem Bereich, vor allem bei Blähungen und Krämpfen eingesetzt. Auch eine harntreibende und antibakterielle Wirkung wird dem Majoran zugesprochen.

Gesund!

Majorantee

1 TL getrockneter Majoran
¼ l kochendes Wasser

Den Aufguss 10 Minuten lang ziehen lassen. Bei Verdauungsstörungen je 1 Tasse am Morgen und am Abend trinken. Gurgeln mit lauwarmen Majorantee hilft gegen Entzündungen im Mundraum.

Marojanwein

50 g getrockneter Majoran
1 Flasche trockener Weißwein

Majoran in einem weithalsigen Glas- oder Keramikgefäß mit Wein übergießen. Zugedeckt an einen kühlen Ort stellen, nach 24 Stunden abseihen. Gut verschlossen kühl lagern. Ein Glas Majoranwein wirkt am Abend sehr entspannend. Doch Achtung: Mehr davon kann benommen machen.

Marojanöl

2 Handvoll frischer Majoran
500 ml kaltgepresstes Olivenöl

Majoran in ein weites Glasgefäß geben und mit Öl übergießen. Dicht verschlossen an einem warmen Ort

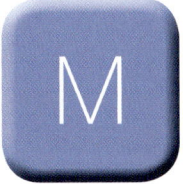

Majoran gilt als Heilkraut des Magen- und Darmtraktes und wird bei vielen Beschwerden in diesem Bereich, vor allem bei Blähungen und Krämpfen eingesetzt.

KRÄUTERKUNDE VON A-Z

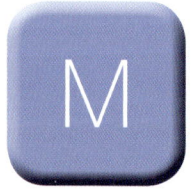

stellen, öfter etwas schütteln. Nach 4 Wochen abseihen, in eine Flasche füllen und kühl lagern. Eine Einreibung mit diesem Öl hilft bei müden Füßen und schmerzenden Gelenken.

Bei Erkältungen erleichtern ein paar Tropfen Öl, auf der Brust verrieben, das Atmen.

Majoranbutter

50 g Marojan mit wenig Alkohol durchfeuchten, dann mit 50 Gramm salzfreier Butter oder Butterschmalz im Wasserbad 15 Minuten verkochen, durch ein Leinentuch abseihen und in einem Döschen abkühlen lassen.

Eignet sich für Einreibungen, Bäder, Umschläge oder Kräuterkissen.

Kochrezepte

Gemüseschnitzerln
(für 4 Personen)

700 g frisches Gartengemüse – je nach Saison
2 klein gehackte Knoblauchzehen,
1 gehackte Zwiebel
½ TL Kräutersalz, Frischer Majoran, Basilikum, 1 kleine Tasse Haferflocken

Das geputzte, klein geschnittene Gemüse wird bissfest gedämpft und mit dem Pürierstab zerkleinert. Die gehackte Zwiebel wird mit den Haferflocken leicht angeröstet und mit den restlichen Zutaten vermischt. Aus der so entstandenen Masse werden Laibchen geformt, die in Haferflocken gewendet und in einer Pfanne in Öl beidseitig gebacken werden.

Majorankartoffeln mit Schinken
(für 4 Personen)

1 kg Kartoffeln, 2 mittelgroße Zwiebeln,
50 g Butter, 40 g Mehl, ½ l Fleischbrühe, 200 g Schlagobers (Sahne),
Kräutersalz, Pfeffer,
200 g Schinken
2 TL frisch gehackter Majoran

Kartoffeln waschen und in reichlich Wasser weich kochen, schälen und in Scheiben schneiden. Die Zwiebeln rösten, Mehl dazugeben und unter ständigem Rühren anschwitzen. Mit der Fleischbrühe und der Sahne ablöschen und nochmals aufkochen lassen. Mit Kräutersalz und Pfeffer abschmecken.

Den Schinken in Würfeln schneiden, mit den Kartoffelscheiben in die Soße geben und alles nochmals erhitzen. Den frischen Majoran unter die Kartoffeln heben.
Dazu passt frischer Blattsalat.

Die **Malve**: Sie betört uns mit ihren äußeren Reizen, doch auch mit ihren Heilkräften wird sie nicht geizen!

Die Wilde Malve (Malva sylvestris), auch Große Käsepappel genannt, gehört zur Familie der Malvengewächse und zählt zu den ältesten bekannten Nutzpflanzen. Sie hat auch eine lange Geschichte! Schon Moses soll, wie die Bibel sagt, einem Fieberkranken Malventee zum Trinken gegeben haben. Sie war auch in China, in Ägypten und Griechenland der Antike bekannt und auch Karl der Große beschreibt sie in seinen „Capitulare de villis".

Ihr deutscher Trivialname hat nichts mit der Pappel zu tun, sondern bezieht sich auf die käselaibförmigen, schleimhaltigen Früchte, aus denen früher Kinderbrei (Papp) zubereitet wurde.

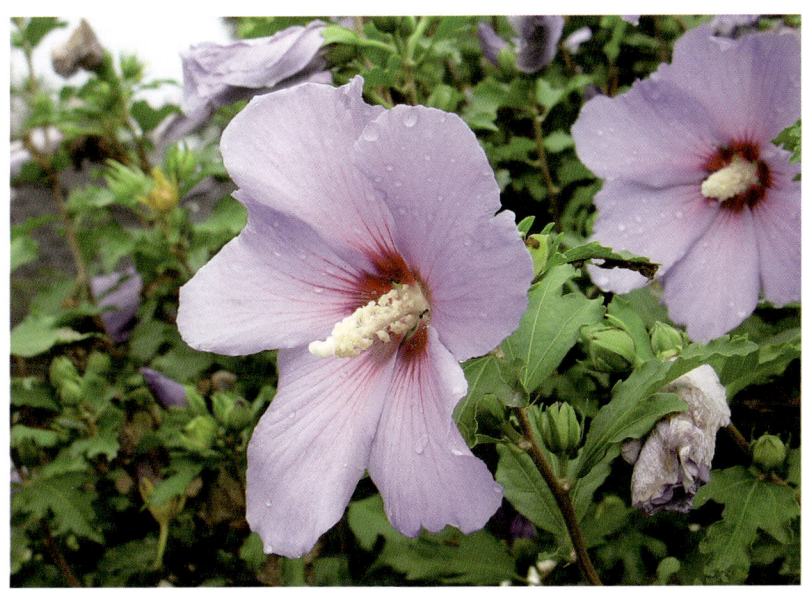

KRÄUTERKUNDE VON A-Z

Die Malve wirkt reizlindernd und entzündungshemmend bei Infektionen im Magen- und Darmtrakt ebenso wie bei Hautentzündungen, Insektenstichen und Furunkeln.

Zahlreiche unterschiedliche Volksnamen spiegeln die Popularität und vielseitige Nutzung der wilden Malve wider, so u.a. Käslikraut, Hasenpappel, Hanfpappel, Johannispappel, Katzenkäse, Ross-Malve oder auch Mohrenmalve.

Ihre volkstümlichen Namen lassen jedenfalls nicht darauf schließen, dass diese Pflanze eine wahre Schönheit ist: Sie wächst europaweit auf Feld- und Wiesenrändern, Wegen, an sonnigen Hügeln, Mauern und auf sonnigen Hängen und entwickelt zwischen Mai und Oktober gestielte fünfzählige, 2,5 – 5 cm breite, rosaviolette Blüten – eine Augenweide!
Geerntet wird das Kraut während des Sommers zur Blüte, bis August können auch die Blätter geerntet werden.

Diese pflanzliche Schönheit enthält Schleim- und Gerbstoffe, die Blüten enthalten bestimmte Farbstoffe mit teils antibakterieller Wirkung, die dem Tee eine blauviolette Färbung geben.

Die Schleim- und Gerbstoffe der Pflanze wirken reizlindernd und entzündungshemmend bei Infektionen im Mund- und Rachenraum genauso wie im Magen- und Darmtrakt, bei Hautentzündungen, Furunkeln, Insektenstichen, aber auch bei Hämorrhoiden. Der Malventee wird auch bei Erkältungskrankheiten eingesetzt, da die Malve bei Husten Schleim löst.

Pfarrer Kneipp lobte die Malve: „Unter den Blumen im Garten dürfen die Malven nicht fehlen. Als der gute Schöpfer ihre uns erfreuende Blüte malte, hat er mit der Farbe in jedes Blättchen einen Tropfen Heilsaft gegossen."

Malvenstängel wurden übrigens noch vor hundert Jahren von den Armen als Zahnbürste verwendet, oder, abgeschält, den zahnenden Kindern zum Kauen gegeben.

In der Volksheilkunde wird die Malve auch als Umschlagkraut angewandt. So ist in einem alten Kräuterbuch zu lesen: „Nimm das ganze Kraut samt den Wurzeln, gib Gerstensaft dazu und siede es im Wasser, bis ein Brei entsteht. Zerstampfe diesen nun ein wenig. Das ergibt einen guten Umschlag für entzündete Hautstellen, Beulen und Geschwüre."

Gesund!

Malventee

2 TL getrocknete Malvenblüten und/oder Blätter
¼ l Wasser

Den Kaltauszug über Nacht stehen lassen, am Morgen abseihen und zum Trinken erwärmen. 2 bis 3 Tassen pro Tag helfen – mit Honig gesüßt – gegen Husten.

Als Magenmittel und für Gurgelzwecke ungesüßt verwenden.

Äußerlich: Bei Wunden werden die frischen Blätter (nach Abwaschen mit kaltem Wasser) aufgelegt, wobei der Schleim und die Gerbstoffe abheilend und die Farbstoffe desinfizierend wirken.

Malvenöl

60 g getrocknete Malvenblüten
0,6 l reines Olivenöl

Blüten in einem weithalsigen Glasgefäß mit dem Öl übergießen. Verschlossen an einem warmen Ort stehen lassen, hin und wieder schütteln. In einer dunklen, gut verschließbaren Flasche kühl aufbewahren. Eine Einreibung mit dem Öl wirkt belebend für müde Füße.

Malvenwein

1 Liter guter Weißwein
40 g zerkleinerte oder gemahlene Malvenwurzel

In einem Liter guten Weißwein setzt man 40 g zerkleinerte oder gemahlene Malvenwurzeln an. Dieser Ansatz bleibt 14 Tage an einem warmen Ort stehen, täglich gut schütteln, dann durch ein engmaschiges Tuch abseihen.

Von diesem Wein können täglich 2 – 4 kleine Schnapsgläschen getrunken werden – der Malvenwein soll gegen Blutarmut helfen.

Wellness / Schönheit

Entspannende Kompresse

1 Handvoll Malvenblüten
(oder Teebeutel aus dem Reformhaus)
1 Tasse kochendes Wasser

Den Teebeutel oder die Blüten mit 50 ml kochendem Wasser übergießen, etwas ziehen lassen und mit der Flüssigkeit ein Tuch tränken und auf das Gesicht legen – 15 Minuten einwirken lassen – ist äußerst entspannend.

Magie

Die Malve hatte auch als Zauberpflanze große Bedeutung: die Kelten gaben sie ihren Verstorbenen mit auf die Reise ins Jenseits, das Christentum erklärte die Malve als Pflanze „der Vergebung" und im Mittelalter galt sie als Kraut mit großer „Liebeskraft".

KRÄUTERKUNDE VON A-Z

Ein Segen für die Leber und die Galle:
Die Mariendistel

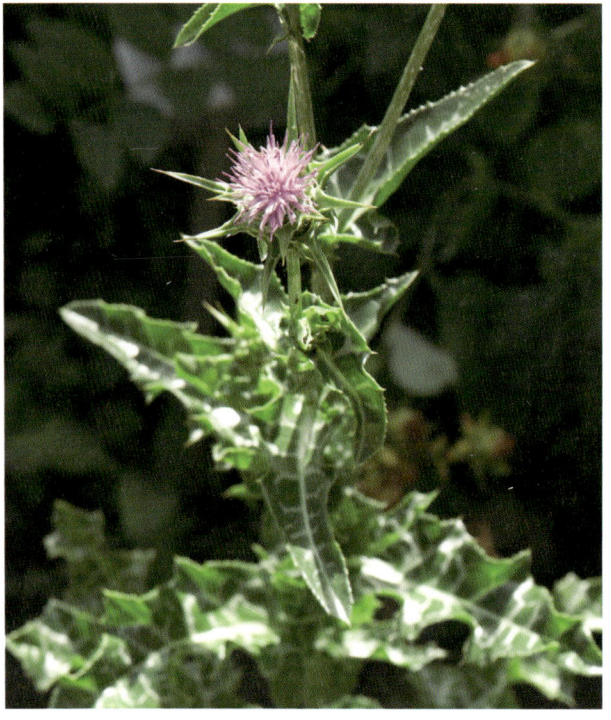

Die Mariendistel stammt aus dem Orient und aus dem Mittelmeergebiet. Sie wächst auch wild in unseren Breiten. Man findet sie sehr oft mitten in steinigen Wiesen, an Wegrändern und auf Viehweiden. Sie besitzt einen üppigen, rotvioletten Blütenkopf mit dornigen Hüllenblättern. Die Pflanzenblätter selbst sind grün-weiß marmoriert und dornig gezähnt.

Sie gilt als die schönste Distel. Ihren Namen hat die Pflanze von den weißen Streifen auf den Blättern. Man erzählte sich in alten Zeiten: Das ist Milch von der Mutter Gottes, die sie verloren hat, als sie mit dem kleinen Jesus an der Brust vor der Verfolgern des Herodes flüchtete.

In der französischen Küche und im Orient wird die Mariendistel als Delikatesse zubereitet. Man verwendet die jungen Blätter für Salate und bereitet die geschlossenen Blütenköpfe wie Artischockenböden zu.

In der Medizin werden das Kraut, der Samen und die Früchte genützt. Geerntet wird im Spätsommer und im Frühherbst.

Die medizinische Wirkung der Mariendistel ist auf mehrere Inhaltsstoffe zurückzuführen: ätherische Öle, Bitterstoffe, Pflanzenfarbstoffe, Harze, Tyramin und den Hauptwirkstoffen Silybin und Silymarin.

Man findet bereits in den Arzneibüchern der Antike den Hinweis, dass man mit der Mariendistel erstaunliche Erfolge bei der Behandlung von Leberschäden erzielen kann.

Hildegard von Bingen pries die Kraft der Mariendistel gegen das Stechen in den Gliedern. „Nimm Mariendistel und etwas weniger Salbei und mache unter Zugabe von Wasser davon Saft. Gerade zur Stunde, wenn da Stechen einsetzt, trinke es, und es wird besser."

Heute setzt man die Heilpflanze gezielt gegen funktionelle Störungen der Leber, gegen Umweltbelastungen, gegen Erkrankungen der Galle und der Milz, bei Fettleber und in manchen Fällen sogar bei Diabetes und Leberzirrhose ein. In Absprache mit dem Arzt.

Eine besonders wichtige Aufgabe erfüllt die Mariendistel als Hilfe für die Leber: Sie verzögert das Eindringen von Giften und anderen Schadstoffen in die Leberzellen. Zugleich aktiviert sie Abwehrstoffe in der Leber und unterstützt sie beim Entgiften.

Wer lange Zeit geraucht hat, wer regelmäßig Alkohol trinkt, wer aufgrund einer Krankheit regelmäßig Medikamente nehmen muss, wer aber auch durch andere Umwelteinflüsse eine angegriffene Leber hat, der sollte mit einer Mariendistelkur die Leber stark machen. Sehr erfolgreich kann man mit so einer Kur auch den Gallenfluss fördern. Am besten man bereitet dazu Mariendisteltee aus den Samen der Heilpflanze zu.

Gesund!

Mariendistel-Tee

1 gehäuften Teelöffel zerkleinerter Mariendistel-Samen (Apotheke) wird mit 1 Tasse kochendem Wasser übergossen, 10 bis 15 Minuten zugedeckt ziehen lassen, durchseihen.

Täglich 3 bis 4 Tassen trinken. Bei starker Belastung der Leber kann man nach 3 Wochen eine deutliche Verbesserung spüren.

Man sollte die Mariendistel aber besser immer nur nach Absprache mit dem Arzt einsetzen. Dazu muss man wissen: Eine große Anzahl von medizinischen Präparaten zur Behandlung der Galle und der Leber wird in der Medizin aus der Mariendistel gewonnen.

Eine wichtige Aufgabe erfüllt die Mariendistel als Hilfe für die Leber: Sie bremst das Eindringen von Giften und anderen Schadstoffen in die Leberzellen.

KRÄUTERKUNDE VON A-Z

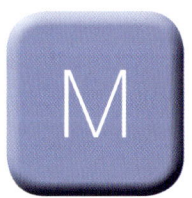

Lasst uns froh und munter sein – mit der Kraft der Melisse!

Die Melisse wird heute gegen Wetterfühligkeit sowie gegen Stress und zur Beruhigung des vegetativen Nervensystems eingesetzt.

„Wer sie isst, wird gerne lachen, weil ihre Wärme die Milz angreift und das Herz dadurch freudig wird", schrieb Hildegard von Bingen über die Melisse. Die „Melissa officinalis" – gilt als Pflanze der Leichtigkeit, der Heiterkeit. Sie soll Menschen wieder fröhlich werden lassen. Sie war schon den Griechen und Römern bekannt und wurde von den Benediktinermönchen im Mittelalter zu uns gebracht.

Schon ihr herrliches Aroma, die Melisse riecht wunderbar zitronig, macht uns fröhlich. Ursprünglich kommt die Melisse aus dem Orient. Heute gedeiht sie am besten im Mittelmeerraum – vor allem im Ebrodelta, da sie warmes Klima und lockere Böden schätzt. Die Pflanze wächst aber auch bei uns im Garten, wobei sie sich manchmal sehr ausbreitet und andere Pflanzen überwuchert.

Ernten kann man die Blätter vom Frühling über den ganzen Sommer, kurz bevor die kleinen weißen Blüten sich öffnen.

Am besten verwendet man immer die jungen Blätter, die sehr weich sind und zarter schmecken. Melissenblätter passen zu allen Salaten, ein Zweig Melisse, in einen Krug Wasser gelegt, gibt diesem schon nach einer halben Stunde ein wunderbares Aroma.

Die Melisse ist aber vor allem ein wunderbares Heilkraut: Ihre Blätter enthalten die ätherischen Öle Citral und Citronellal.

Vor allem ihre beruhigende und krampflösende Wirkung ist es, die an der Melisse so geschätzt wird. Sie wird heute gegen Wetterfühligkeit sowie gegen Stress und zur Beruhigung des vegetativen Nervensystems eingesetzt.

Sie hilft gegen Einschlafschwierigkeiten, bei nervösen Beschwerden aller Art, bei nervösem Magen, Durchfall, Erbrechen, bei Kopfschmerzen, Abgespanntheit, Schwindel. Äußerlich angewendet ist die Melisse hilfreich bei Nervenschmerzen und Rheuma.

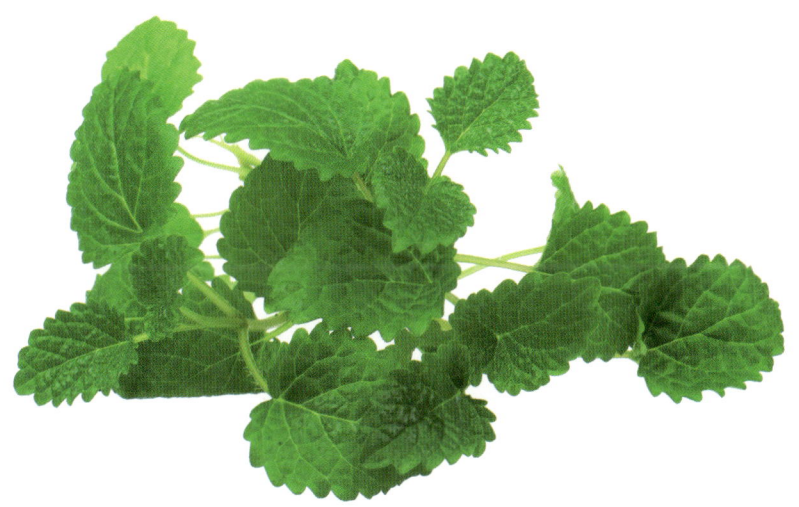

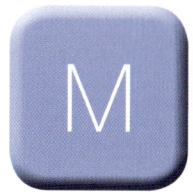

Gesund!

Melissentee

2 TL getrocknete Melissenblätter
¼ l kochendes Wasser

Den Aufguss 10 Minuten zugedeckt ziehen lassen, dann abseihen.

Nach den Mahlzeiten hilft 1 Tasse Melissentee gegen Magen- und Darmbeschwerden.

Melissengeist

2 Handvoll Melissenblätter
2 unbehandelte Orangen
3 unbehandelte Zitronen
1 TL Anissamen

500 g Zucker
500 ml Wasser
250 ml Weingeist (90%)

Die Melissenblätter kalt waschen und gut trocknen. Die Orangen und Zitronen waschen und dünn schälen.

Melissenblätter, Orangen- und Zitronenschalen mit dem Anis in ein Ansatzgefäß geben und mit dem Alkohol übergießen.

Für ca. 5 Wochen an einen warmen Ort stellen und ruhig ziehen lassen. Den Zucker mit dem Wasser aufkochen, abkühlen lassen und dem Ansatz beifügen.

Gut durchschütteln, filtrieren und in Flaschen füllen. Noch ca. 5 Wochen an einem kühlen Ort stehen lassen.

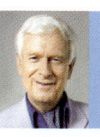 **Prof. Bankhofers Tipp**

Der Melissengeist stärkt den Magen und fördert die Verdauung!

KRÄUTERKUNDE VON A-Z

Gesund!

Melissentinktur

1 bis 2 Handvoll frische Melissenblätter und –blüten
0,7 l 40%iger Korn

Blüten und Blätter in einem weithalsigen Glas- oder Keramikgefäß mit dem Alkohol übergießen. Gut verschlossen an einen warmen Ort stellen. Nach ca. 1 Woche abseihen, in eine Flasche füllen und noch einmal ca. 4 Wochen ruhen lassen.

Teelöffelweise eingenommen, hat Melissengeist eine beruhigende Wirkung und stärkt bei geistiger und körperlicher Überanstrengung. Mit etwas Wasser verdünnt, kann er auf die schmerzenden Stellen aufgetragen, auch gegen Muskelkater helfen.

Melissenöl

2 Handvoll frisch gepflückte Melissenblätter
1 dl feinstes Olivenöl

Die Melisse mit dem Olivenöl übergießen. Drei Wochen an einem warmen Ort ziehen lassen und einmal gut durchschütteln. Danach sauber abfiltern und in eine dunkle Flasche füllen.

Wellness / Schönheit

Melissenbad

150 g Melissenblätter
1 Tasse Akazienhonig
1 Tasse Sojamilch

Geben Sie die Melisse – in einen Seidenstrumpf oder einen Waschhandschuh gepackt – in die Badewanne und lassen Sie die Wanne volllaufen. Dann geben Sie noch Akazienhonig und Sojamilch dazu. Ein wunderbares Wellness-Erlebnis, das beruhigt und entspannt. Auch die Haut wird streichelweich. Dann am besten gleich ins Bett gehen.

In der Küche

Melissenessig

3 Zweige Melisse
1 l Apfelessig
1 Spritzer Zitronensaft

Die Melisse in die Essigflasche legen und verschlossen an einem warmen Ort stellen. Nach 2 bis 3 Wochen die Zweige entfernen. Melissenessig schmeckt angenehm fruchtig nach Zitrone.

Penicillin aus dem Garten – der **Meerrettich** lässt die Heilung starten!

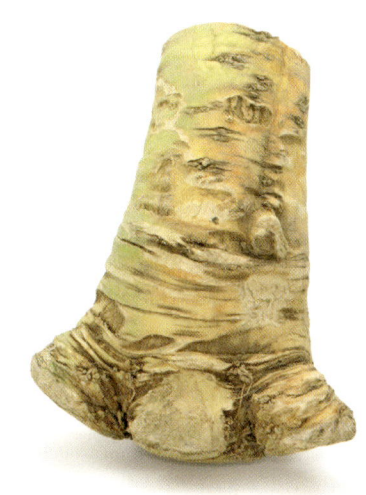

Der Meerrettich, in Österreich auch Kren genannt, ist ein beliebtes „Küchenkraut".
Viele werden es bestätigen: Zum Suppenfleisch, zum kalten Braten, zum Schinken und zur Wurst schmeckt geriebener Meerrettich einfach köstlich. Und das Gute: Der Meerrettich ist eine Naturarznei.

Die Meerrettichernte ist im Herbst- und Winter. Bis zum Frost werden die Wurzeln aus der Erde gegraben. Im Sommer baut die scharfe Wurzel ihre Vitalstoffe in der Erde auf. In der kalten Jahreszeit können wir sie dann für unsere Gesundheit nutzen.

Wissen Sie, warum man beim Raffeln von Meerrettich fast immer weinen muss? Der Hauptwirkstoff der Wurzel ist das Glykosid Sinigrin. Sobald beim Raffeln Sauerstoff dazu kommt, wandeln Enzyme das Sinigrin in scharfe Senföle um. Diese steigen auf, reizen die Tränendrüsen und Nasenschleimhäute. Das ist ähnlich wie beim Zwiebelschneiden.

Doch das Gute daran:
Diese Senföle sind sehr wertvoll für unsere Gesundheit:

- Sie jagen in unserem Körper nach schädlichen Bakterien. Daher nennt man den Meerrettich auch das „Penicillin aus dem Garten". Die Senföle wirken aber auch bis zu einem gewissen Grad antiviral.

- Sie helfen uns, schneller mit einer Erkältung fertig zu werden und

KRÄUTERKUNDE VON A-Z

bewirken, dass Schadstoffe schneller aus dem Organismus abtransportiert werden.

- Sie regen Magen und Darm an und reinigen den Darm von Fäulniserregern, Gär- und Giftstoffen.

- Zudem stärken sie unsere Atemwege.

Gesund!

Allein, wenn man den Kren raffelt und die aufsteigenden ätherischen Senföle einatmet, macht man sich stark gegen **Erkältungen** und kann besser durchatmen.

Gegen **Schnupfen und Husten** hilft folgendes Rezept: 2 Esslöffel des frisch geriebenen Meerrettichs werden mit etwas Zwiebelsaft und Honig gut verrührt, ein paar Stunden stehen lassen. Von dem Sirup, der dabei entsteht, lässt man jede Stunde 1 Teelöffel im Mund zergehen.

Gegen **rheumatische Beschwerden** sollte man 3 Mal täglich 10 Tropfen Meerrettichsaft aus der Drogerie oder dem Reformhaus einnehmen. Damit kann man übrigens auch Blähungen verhindern.

Wer sich in der kalten Jahreszeit **Frostbeulen** an den Füßen geholt hat, kann Kren erfolgreich dagegen einsetzen: 2 Esslöffel geriebenen Kren mit ½ Liter Wasser übergießen, 10 Minuten ziehen lassen, dann ins Fußbad gießen, die Füße darin 10 Minuten baden.

Wellness / Schönheit

Meerrettich gegen unreine Haut

Mit Meerrettich-Waschungen kann man unreine Haut verbessern. Dazu 1 Esslöffel geraffelter oder klein geschnittenen Meerrettich mit 1 Liter kochendem Wasser übergießen und über Nacht stehen lassen. Morgens durchseihen, einen Wattebausch eintauchen und damit das Gesicht reinigen.

In der Küche

Appetit auf Meerrettich

Wer den frisch geriebenen Meerrettich als zu scharf empfindet, kann ihn entschärfen: Mischen Sie ihn mit einem geraffelten Apfel. Verrühren Sie ihn mit etwas flüssiger Schlagsahne (Schlagobers). Oder mischen Sie ihn mit Sauerrahm und Zitronensaft.

Kochrezepte

Gefüllte Datteln

Schöne, große Datteln werden in 2 Hälften geschnitten, entkernt. Dann mischt man geraffelten Meerrettich mit Gervais und füllt damit die Datteln. Schmeckt köstlich und ist eine Naturarznei gegen Schnupfen.

Kren (Meerrettich)-Aufstrich

Zutaten für 6 Personen
250 Topfen (Quark, 20% F. i.T.)
2 EL Joghurt – 1% Fett
20 g frisch geriebener Meerrettich
20 g weiche Butter, Salz, Pfeffer.

Topfen mit der Butter schaumig rühren, das Joghurt und den Kren beimengen und vermischen. Mit Salz und Pfeffer abschmecken.

Rinderfilet mit Meerettichkruste (Kren) und Fenchel

600 g Rinderfilet
280 g Semmelbrösel
40 g Meerettich/Kren frisch
12 EL Sonnenblumenöl
400 g Fenchelknolle
4 TL Sonnenblumenöl
8 EL Olivenöl
Salz, Pfeffer

Das Rinderfilet abwaschen, trocken tupfen und in einer Pfanne mit wenig Sonnenblumenöl beidseitig anbraten und auf einem Blech bereit stellen.

Die Semmelbrösel mit dem gerissenen Meerrettich, dem restlichen Sonnenblumenöl, gewürzt mit Salz und Pfeffer, zu einer festen Masse verarbeiten.

Die Meerrettichmasse etwas 5mm dick auf dem Rinderfilet verteilen und das Filet unter dem Grill gratinieren lassen. Je nach gewünschtem Gargrad länger im Backofen belassen.

Den Fenchel in 5mm dicke Scheiben schneiden und beidseitig kräftig mit wenig Sonnenblumenöl anbraten. Den Fenchel mit Salz und Pfeffer abschmecken.

Den Bratensaft vom Rinderfilet in der Pfanne zusammen gießen und mit etwas Olivenöl, Salz und Pfeffer abschmecken.

Die Fenchelscheiben auf vorgewärmten Tellern anrichten, das gratinierte (überbacken) Rinderfilet dazu setzen, etwas von dem Bratensaft daneben träufeln und servieren.

KRÄUTERKUNDE VON A-Z

Reguliert den Blutdruck und stärkt das Herz – die **Mistel**!

Die Mistel – „Viscum alba" – ist ein Halbschmarotzerstrauch, der ursprünglich in Skandinavien und England heimisch war. Durch die Übertragung der Früchte und Samen durch Vögel ist die Mistel heute aber weltweit verbreitet, doch immer und überall als Halbschmarotzer auf bestimmten Wirtpflanzen wie Ahorn- und Apfelbaum, Birke, Eiche, Linde oder Pappel. Geerntet wird sie im August und September, vor der Fruchtbildung, wobei nur die Blätter und jüngeren Zweige geerntet werden, keinesfalls die Früchte (Beeren). Die Beeren können, vor allem bei Kindern, zu Unverträglichkeiten, zumindest aber zu Hautreizungen führen.

Die Mistel wurde nicht nur von den keltischen Druiden als Heilpflanze geschätzt, sondern auch von den Griechen und Germanen geradezu kultisch verehrt.

Mistelzweige konnten die Tore zur Unterwelt öffnen und schützten vor bösem Zauber. Die Mistel fehlte in keinem Zaubertrank und spielt heute noch in der Volksüberlieferung eine wichtige Rolle bei der Abwehr böser Geister: In der Weihnachtszeit und in den Raunächten über dem Türstock aufgehängt, schützt die Mistel Mensch, Tier und Haus.

Hieronymus Bock, der im 16. Jahrhundert eine der populärsten Kräuterbücher verfasste, nannte sie darin „Die Allesheilerin".

Die Viscotoxine der Mistel sind herzwirksam und Cholin, Acetylcholin sowie Histamine beeinflussen den Blutdruck günstig. Sie wird in der Volksmedizin auch zur Herzmuskelstärkung und in der Rekonvaleszenz eingesetzt.

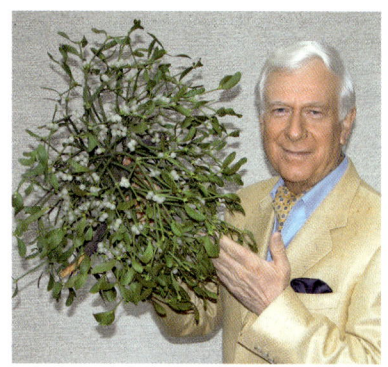

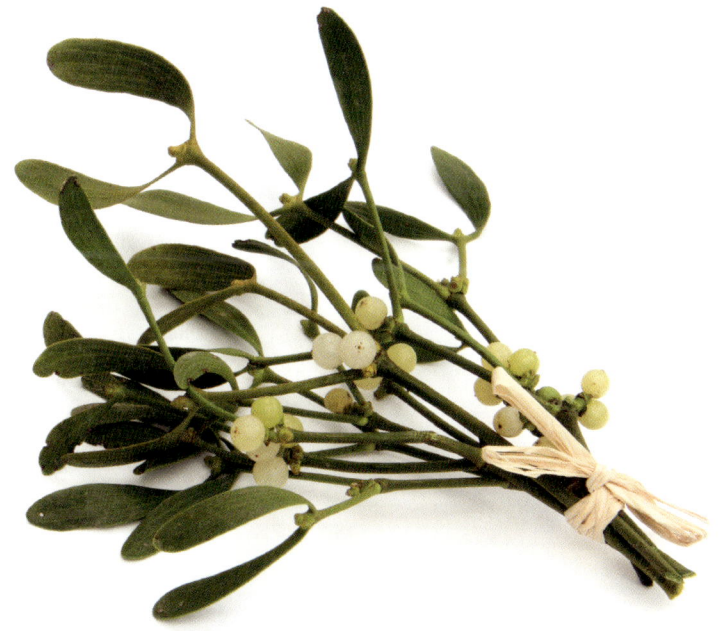

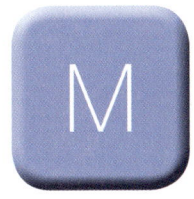

Die Mistel wirkt blutdruckregulierend und stärkt das Herz.

Gemischt mit Weißdorn leistet der Misteltee aber auch bei der Stärkung des „Altersherzens" gute Dienste.

Pfarrer Kneipp schrieb über die Distel: „Auch bei anderen Störungen des Blutkreislaufs kann diese Pflanze zu Rate gezogen werden. Die Heilwirkungen der Mistel erstrecken sich in erster Linie auf das Blut und die Störungen des Blutumlaufs."

In der Krebsnachsorge wird die Mistel zur Stärkung des Immunsystems eingesetzt.

Gesund!

Misteltee

Für den Tee werden die Blätter der Mistel verwendet, sie dürfen aber nicht abgebrüht oder gekocht werden.

Zwei gehäufte Teelöffel Mistel mit ¼ l kaltem Wasser übergießen und 10 bis 12 Stunden ziehen lassen. Dann abseihen. Zwei Tassen pro Tag trinken.

In den Apotheken gibt es auch zahlreiche fertige Mistelpräparate zu kaufen.

KRÄUTERKUNDE VON A-Z

Trifft bei Schmerzen vieler Art den Nagel auf den Kopf: die **Gewürznelke**!

Gewürznelken sind die getrockneten Blütenknospen eines immergrünen Baumes, der auf den zum indonesischen Archipel gehörenden Molukkeninseln beheimatet ist. Sie sind wegen ihres lange anhaltenden Geschmacks und auch wegen ihres unverwechselbaren Aussehens, das an Nägel erinnert, weshalb sie auch „Nägelchen" (lateinisch clavus) genannt werden, sehr bekannt.

Die etwa 1 cm langen Gewürznelken, die einen Kopfdurchmesser von etwa 5 mm haben, blicken auf eine lange Geschichte: Sie wurden in ägyptischen Gräbern gefunden, wo man sie den Verstorbenen auf ihre Reise in die andere Welt mitgab, wobei das wertvolle ätherische Öl, das „Eugenol", noch nach mehreren Jahrtausenden nachgewiesen werden konnte.

Auch in Asien verwendet man die Gewürznelken schon seit mehr als 2000 Jahren. Zur Zeit der Han-Dynastie wurden sie von den Höflingen gekaut, um ihrem Herrscher mit süßem Atem gegenüber zu treten. Obwohl die Gewürznelken schon seit dem 4. Jahrhundert auch in Europa bekannt sind, konnten sie sich erst im Mittelalter wirklich durchsetzen. Damals nutzte man sie vor allem, um den oft durchdringenden Geruch der nur dürftig eingemachten Lebensmittel zu überdecken. Diese wurden ebenso geschätzt wie der Pfeffer.

Lange Zeit wurden sie fast ausschließlich in Indonesien unter holländischer Kontrolle angebaut, heute ist die ostafrikanische Insel Sansibar der Hauptlieferant.

Der Gewürznelkenbaum kann eine Höhe von 12 bis 15 Meter erreichen und gedeiht am besten in tropischem Meeresklima.

Obwohl er mehr als 100 Jahre alt werden kann, liegt seine produktive Phase zwischen 10 und 20 Jahren nach der Pflanzung und erst im siebenten Jahr trägt der Baum Früchte. Blätter und Blüten verströmen einen betörenden Duft.

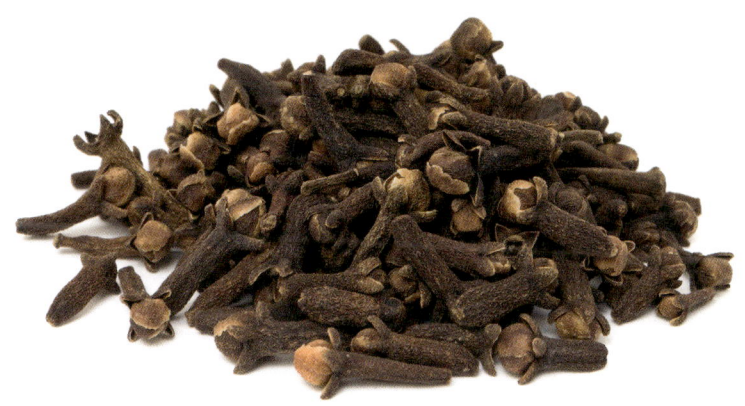

N

Die Bäume kommen jedoch selten zum Blühen, da die Knospen gepflückt werden, sobald sie sich von grün zu rosa verfärben und noch ehe die Blütenblätter zu sehen sind. Nach der Ernte werden die Knospen getrocknet, wodurch sie sich braun verfärben und hart werden, sodass sie nur schwer gemahlen werden können.

Gewürznelken enthalten sehr viele ätherische Öle und Gerbstoffe. Das ätherische Öl der Nelken, das 70 bis 85% Eugenol enthält, wirkt schmerzstillend, desinfizierend und bekämpft schädliche Bakterien.
Es hilft außerdem bei neuralgischen Schmerzen und Blähungen sowie Krämpfen und wird auch zur Linderung von Zahn- und Ohrenschmerzen eingesetzt. Es fördert den Schleimauswurf bei Bronchitis und schützt den Magen vor Geschwüren. Gewürznelken geben vielen Likören ihr typisches Aroma.

Gesund!

Hier ein Rezept, das den Magen beruhigt

10 Gewürznelken, 1 EL Koriander, 1 Zimtstange, 200 g Kandiszucker, 20 g Orangenblüten, 1l Weinbrand

Die Gewürze im Mörser zerstoßen und mit dem Zucker und den Orangenblüten in ein Ansatzgefäß geben. Für 6 Wochen an einem warmen, aber nicht sonnigen Platz stellen und täglich schütteln. Den Ansatz filtrieren und in Falschen füllen. Noch drei Wochen nachreifen lassen.

Wegen ihres unverwechselbaren Aussehens, das an Nägel erinnert, werden Gewürznelken auch „Nägelchen" (lateinisch clavus) genannt!

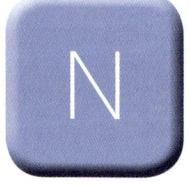

In der Küche

In der Küche ist der sparsame Gebrauch der Gewürznelken das oberste Gebot.

Man kann Gewürznelken für Kompotte, eingemachte Früchte, viele Gemüsearten, Soßen, aber auch zu feinen Wildgerichten und anderen Fleischgerichten verwenden. Man sollte allerdings das Mitkochen vermeiden, am besten immer erst zuletzt beim Kochen zusetzen. Man kann auch beim Einbeizen von Wild Gewürznelken verwenden.

Kochrezepte

Birnen-Nussmarmelade (Konfitüre) mit Gewürznelken

1 kg Birnen, ½ unbehandelte Zitrone, 100 g Walnüsse, 4 Gewürznelken, 1 kg Gelierzucker, 4cl Rum

Birnen schälen und würfeln. Die unbehandelte Zitrone klein schneiden. In einen Topf geben. Gewürznelken zugeben und 10 Minuten einkochen lassen. Walnüsse klein hacken und mit dem Gelierzucker zugeben. Weitere 10 Minuten kochen lassen. Am Ende der Kochzeit 4 cl Rum zugeben. Heiße Marmelade in vorbereitete Gläser einfüllen und verschließen – löffelweise oder mehr – genießen!

Wärmt Herz und Gemüt – exotische heiße Schokolade

3 Kardamomkapseln, 3/4 l Milch, 1 Stange Zimt, 1 kräftige Prise Chilipulver, 2 Gewürznelken, 200 g Zartbitterschokolade, 100 g Sahne (Schlagobers), 1 TL Zucker, Schokoladenpulver zum Bestäuben

Die Kardamomkapseln im Mörser oder mit einem Messer leicht zerdrücken. Mit der Milch, der Zimtstange, dem Chilipulver und den Nelken in einen Topf geben, aufkochen und ca. 15 Min. ziehen lassen.

Inzwischen die Schokolade grob hacken. Die Milch durch ein Sieb in einen Topf gießen, nochmals erhitzen und die Schokolade darin schmelzen lassen.

Die Sahne (Schlagobers) steif schlagen und den Zucker unterrühren. Die Gewürzschokolade in vorgewärmte Tassen gießen, jeweils einen Klecks Sahne darauf geben und mit Schokoladenpulver bestäuben.

Setzen wir auf die Kraft des **Odermennig** bei Leber- und Gallenbeschwerden!

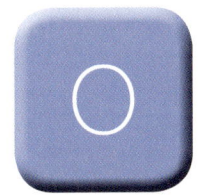

Der Odermennig (Agrimonia eupatoria) wird im Volksmund auch Ackerblume, Ackermeng, Hawermünnkraut, Lebenskraut, Magenkraut, Steinwurzel und Kletterkraut genannt und gehört zur Familie der Rosengewächse.

Kräuterpfarrer Weidinger schreibt zu dieser Pflanze: „Unsere Ahnen hielten auf die Kraft des Odermennig so viel, dass sie ihm den Ehrentitel ‚Heil aller Welt' gaben."

Odermennig war schon in der Antike eines der wichtigsten Heilkräuter. Er galt als das Mittel gegen Schlangenbisse und als Wundermittel bei Leberleiden. Auch als magisches Kraut hat er einen fixen Platz: In Griechenland war er der Göttin Pallas Athene gewidmet, im Mittelalter ein unverzichtbarer Bestandteil von „Liebeselixieren."

Die mehrjährige Pflanze wird bis zu einem Meter hoch und ist leicht behaart. Ihre paarigen Blätter sind oben grün und unten silbergrün. Die duftenden, gelben Blüten besitzen fünf Blüten-

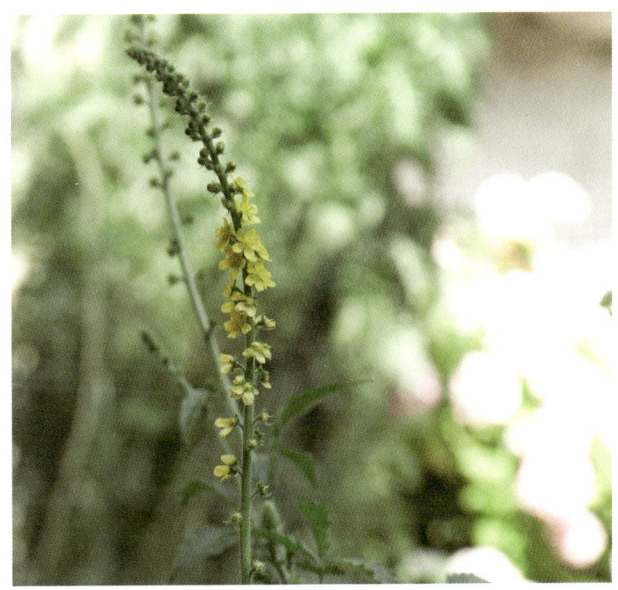

blätter und stehen am Ende des Stängels in einer ährenförmigen Traube. Sie werden oft mit der Königskerze verwechselt. Die borstigen, kletterartigen Früchte bleiben oft an unserer Kleidung hängen.

Die Pflanze ist in ganz Europa heimisch und gedeiht auf fast allen Böden, vorzugsweise auf Lehmböden. Man findet

In Griechenland war der Odermennig der Göttin Pallas Athene gewidmet.

KRÄUTERKUNDE VON A-Z

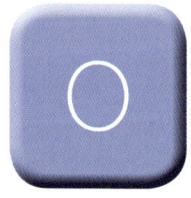

Sänger haben morgens gerne mit Odermennig gegurgelt.

sie an Wegrändern, Magerwiesen und auf Wiesen. Im Garten bevorzugt sie einen trockenen Platz.

Gesammelt werden entweder nur die Blätter oder das ganze Kraut, vom Frühsommer bis zum Ende des Sommers. In jedem Fall sind die früheren Blätter vorzuziehen, da die Pflanzenteile nach großer Hitze härter werden. Odermennig enthält u. a. Gerbstoffe, Bitterstoffe, Cumarine, Flavonoide und ätherisches Öl.

Wie können wir die Pflanze mit den vielen Namen nun für unsere Gesundheit einsetzen? Odermennig hat blutstillende Eigenschaften und wird in der Naturheilkunde zur Wundheilung eingesetzt und auch bei Entzündungen im Mund- und Rachenraum. Sänger haben in früheren Zeiten morgens gerne mit Odermennig gegurgelt.

Eine sehr wesentliche Rolle spielt das Lebenskraut aber auch bei chronischen Leberbeschwerden und Gallensteinen, bei Verdauungsstörungen, Magenerkrankungen, bei Durchfall und Rheumaleiden. Durch seine zusammenziehende (adstringierende) Wirkung wird er für Umschläge bei Hautausschlägen verwendet.

In der Volksmedizin preist man die Pflanze auch als hervorragendes Mittel bei Hexenschuss.

Gesund!

Odermennigtee

2 TL getrocknetes Odermennigkraut
1 Tasse Wasser

Den Aufguss 5 Minuten ziehen lassen, dann abseihen. 3 Tassen Odermennigtee wirken beruhigend auf Leber und Galle. Als Gurgelmittel hilft der Tee bei Halsschmerzen oder Entzündungen der Mundschleimhaut.

Tee bei Durchfall

Bei Durchfall dreimal täglich eine Tasse Odermennigtee trinken, die aber vor jeder Mahlzeit frisch zubereitet werden muss. Knapp vor dem Trinken fügt man noch 1 Tablette Traubenzucker und 1 Messerspitze Kochsalz dazu.

Odermennigkompresse

100 g getrocknete Odermennigblätter
1 l Wasser

Den Aufguss 10 Minuten kochen lassen, dann abseihen und abkühlen lassen.

Ein Leintuch damit tränken, auswringen und als Kompresse auf entzündete Hautstellen legen.

Odermennigtinktur

30 g zerkleinerte Blütentriebe, 14 Tage lang in einem Liter 70%igen Alkohol ansetzen. Abseihen, den Rückstand 3 Stunden lang in ebenso viel abgekochtem und abgekühltem Wasser ausziehen lassen. Abseihen, filtrieren und der ersten Flüssigkeit zufügen. Nochmals 14 Tage in die Sonne stellen. Dunkel und kühl lagern.

3 Mal täglich 1 Teelöffel voll einnehmen, wirkt bei Gallensteinen, Koliken, „schlechtem Magen" und zur Förderung der Verdauung.

Odermennigwein

In einem Liter guten Rotwein lässt man 50 g getrocknete und zerkleinerte Odermennigblätter 8 Tage lang ziehen. Siebt durch und trinkt zur Stärkung des Magens täglich 3 bis 4 kleine Gläschen pro Tag.

Odermennigwein zur äußeren Anwendung

150 g getrocknete Blätter lässt man 3 Minuten in einem Liter Rotwein kochen und abkühlen. Abseihen, dunkel und trocken lagern. Man kann damit Waschungen bei Geschwüren, offenen Krampfadern, Venenleiden und jeder Art von Verletzung machen.

Äußerliche Anwendung der Odermennigabkochung

Man bereitet aus 2 Handvoll getrockneten Blättern und 1 l Wasser eine konzentrierte Abkochung, indem man sie auf ¾ einkocht. Abseihen, temperieren. In der noch warmen, aber nicht heißen Flüssigkeit 2 Esslöffel Honig auflösen. Zum Gurgeln bei Mund- und Halsentzündungen, aber auch als Vorbeugung gegen Halsweh und Angina.

Wellness / Schönheit

Odermennig-Vollbad

125 g getrocknetes und zerkleinertes Odermennigkraut. In 2 l warmem Wasser ansetzen. 5 Minuten kochen und zugedeckt 10 Minuten ziehen lassen. Abseihen und dem Badewasser zugeben. Macht die Haut porentief sauber und stärkt die Lebensfreude.

Für die Körperpflege

Aufgrund seiner zusammenziehenden Wirkung kann der Odermennig auch für die Körperpflege verwendet werden. Bei unreiner Haut und juckenden Hautausschlägen kommen die wundheilenden Eigenschaften der Pflanze voll zum Tragen.

KRÄUTERKUNDE VON A-Z

Riecht gut, schmeckt gut, tut gut:
Die **Pfefferminze**

Die schöne Minthe, so erzählen die Griechen, war die Geliebte von Hades. Sie wurde von der rasend eifersüchtigen Persephone getötet und kam als kleines, intensiv duftendes Kraut, die Pfefferminze, wieder zur Welt.

„Mentha peperita" – ist aufgrund ihres aromatischen Duftes und Geschmacks bereits in der Antike als Heilpflanze gerühmt worden. Das Abreißen der Pflanze galt als Frevel.
Sie war vor rund 3000 Jahren bereits in Ägypten bekannt, erst viel später ist durch Kreuzung die Pfefferminze entstanden. Neben ihren zahlreichen heilenden Kräften, die ich Ihnen im Weiteren vorstellen werde, ist die Pfefferminze aber wegen ihrer magische Kräfte für die Liebe – und in Verbindung mit dem Beginn und Endes des Lebens – zu „Berühmtheit" gelangt.

Die Ägypter beispielsweise flochten ihren Verstorbenen Blumenkränze mit Minzeblättern, die diesen ins Grab mitgegeben wurden. Gebärenden wurde vor vielen Jahrhunderten Pfefferminzzweiglein unter das Kopfkissen gelegt. Von den Hebammen wurde den Frauen knapp vor der Geburt ein

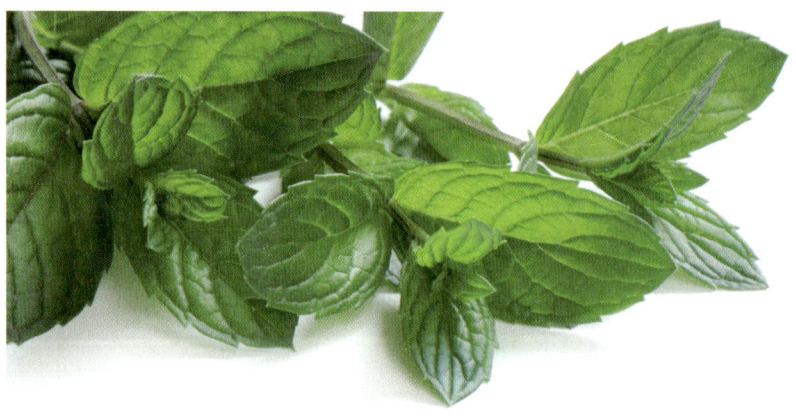

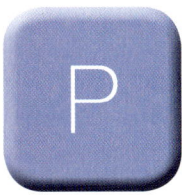

Glas Pfefferminzlikör verabreicht. Und auch in vielen Liebesgetränken, lustfördernden Mitteln und Abwehrzaubern – auch gegen die gefürchtete Pest – war die Pfefferminze enthalten.

Die Griechen berichten, dass die schöne Minthe, die Geliebte von Hades, von der rasend eifersüchtigen Persephone getötet wurde. Als kleines intensiv duftendes Kraut, die Pfefferminze, kam sie dann wieder zur Welt.

Die Pfefferminze fühlt sich im Kräutergarten sehr wohl und liebt es, auszuwuchern, sodass man manchmal hart durchgreifen muss, damit sie nicht andere Pflanzen verdrängt.
Für Heilzwecke werden die Blätter geerntet, knapp bevor die Pflanze blüht, am besten in den frühen Sommermonaten.

Es gibt ca. 200 verschiedene Minzearten, die in allen gemäßigten Klimazonen der Welt vertreten sind.

Wie können wir nun die aromatische Heilpflanze nützen? Die Pfefferminze kann vielfältig für die Gesundheit eingesetzt werden: Ihre Blätter sind reich an Bitterstoffen, Gerbstoffen, an den ätherischen Ölen Eukalyptol, Limonen und Menthen. Im Mittelpunkt aber steht das Menthol, das der Pfefferminze ihren typischen erfrischenden Geschmack und Geruch gibt.

Mit einer Tasse Pfefferminzetee, entweder zum Essen oder danach, kann man eine Menge erreichen:

- Die Speichelbildung im Mund wird angeregt und verstärkt. Dasselbe gilt für die Magensäure.

- Man kann Blähungen vorbeugen und sie bekämpfen.

- Pfefferminztee kann die Gallenproduktion und den Gallenfluss fördern.

- Durch eine Reihe von Flavonoiden wirkt Pfefferminztee im Verdauungsbereich krampflösend.

- Durch die Gerbstoffe kann Pfefferminztee schädliche Bakterien im Darm bekämpfen und kann Durchfall verhindern.

- Der Tee hilft aber auch gegen Magenbeschwerden. Vor allem der Reizmagen kann positiv beeinflusst werden.

- Pfefferminzöl hingegen hat sich im Einsatz gegen Spannungskopfschmerz bewährt. Man reibt es in Stirn, Schläfen und Nacken ein.

KRÄUTERKUNDE VON A-Z

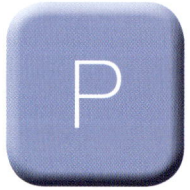

„Wer Minzekräuter bei heftigem Kopfweh auf die Stirn bindet, wird bald schon ein Nachlassen und eine Beruhigung fühlen."

Sebastian Kneipp

Gesund!

Und so wird Pfefferminztee richtig zubereitet:

1 gehäufter Esslöffel getrocknete Pfefferminzeblätter (Apotheke) werden mit 1/4 Liter kochendem Wasser überbrüht, 8 Minuten ziehen lassen, durchseihen, ungesüßt trinken.

Bei frischen Pfefferminzeblättern (Gärtnerei, Gemüseladen) nimmt man pro Tasse 4 bis 5 zerkleinerte Blätter, übergießt mit kochendem Wasser, zählt bis 20 und schüttet das erste Aufguss-Wasser sofort wieder weg, gießt nochmals auf und lässt nun bloß 2 Minuten ziehen.

Dann durchseihen und lauwarm trinken. So schmeckt er nicht bitter.

Achtung:
Für Kinder ist Pfefferminztee nicht geeignet. Sie vertragen meist kein Menthol.

Pfefferminzblätter – kleingehackt – schmecken auch sehr gut in Salaten, Soßen und im Fruchtsalat.

Pfefferminztinktur

60 g Pfefferminzblätter
1 l 40%iger Korn

Die Pfefferminze in einem Glasgefäß mit dem Alkohol übergießen, gut verschlossen an einen warmen Ort stellen. Nach 4 Wochen abseihen, abfüllen und für weitere vier Wochen ruhen lassen. Pfefferminztinktur wirkt gegen Blähungen und Völlegefühl.

Pfefferminzwein

2 Handvoll frische Pfefferminzblätter
0,5 l trockener Weißwein,
ein wenig Kümmel

Pfefferminzblätter mit Wein übergießen. Nach einer halben Stunde abseihen und so frisch wie möglich trinken – Pfefferminzwein wirkt anregend.

Pfefferminzöl

2 Handvoll frische Pfefferminze
0,5 l Mandelöl

1 Strauß Pfefferminze ein paar Mal durchschneiden und in einem weithalsigen Glasgefäß mit Öl beträufeln. An einem sonnigen Ort gut verschlossen stehen lassen, öfter leicht durchschütteln. Nach 2 Wochen abseihen und dabei die Pfefferminze gut ausdrücken.

Nun auch den zweiten, grob geschnittenen Strauß Pfefferminze in das Öl legen und wiederum für zwei Wochen stehen lassen. Abseihen, das Kraut fest auspressen und in Flaschen gestellt kühl lagern.

Bei Kopfschmerzen die Schläfen mit etwas Öl einreiben. Einreibungen helfen aber auch gegen Hexenschuss und gegen Muskelkater.

Pfefferminzlikör

1 Hand voll frischer Pfefferminzblätter
0,5 Liter 40% Korn
250 g Zucker
0,75 l Wasser

Die Pfefferminze in einem weithalsigen Glasgefäß mit dem Alkohol übergießen, gut verschlossen an einen dunklen Ort stellen. Nach 10 Tagen Wasser und Zucker zu einem Sirup verkochen, abkühlen lassen und mit dem Pfefferminzansatz vermischen. Abseihen und die Blätter gut ausdrücken. Den Likör in eine Flasche füllen und kühl lagern. Mit Sodawasser und einem Schuss Zitronensaft ist der Likör ein erfrischendes Getränk für heiße Tage.

Wellness / Schönheit

Pfefferminzbad

Geben Sie in einen Waschhandschuh zwei Hände voll frischer Pfefferminzblätter und legen ihn in das heiße Badewasser. Dazu kann man noch Sojamilch und ein paar getrocknete Apfelschalen geben.

Pfefferminz-Pflegeöl

1 Handvoll Pfefferminze
2 EL Akazienhonig, 1l Olivenöl

Pfefferminze und Akazienhonig in ein helles Gefäß geben und mit Olivenöl übergießen. Gut verschlossen an einem warmen Ort zwei Wochen ziehen lassen. Abfiltern, gut ausdrücken und in eine dunkle Flasche füllen.

Gesichtswasser

2 EL getrocknete oder 4 EL frische Minzeblätter, ½ l Wasser, ½ l Bioapfelessig, 4 EL destilliertes Wasser, ½ TL Honig

Pfefferminze zwei Minuten lang zugedeckt kochen, abseihen und den „Tee" mit dem Apfelessig vermischen.

Nach zwei Ruhetagen, in dem die Heilkräfte „ausgezogen" werden, strecken Sie das Ganze mit destilliertem Wasser.

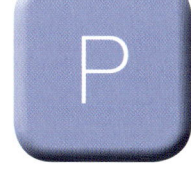

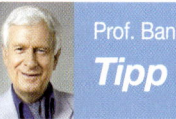

Prof. Bankhofers Tipp

Der Pfefferminzlikör eignet sich mit Sodawasser verdünnt und mit einem Schuss Zitronensaft als wunderbares Getränk für den Sommer.

KRÄUTERKUNDE VON A-Z

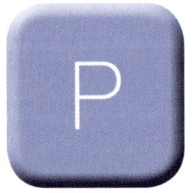

Odilie, ich brauch die **Petersilie**:
Sie gibt mir Schwung und hält mich jung!

Petersielkartoffeln (Erdäpfeln), Petersilie auf Salaten und Suppen oder auf Gemüse: die Petersilie, „Petroselinum crispum", zählt sicher zu unseren „Lieblingen" bei den Frischgewürzen. Sie wächst in fast jedem Garten, auf Terrassen und Fensterbänken. Das Kraut wird vom Frühjahr bis weit in den Herbst hinein, in milden Jahren sogar bis in den Winter, geschnitten, die Wurzeln im Frühjahr und im Herbst. Petersilie und Petersilienwurzel gibt es auch am Bauernmarkt und in den Gemüseläden. Die Petersilie gibt unseren Speisen aber nicht nur einen unvergleichlichen Geschmack, sondern ist auch eine wunderbare Naturarznei. Schon der Arzt Hippokrates lobte ihre Heilkraft.

Die wilde Petersilie stammt vermutlich von der Insel Sardinien. Heute wächst sie beinahe rund um die Welt – von Westgrönland bis Indien, von Japan bis Südafrika.
Die Petersilie war schon in der Antike beliebt und bekannt: Die Griechen trugen bei Festtafeln Petersilienkränze auf ihren Köpfen. Sie schmückten auch die Speiseräume damit. In den alten magischen Büchern des Mittelalters ist Petersilie als Kraut, das gegen Hexen und Dämonen hilft, häufig vertreten. Es galt auch als potenzstärkendes Mittel und als Aphrodisiakum.

Zu uns kam die Petersilie im Jahr 820 n. Christus, wo sie erstmals im Garten eines Klosters von St. Gallen als Küchenkraut gezüchtet wurde.

Die Petersilie ist reich an wertvollen Wirkstoffen. 1 Esslöffel Petersilie deckt den Tagesbedarf eines erwachsenen Menschen am Spurenelement Mangan. Das ist wichtig für unsere positive Stimmung. Sie liefert aber auch interessante Mengen an Eisen, Kalium und Folsäure. Sehr hoch ist der Anteil an Vitamin C. Wussten Sie, dass ein Bund Petersilie mehr Vitamin C als ½ Kilogramm Orangen enthält?

Wichtig sind zudem für unsere Gesundheit noch die Biostoffe Apiin, Pinen und andere ätherische Öle!

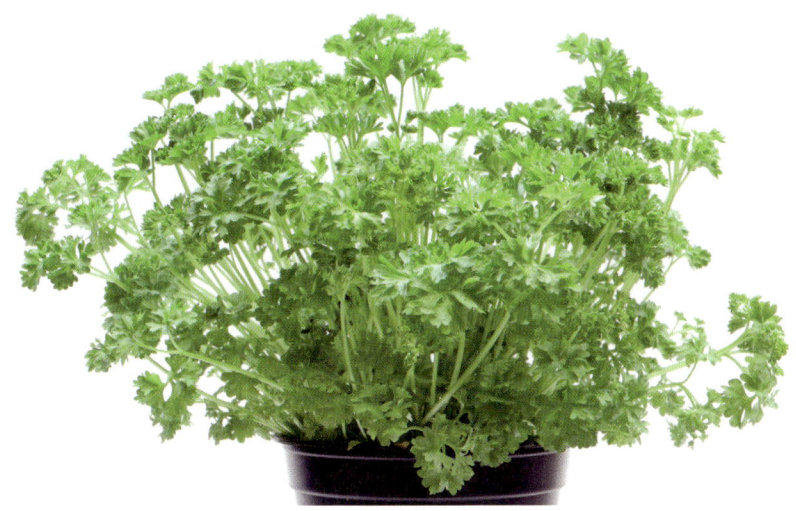

Wussten Sie, dass ein Bund Petersilie mehr Vitamin C als ½ Kilogramm Orangen enthält?

So wirkt die Petersilie als Heilkraut:

- Sie stärkt das Immunsystem.

- Sie kräftigt und unterstützt die Leber bei ihrer Entgiftungsarbeit. Dazu trägt das Spurenelement Mangan bei, das die dafür zuständigen Enzyme aktiviert.

- Die duftenden Bitterstoffe der Petersilie sind gut gegen Blähungen und regen die Verdauung an.

- Einige Bioflavonoide beugen der Gallensteinbildung vor. Deshalb ist es für alle, die zu Gallensteinen neigen, wichtig, viel mit Petersilie zu würzen.

- Die Petersilie entwässert aber auch den Körper durch ihre harntreibende Wirkung und unterstützt die Arbeit der gesunden Niere.

- Weil sie viel Kalzium für die Knochen liefert, ist sie auch ein gutes Mittel, um diese zu stärken und der Osteoporose vorzubeugen.

- Schon seit der Antike gilt sie als Stärkungsmittel. So gab man beispielsweise im alten Rom den Gladiatoren rohe Petersilie zum Kauen, damit diese dann besonders ausdauernd im Kampf waren. Neue Studien unterstreichen diese Wirkung der Petersilie und man weiß heute, dass sie vor allem für ältere Menschen wichtig ist, um vital zu bleiben.

KRÄUTERKUNDE VON A-Z

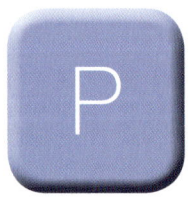

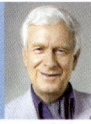

Prof. Bankhofers Tipp

Petersilie ist vor allem für ältere Menschen wichtig, um vital zu bleiben!

- Das Glykosid Apiin in den Petersilienblättern ist dafür verantwortlich, dass der Petersilie auch „Kräfte für die Liebe" nachgesagt wurden. So verwendete man rohe Petersilie schon im 18. und 19. Jahrhundert in schottischen Herrenclubs. Und in manchen Städten nannte man die Gasse, in der die Freudenmädchen zu finden waren, „Petersiliengasse".

Gesund!

Petersilientee

1 EL Petersilienwurzel und –kraut
1 Tasse Wasser

Den Aufguss 10 Minuten zugedeckt ziehen lassen, dann abseihen. Zur Durchspülung der ableitenden Harnwege 3 Mal täglich 1 Tasse trinken.

Petersilienwein

20 frische Petersilienblätter, 4 EL Weinessig, 150 g Honig, 1 l Rotwein

Petersilie mit Rotwein und Essig aufkochen und 5 Minuten leicht köcheln lassen. Honig einrühren und weitere 5 Minuten kochen lassen. In einer Flasche kühl und dunkel lagern. Dieser Wein, nach einem Rezept von Hildegard von Bingen, fördert die Durchblutung.

Frische Blätter bei Insektenstichen

Die frischen Blätter der Petersilie sind ein hilfreiches Mittel bei Insektenstichen. Sie werden ein wenig zerdrückt und auf die Stichstelle gelegt!

Wellness / Schönheit

Die Petersilie ist nicht nur ein vielfältig anwendbares Küchenkraut, sondern auch für unsere Schönheit einsetzbar:

Glanztonikum

2 EL Petersilie
2 Tassen kochendes Wasser
1 Spritzer Biozitrone

Das Tonikum, besonders für Dunkelhaarige geeignet, zaubert einen sanften Glanz in ihre Haare. 1 EL Petersilie wird in einen kleinen Topf gegeben und mit einer Tasse heißem Wasser aufgefüllt. Einen Spritzer Zitronensaft dazugeben.

Das Wasser kurz aufkochen lassen und anschließend 15 Minuten ziehen lassen. Sobald die Mischung abgekühlt ist, wird die Petersilie abgeseiht. Der Aufguss kann in die Haare einmassiert werden. 10 Minuten einwirken lassen und dann die Haare wie gewohnt mit Shampoo waschen.

Kompresse gegen müde Augen

2 TL Petersilie
1 Tasse kochendes Wasser

Wer morgens etwas „zerknautscht" aussieht, kann mit der Petersilienkompresse Abhilfe schaffen. Dazu benötigen Sie ein Tasse voll kochendes Wasser. Das Wasser wird über 2 Teelöffel Petersilie gegeben.

Der Aufguss sollte etwa 15 Minuten ziehen, bis die Petersilie abgeseiht wird. Mit dem Sud tränken Sie zwei Wattebäuschchen und legen Sie diese 15 Minuten lang auf die geschwollenen Augen. Die Mischung bewirkt, dass die Augen abschwellen und anschließend wieder gesund und frisch aussehen.

Petersilien-Reinigungsöl gegen fettige und unreine Haut

1 EL Petersilie
3 EL Olivenöl
3 EL süßes Mandelöl
3 TL Lanolin (aus der Apotheke)

Man hackt 1 EL frische Petersilie klein und gibt ihn in ein verschließbares Glas. Dann gießt man 3 EL Olivenöl darüber und stellt das Glas eine Woche lang an einen warmen Platz. Nach der Woche wird die Petersilie herausgefiltert. Auf das übrige Olivenöl werden 3 EL süßes Mandelöl und 3 TL Lanolin gegeben.

Das Glas wird dann in ein Wasserbad gestellt und leicht erwärmt, so dass sich die Zutaten gut vermischen. Anschließend kann man das Reinigungsöl in ein sauberes Döschen abfüllen.

Mit dem Petersilien-Reinigungsöl und etwas Watte reinigen Sie morgens und abends das Gesicht. Anschließend soll die Haut mit warmem Wasser nachgespült werden.

Petersilien-Antifalten-Creme

70 g Wollwachs
40 g Bienenhonig
150 ml Ringelblumenöl
150 ml Petersilienabsud

Wollwachs und Bienenwachs langsam im Wasserbad schmelzen – bitte auf keinen Fall zu heiß werden lassen! Dann das Ringelblumenöl vorsichtig unterrühren.

Etwas abkühlen lassen, den Petersilienabsud dazugeben und mit einem Mixstab vorsichtig verrühren. Anschließend in saubere Tiegel füllen.

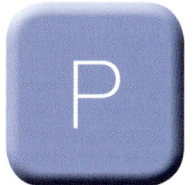

KRÄUTERKUNDE VON A-Z

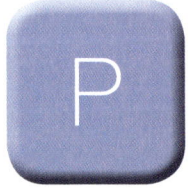

So sehen wir beruhigt und ohne Ängste dem Morgen entgegen: Mit der **Passionsblume**

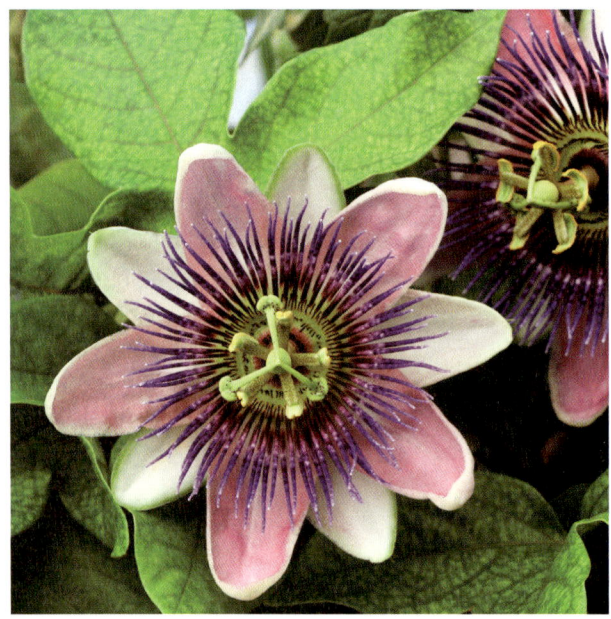

Die „Passiflora incarnata" ist ein wunderschönes, rankendes Liliengewächs mit einer einzigartigen Blüte. Beheimatet ist sie in den tropischen Regenwäldern Amerikas und auf den westindischen Inseln, denn sie liebt das feucht-warme Klima. Die Passionsblume wird weltweit wegen ihrer sehr schönen Blüten kultiviert und ist auch in den Gärten Europas anzutreffen.

Die Passionsblume ist ein mehrjähriges Gewächs, das bis zu 10 Meter hoch werden kann und tief eingeschnittene Blätter von ungefähr 15 cm Länge besitzt. Sie blüht von Mai bis Juni, wobei sich duftende weiße bis lavendelfarbene Blüten mit einem Durchmesser von rund 6 cm bilden. Die gelben Früchte sind eiförmig und ungefähr 5 cm lang. Sie enthalten ein essbares Fruchtfleisch, das reich an Vitamin C ist.

Die blauviolette Passionsblume ist eine Pflanze, die für unsere hektische Zeit, in der immer mehr Menschen unter Stress und Ängsten leiden, im schlimmsten Fall sogar das „Burn out-Syndrom" haben, wie geschaffen, da sie eine angstlösende und beruhigende Wirkung hat.

Geerntet wird die Pflanze ab Mai bei beginnender Blüte. Die oberen Blattteile mit den dünnen Kletterranken, aber ohne die oft sehr dicken und viele Meter langen Stängel, die großen Blüten und die Früchte geerntet. Die Passionsblumenblüten mit den Früchten werden später geerntet und meist gesondert verwendet.

Ihren Namen hat die Pflanze ihren einzigartigen Blüten zu verdanken, die von den spanischen Missionaren aus Südamerika als Symbol für die Leiden Jesu Christi angesehen wurden. Nach deren Interpretation stellen die 3 Narben der Blüte die Nägel dar, mit denen Jesus ans Kreuz genagelt wurde. Der Fadenkranz symbolisiert die Dornenkrone.
Der gestielte Fruchtknoten den Kelch, die 5 Staubblätter die Wundmale, die Laubblätter die Lanze und die weiße Farbe steht für die Unschuld des Erlösers.

Die Passionsblume ist aber nicht nur eine besonders schöne Pflanze, sondern auch äußerst hilfreich und kann auf eine lange Tradition als Heilpflanze zurückblicken. Sie wird in vielen mittelamerikanischen und ostasiatischen Heilschriften erwähnt.

Die Indianer Nordamerikas setzten sie als kräftigenden Zusatz dem Trinkwasser bei. Im 19 Jahrhundert war die Passiflora incarnata ein beliebtes Schlafmittel.

Auch heute hat das Kraut, zu dessen wichtigsten Inhaltsstoffen Flavonoide, Cumarine und ätherisches Öl zählen, einen wichtigen Platz im Einsatz gegen jede Form von Stress, Angst, Anspannung und Unruhe.

Die Passionsblume wirkt angst- und krampflösend sowie beruhigend.
Sie ist ein nützliches Mittel bei jeglichen Beschwerden, die mit Stress zu tun haben. Sie hilft bei nervöser Unruhe, Ängsten, Einschlafstörungen, Konzentrationsschwierigkeiten, nervös-bedingten Magen-Darmbeschwerden sowie nervösen Herzkreislaufbeschwerden.

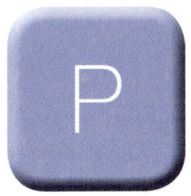

Gesund!

Passionsblumentee

2 gehäufte Kaffeelöffel mit ¼ l kochendem Wasser aufbrühen, 10 Minuten ziehen lassen, abseihen und zweimal täglich, vor allem abends vor dem Schlafengehen eine Tasse warm und schluckweise trinken.

In den Apotheken gibt es Arzneispezialitäten mit Passionsblumen, die meist in rein pflanzlicher Zusammensetzung erhältlich sind.

Die Passionsblume ist wie geschaffen für unsere hektische Zeit, für Menschen, die unter Stress leiden, da sie eine beruhigende und angstlösende Wirkung hat.

KRÄUTERKUNDE VON A-Z

Entfaltet ihre Kräfte für unsere innere Reinigung: Die Queckenwurzel

Die Queckenwurzel, „Agropyronrepens L." hat im Volksmund viele Namen, wie zum Beispiel Ackergraswurzel, Graswurzel, Hundsgras, Hundswurzel, Rehgraswurzel, Schliessgras, Schnürgras, Spitzgras oder Wurmgras.

Sie wächst weltweit in den gemäßigten Zonen im Ackerland, an Wegen und Hecken und wurde stets als „lästiges Unkraut" belächelt.

Tatsächlich aber hat die Pflanze, wie auch die Heublumen, die oberirdischen Wiesenblüten von allen Gräsern und Kleearten, alles Wertvolle aus dem mineral- und wirkstoffreichen Ackerboden geholt und bietet uns ihre hilfreichen Kräfte durch ihre Wurzel an.

Die Ackergraswurzel wird 3 Meter lang und trägt einen etwa 40 cm hohen Grashalm, der eine 3-4 cm lange Ähre besitzt. Man sammelt die Queckenwurzel im Frühjahr, bevor die oberirdischen Gräser austreiben, manchmal auch im Herbst, doch sind die Halme dann zu trennen.

Die Schnürgras, zu dessen Inhaltsstoffen Triticin als Polysacharid, eine Reihe von Kohlehydraten, Schleim- und Mineralstoffen, Vitamine und Spurenelemente sowie Pflanzensäuren, Saponine und viele andere Nebenwirkstoffe zählen, kann vielfältig für unser Wohlbefinden eingesetzt werden.

Die Queckenwurzel hat laut der Volksmedizin eine auflösende, einhüllende, reizmindernde und blutreinigende Wirkung.

Sie befreit die Nieren und das Blut von Stoffwechselmüll und Umweltschadstoffen, ist deshalb bei Erkrankungen wie bei Nieren- und Blasensteinen, Hämorrhoiden, Beschwerden der Leber und Galle und bei fieberhaften Erkrankungen gut einsetzbar.

Zudem wird die Wurzel aber auch bei Wasseransammlung, Bluthochdruck, Rheumatismus, Gicht, bei Bronchialkatarrh und Hautleiden empfohlen. Kürzlich wurde auch eine antibiotische Wirkung festgestellt.

Die Queckenwurzel hat laut Volksmedizin eine auflösende, einhüllende und beruhigende Wirkung.

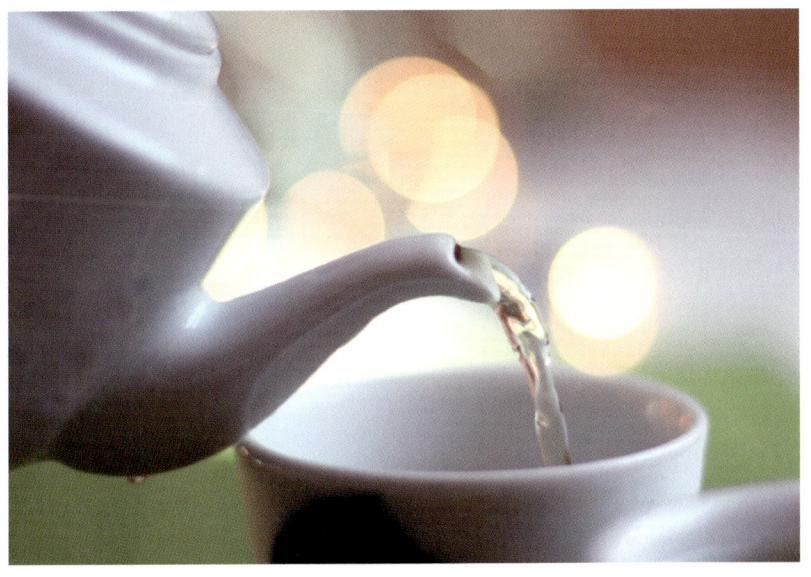

Gesund!

Queckenwurzeltee

Im Handel sind die einheitlich gleich dicken Stängelteile, fein aufgeschnitten, erhältlich. Diese eignen sich besonders für Teemischungen.

2 gehäufte Teelöffel der Wurzel mit ¼ l kaltem Wasser aufkochen, sofort abseihen und zwei- bis dreimal täglich warm trinken.

Queckenwurzel ist oft Bestandteil von Stoffwechsel-, Rheuma-, sowie wassertreibenden Teemischungen.

Wer eine richtige innere Reinigung durchführen will, sollte den Tee eine Zeitlang kontinuierlich trinken; dieser reinigt dann die Leber und alle Organe. Dieser Tee wurde schon vor tausenden Jahren bei diesen Leiden gebraucht.

TIPP für Haustiere: Die Queckenwurzel kann allen Tieren kleingeschnitten und eventuell etwas eingeweicht ins Futter gegeben werden. Sie entfaltet dann nicht nur die beschriebenen Heilwirkungen, sondern versorgt das Tier außerdem mit den zur Darmaktivität nötigen Ballaststoffen.

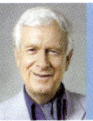

Prof. Bankhofers Tipp

Wer eine richtige innere Reinigung durchführen will, sollte den Queckenwurzeltee 3 Wochen lang kontinuierlich trinken!

KRÄUTERKUNDE VON A-Z

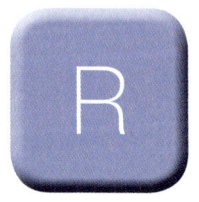

Die **Ringelblume** stärkt die Abwehrkräfte unserer Haut

Man erkennt die Ringelblume am intensiven, würzigen Geruch.

„Der Ringelblumen Knospe schließt die goldenen Äuglein auf, mit allem, was da reizend ist, du süße Maid, steh auf", so poetisch hat der Komponist Franz Schubert die Ringelblume in einem Lied besungen.

Aber sie ist auch wirklich bezaubernd, die Ringelblume: Sie blüht von Juni bis tief in den Herbst, lässt sich oft auch vom Frost nicht einschüchtern: die Ringelblume, die 2009 zur „Heilpflanze des Jahres" gekürt wurde. Man nannte sie in früheren Zeiten auch Ringelrose, Goldblume, Mariengold oder Sonnenbraut. Der lateinische Name Calendula bezieht sich auf den Kalender. Bei den Römern in der Antike war „Calendae" der Monatserste. Man wollte damit ausdrücken, dass die Ringelblume in der schönen Jahreszeit Monat für Monat blüht. In Indien, der Heimat der Ringelblume, kann man die Blüten vom Frühjahr bis in den Winter bewundern.

Die Ringelblume galt seit jeher als Pflanze der Frauen und der Liebe. Man erhoffte sich im Mittelalter, dass in einem Haus, in dessen Garten Ringelblumen blühen, die Liebe nie verblüht. Man erkennt die Ringelblume mit verbundenen Augen am intensiven, würzigen Geruch. Die gelben oder orangefarbenen Blüten geben der Butter, dem Käse, dem Reis oder auch der Eierspeise (dem Rührei) eine safranähnliche gelbe Farbe und ein köstliches Aroma. Und man kann belegte Brote damit verzieren.

Erste Aufzeichnungen über die Verwendung als Heilpflanze finden sich im 12. Jahrhundert bei Hildegard von Bingen. Sie empfiehlt „Ringula" bei Vergiftungen durch üble Speisen. Leonhardt Fuchs, Professor an der Universität Tübingen, schrieb 1542 in seinem „New Kreuterbuch": „Die Blum in die Laug gelegt, macht schön gelb Har."

Die Ringelblume benötigt in unserem Garten einen sonnigen Platz und steht nicht gern mit anderen zusammen, ist aber sonst anspruchslos. Gesammelt werden die Blütenköpfe zur Zeit der Blüte an sonnigen Tagen den ganzen

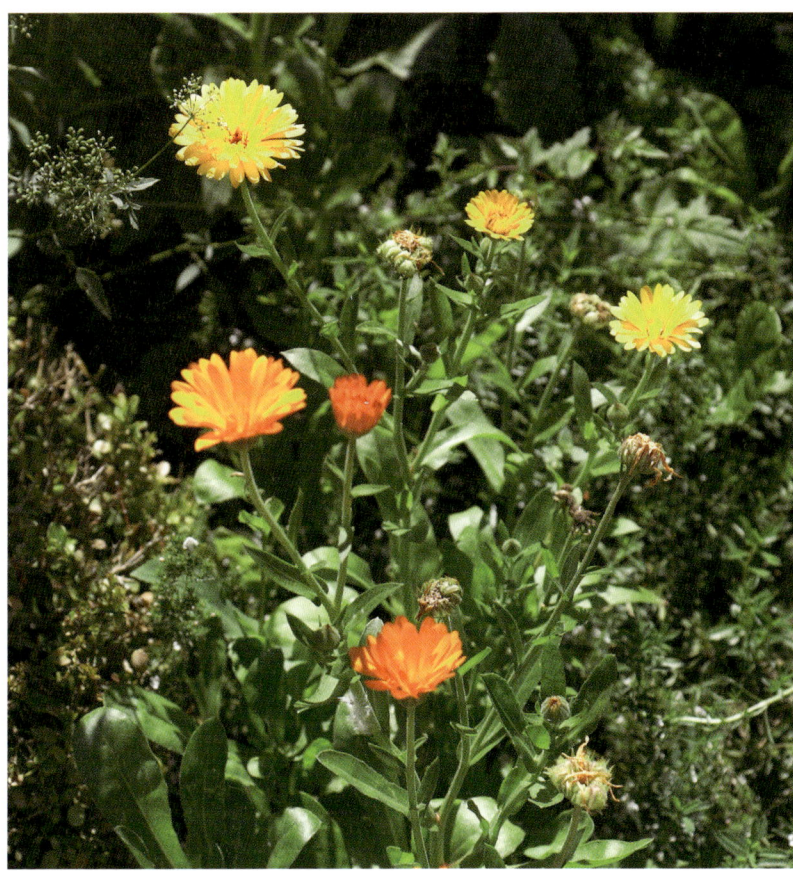

R

Sommer hindurch, wobei die Blütenblätter von den Köpfen gezupft und getrocknet werden müssen. Ringelblumenblüten gibt es aber auch in der Apotheke zu kaufen.

Wussten Sie, dass die Ringelblume bei Bauern als „Wetterprophet" in hohem Ansehen stand? Sie faltet nämlich ihre Blüten zusammen, wenn schlechtes Wetter mit Regen aufzieht. Bei vielen Völkern gilt sie deshalb als Symbol für Unvergänglichkeit, weil sie den ganzen Sommer über immer wieder blüht und sich auch selbst immer wieder aussäht.

KRÄUTERKUNDE VON A-Z

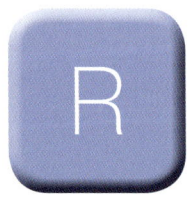

Die wunderschöne rot-orangefarbige Pflanze ist sowohl innerlich wie äußerlich eines der besten Mittel bei allen im Körper bestehenden Entzündungen. Innerlich, als Tee getrunken, wirkt sie bei Durchfall sowie bei leichten Magen- und Gallebeschwerden.

Die hauptsächliche Anwendung der Ringelblume ist jedoch äußerlich. Sie stärkt die Immunkraft der Haut, bekämpft Entzündungen, fördert die Heilung von Wunden und erhält die Haut elastisch und jung. Man kann mit der Ringelblume aber auch sehr erfolgreich einen Muskelkater nach dem Sport oder nach der Arbeit behandeln. Diese Wirkung ist auf die Inhaltsstoffe der duftenden Blüten zurückzuführen. Das sind in erster Linie Bioaktivstoffe wie Carotinoide, Harze, Flavonoide, Xanthophylle, entzündungshemmende Saponoside, etwas Salizylsäure, Albumin, verschiedene Fruchtsäuren, Pflanzenenzyme, Vitamin C, stickstoffhaltige Schleime, ätherische Öle und der Bitterstoff Calendulin. In harmonischer Zusammenarbeit machen all diese Wirkstoffe die Ringelblumenblüten zu einer Naturarznei, die den Zellaufbau der menschlichen Haut überaus positiv beeinflusst.

Das Ringelblumenöl hat in der Naturkosmetik eine besondere Bedeutung, weil es die Durchblutung der Haut anregt, einen strahlenden Teint verleiht und einen gewissen Verjüngungseffekt einleitet. Es gibt zahlreiche Salben mit Ringelblumen, Sie können aber mit den untenstehenden Rezepten selbst Ihre Creme herstellen!

Prof. Bankhofers Tipp

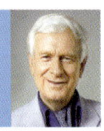

Die Ringelblume, äußerlich angewendet, stärkt die Immunkraft der Haut, bekämpft Entzündungen, fördert die Heilung von Wunden und erhält die Haut elastisch und jung.

Gesund!

Ringelblumenblütentee

2 Teelöffel frische oder getrocknete Blüten werden mit 1 Tasse kochendem Wasser übergossen, 10 Minuten zugedeckt ziehen lassen. Durchseihen.

Man kann den Tee trinken oder Umschläge damit machen. Man kann mit dem Tee gurgeln.

Als Getränk hilft der Ringelblumenblütentee bei Durchfall sowie bei leichten Magen- und Gallebeschwerden.

Ringelblumentee äußerlich:

Wenn man mit dem Tee Umschläge macht, hilft er sehr gut gegen unreine Haut.
Man kann damit blonde Haare spülen, damit sie besonders schön glänzen.

Wellness / Schönheit

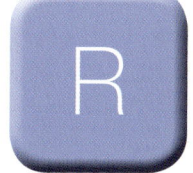

Ringelblumenöl

*4 Handvoll frischer Ringelblumenblüten
0,8 g süßes Mandelöl*

Die Blüten in einem weithalsigen Glas mit Öl beträufeln, gut verschlossen an einem warmen, aber nicht sonnigen Ort stellen. Nach 3 Wochen abseihen, dabei die Blüten fest auspressen. In einer dunklen Flasche kühl lagern.

Das Öl wirkt hautpflegend und entzündungshemmend und ist auch ein sehr angenehmes Massageöl.

Ringelblumentinktur

*2 Handvoll Ringelblumenblüten
1 l Korn oder Obstbrand*

Man setzt eine Handvoll der Blüten in einen halben Liter Korn oder Obstbrand an. Nach ca. 4 Wochen „Ausziehzeit" an einem warmen Ort ist die Tinktur fertig. Hilft gegen Warzen und Hühneraugen!

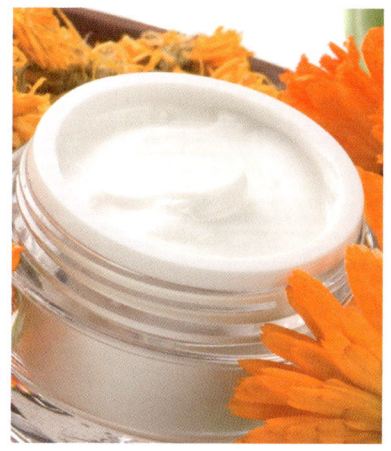

Ringelblumensalbe

*5 EL Ringelblumenöl
2 EL Bienenwachs, ½ TL Honig*

Die Salbe wird im Wasserbad zubereitet. Dazu Ölauszug und Bienenwachs in ein Gefäß geben und dieses in einen Topf mit Wasser stellen. Auf dem Herd ca. 5 Minuten erhitzen. Das Gefäß aus dem Wasserbad nehmen und die Masse rühren, bis sie abgekühlt ist, Honig beifügen. Noch flüssig in Dosen füllen, fest werden lassen und erst dann verschließen.

Der Klassiker bei aufgesprungenen Fußsohlen, rauen Händen und die ideale Wund- und Heilsalbe.

KRÄUTERKUNDE VON A-Z

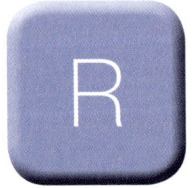

„Für mich soll's rote **Rosen** regnen" …

… „mir sollen hunderte Wunder begegnen", so hat Hildegard Knef gesungen. Und wahrlich, die Rosen sind die Königinnen der Blumen, kaum jemand kann sich ihrer anmutigen Pracht entziehen. Viele Lieder und Gedichte sind über sie geschrieben worden, die Rosen gelten, vor allem in der Farbe Rot, als das Symbol der Liebe.

Goethe bekannte: „Ich liebe die Rose als das Vollkommenste, was uns die Natur als Blume gewähren kann". Er ließ sein Gartenhaus ganz mit Rosen ranken und zog sich oft in die duftende Stille zurück.

Was viele aber nicht wissen: Rosen sind nicht nur das Sinnbild der Liebe und Vollkommenheit, man kann sich mit Rosen auch sehr viel für seine Gesundheit und für seine Schönheit tun!

Jedes Rosenblatt enthält 14 verschiedene ätherische Öle, die für diese herrlichen Düfte zuständig sind. Außerdem sind die Rosenblätter reich an pflanzlichen Hormonstoffen. An der Universität von Paris hat man nachgewiesen: Allein, wenn eine Frau intensiv an einer Rose riecht, hat das einen positiven Einfluss auf ihren Hormonhaushalt.

Die meisten von uns sehen in der Rose etwas Schönes zum Anschauen und zum Riechen. Sie sollten aber im Sommer einmal Rosen trinken und gar essen. Das vermittelt ein Supersommergefühl! Rosen heben die Stimmung, sind ein Herz- und Nervenstärkungsmittel.

Eines ist dafür allerdings strenge Voraussetzung: Sie dürfen dazu niemals Rosen aus dem Blumenladen verwenden.

Die sind fast immer chemisch behandelt. Sie dürfen nur Rosen aus biologischem Anbau verwenden, die nicht gedüngt und nicht gespritzt worden sind. Diese Biorosenblätter sind die ideale Grundlage für die folgenden Rezepte für Schönheit und Gesundheit!

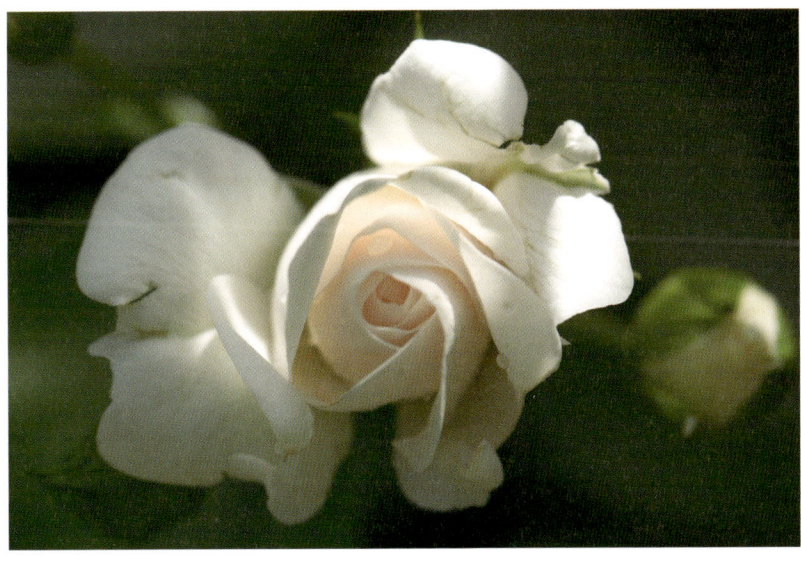

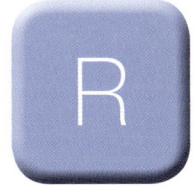

Jedes Rosenblatt enthält 14 verschiedene ätherische Öle, außerdem sind die Rosenblätter reich an pflanzlichen Hormonstoffen.

Gesund!

Rosenblütenblätter-Tee

Frische, duftende Rosenblütenblätter werden mittags bei Sonnenschein gepflückt. Da enthalten sie die meisten Wirkstoffe. Gut waschen, klein schneiden. 2 gehäufte Teelöffel dieser Blüten mit 1 Tasse kochendem Wasser übergießen. Nur 2 Minuten zugedeckt ziehen lassen. Durchseihen, mit ganz wenig Honig oder Ahornsirup süßen. Lauwarm trinken. Schmeckt gut, beruhigt und verbessert die Stimmung, zum Beispiel bei schlechtem Wetter.

Rosenblütenblätter-Wein

Für ¼ l guten, naturbelassenen Rotwein benötigt man 1 vollen Esslöffel Blüten. Den Wein zum Kochen bringen, dann erst die Blüten beifügen. Kurz aufwallen und anschließend 15 Minuten ziehen lassen. Schluckweise getrunken, hilft dieser Wein dem müden, abgespannten Körper und lindert Gebärmutterschmerzen.

Bei **Zahnschmerzen** *kann man mit dem Wein wiederholt den Mund spülen.*

Bei **Kopfschmerzen** *den Wein erkalten lassen und als Umschlag auf die schmerzende Stelle des Kopfes legen.*

KRÄUTERKUNDE VON A-Z

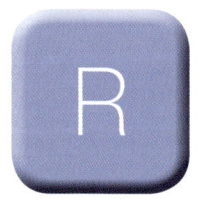

Bei **Augenflimmern** den Rosenblüten-Blätterwein kalt auf die Augen auflegen.

Wenn Sie **Ohrenschmerzen** haben, können Sie den Wein in die Ohrgänge träufeln.

Großmutters Rosenschnaps für gute Laune

100 g frische duftende Rosenblütenblätter aus biologischer Landwirtschaft werden gewaschen, mit einem Küchenpapier vorsichtig trocken gedrückt und in ein Einmachglas mit Schraubverschluss gelegt. Jetzt gießt man ¼ Liter 40%-igen Obstbrand darüber und verschließt das Glas luftdicht. Das Ganze soll nun 4 bis 5 Wochen an einem dunklen Ort gelagert werden. Nach 4 oder 5 Wochen werden 400 g Rohrohrzucker mit ½ Liter Wasser zu einem Sirup aufgekocht. Dann wird der Rosenblüten-Alkohol durchgefiltert und mit dem Sirup verrührt. Dann in Flaschen füllen, kühl lagern.

Prof. Bankhofers Tipp

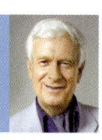

Bei schlechtem Wetter oder wenn Großmutters Laune getrübt war, genoss sie ein Gläschen von dieser Schnapskreation!

Wellness / Schönheit

„Rosiges Bad"

1 Handvoll frischer Rosenblüten-Blätter
4 Tropfen Rosenöl, 1 Tropfen Lavendelöl

Die Rosenblätter, am besten sind die Blüten englischer Duftrosen, in ein dünnes Seidensäckchen geben und zusätzlich 4 Tropfen echtes Rosenöl und 1 Tropfen Lavendelöl ins Badewasser geben.

„Rosiger Schimmer"

2 EL Blüten oder Blütenblätter
200 ml kaltgepresstes Sonnenblumenöl
40 g reines Bienenwachs, 20 g Lanolin

Blüten oder Blütenblätter langsam in Pflanzenöl erwärmen, nicht zu heiß werden lassen. Sobald sich kleine Bläschen bilden, von der Kochstelle nehmen und über Nacht stehen lassen. Am anderen Tag erneut erwärmen und abfiltern. Bienenwachs zugeben und schmelzen lassen, Lanolin zufügen. Häufig umrühren, bevor die Masse fest wird. In kleine Töpfchen füllen.

Die Salbe ist ungekühlt mindestens ein Jahr lang haltbar und wirkt bei leicht fettender Haut regulierend, fördert die Durchblutung und macht einen rosigen Schimmer.

Gesichtsdampfbad

2 Tassen frische Rosenblüten
1 l kochendes Wasser
einige Tropfen Kamillenöl

Übergießen Sie die Blätter mit kochendem Wasser, 10 Min. ziehen lassen, abkühlen, dann nochmals leicht erwärmen, Kamillenöl zufügen. 15 Min. unter dem Dampfbad lassen Ihre Gesichtshaut jugendlich und rosig aussehen!

In der Küche

Magisches Liebesrezept

Erotisches Bad

5 EL Akazienhonig
5 Tropfen Rosmarinessenz
5 Tropfen Walcholderessenz
5 Tropfen Lavendelessenz
10 Tropfen Rosenöl

Alle Zutaten gut verrühren und ins Badewasser verteilen.

Bei Anwendung im Badewasser regt dieses Bad die Erotik an!

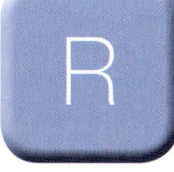

Und so können Sie Rosen essen:

- Französische Rosencreme für 4 Personen: 100 Gramm Rosenblütenblätter 10 Minuten lang in 1/2 Liter Wasser kochen. Dann 10 Minuten ziehen lassen, durchseihen. Das Rosenwasser mit 1/2 Liter Schlagsahne verrühren. Etwas Honig dazu geben, noch einmal aufkochen. Jetzt kommen 6 verquirlte Eigelbe dazu. Die Creme gut verrühren, in Dessertschalen füllen und mit Rosenblüten garniert servieren.

- Oder Sie streuen einfach gut gewaschene Rosenblüten-Blätter, fein gehackt, auf den Obstsalat.

- Oder Sie legen fein gehackte Rosenblüten-Blätter rund um den Pudding.

„Kekse von Herzen"

100 g Butter, 50 g Rohrohzucker
1 Ei, 70 g Mehl
2 TL Rosenblüten

Butter, Zucker und Ei werden schaumig gerührt. Gesiebtes Mehl, Lavendel und Rosenblüten dazugeben, einige Rosenblüten zum Dekorieren aufheben. Alles schnell zu einem glatten Teige verkneten und diesen auf einem mit Mehl bestäubten Brett ausrollen.

Herz- oder andere nette Formen ausstechen. Knospen aufstreuen.
Auf einem gefetteten Blech bei 160 Grad backen, bis sie goldgelb sind.

Mit Rosen- oder Lavendelzucker bestreuen.

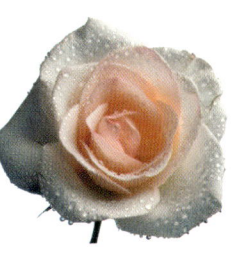

KRÄUTERKUNDE VON A-Z

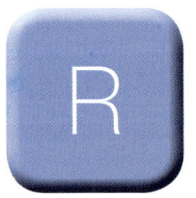

Der **Rosmarin** bringt uns Elan, so fängt der Tag schon bestens an!

Der Rosmarin, „Rosmarinus officinalis" ist ein wunderbares Gewürz, ohne das viele Gerichte aus der Mittelmeerküche nicht denkbar wären!

Lamm, Huhn oder Kaninchen, dem griechischen Schafkäse, der in Rosmarin und Olivenöl eingelegt wird, und vielen Köstlichkeiten mehr gibt Rosmarin sein typisches Aroma.

Um den Rosmarin ranken sich viele Mythen und Geschichten und er hat eine uralte Tradition, gehörte er doch zu den „heiligen Kräutern" und galt als Pflanze der Liebe.

Im antiken Griechenland war er der Göttin Aphrodite geweiht. Ein Zweiglein Rosmarin war bei allen wichtigen Ereignissen wie Hochzeiten, Geburten und Tod dabei und er diente als schutzgebende Pflanze, als Sinnbild der Liebe und Unsterblichkeit.

Die Ägypter gaben ihren Toten Rosmarin mit auf die Reise und die Griechen räucherten die Tempel mit Rosmarin. In Mitteleuropa wurde in den Krankenstuben der Klöster Rosmarinzweige aufgehängt, um die Luft zu reinigen.

Der Rosmarin wurde von Benediktinermönchen zu uns gebracht und Kaiser Karl der Große hat ihn in seinen „Capitulare de villis" genannt und den Anbau gleichsam verordnet.

Das würzige Kraut ist eine bis zu einem halben Meter hohe Pflanze aus der Familie der Lippenblütler und stammt ursprünglich aus den Mittelmeerländern (Meer-Rose), gedeiht aber auch weiter nördlich, wenn der Frost nicht zu hart ist. Die Pflanze wird nicht nur als Küchenkraut, sondern auch als Naturarznei eingesetzt.

Geerntet werden die Blätter (Nadeln) des Rosmarins den ganzen Sommer über. Die Blüten werden im Sommer geerntet und für das professionell bereitete Rosmarinöl verwendet. Frische Blätter werden in der Küche zum Würzen von Fleischspeisen oder für Salate eingesetzt.

Rosmarin war im antiken Griechenland der Göttin Aphrodite geweiht!

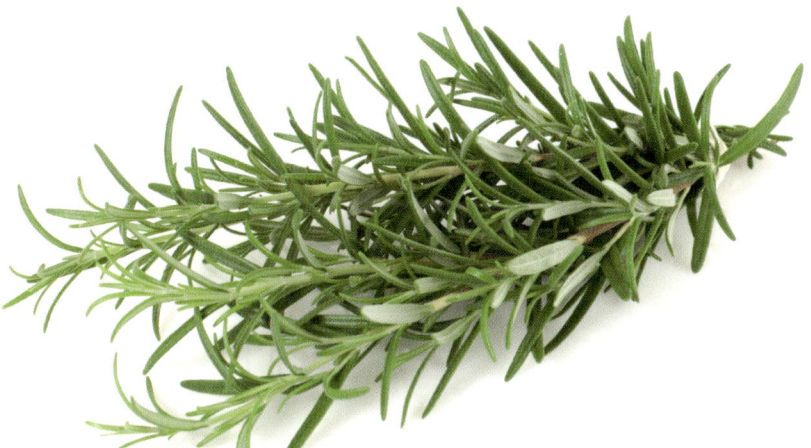

Seine besondere Kraft ist auf folgende Inhaltsstoffe zurückzuführen: Das ätherische Öl in den Rosmarinnadeln besteht aus Alpha-Pinen, Eukalyptol, Kampfer, Borneol und Verbenon, das den markanten Geruch ausmacht. Die Rosmarinsäure sowie die Bitterstoffe Rosmanol und Carnosol sind für den bitteren Geschmack verantwortlich. Außerdem ist Rosmarin reich an den Flavonoiden Luteolin und Apigenin.

Wie können wir Rosmarin nun für unsere Gesundheit einsetzen?

- Er aktiviert Herz und Kreislauf und hilft bei niedrigem Blutdruck und kalten Händen und Füßen. Eine seiner besonderen Stärken ist aber seine Wirkung bei Müdigkeit, Erschöpfungszuständen und bei Trägheit. Mit Rosmarin kann man munter und frisch in den neuen Tag starten, wenn man in der Früh nach dem Duschen die Fußsohlen mit Rosmarinöl aus der Apotheke einreibt und dazu noch eine Tasse Rosmarintee trinkt.

- Rosmarin als Tee oder Gewürz aktiviert die Galle und die Leber, dadurch können Verdauungsstörungen behoben und der Magen sowie Zwölffingerdarm gestärkt werden.

- Rheumatische Schmerzen und Nervenschmerzen können mit Einreibungen von Rosmarinöl bekämpft werden. Er regt zudem die Durchblutung an und verbessert die Leis-

KRÄUTERKUNDE VON A-Z

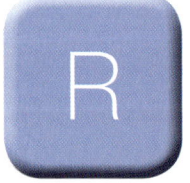

tung der Muskeln. Deshalb ist es auch sinnvoll, Rosmarinöl nach dem Sport einzureiben, um dem gefürchteten „Muskelkater" zu Leibe zu rücken.

- Durch die Verbesserung der Durchblutung wird auch die Gedächtnisleistung gesteigert. Am besten ist es in diesem Fall, Rosmarinöl in die Kopfhaut einzumassieren oder einen Rosmarinzweig in die Haare zu flechten, wie im Rom der Antike.

Gesund!

Rosmarintee

1 gehäufter Teelöffel Rosmarinnadeln – gut gewaschen – mit ¼ l kaltem Wasser zustellen, einmal kurz aufkochen, sofort durchseihen und lauwarm trinken (für Schwangere nicht geeignet).

Rosmarinöl

Schieben Sie einige Zweige Rosmarin in eine Flasche, gießen Sie kaltgepresstes Olivenöl darüber und lassen Sie das ganze 6 Wochen in der Sonne stehen. Danach abseihen und das Massageöl in eine braune, lichtgeschützte Flasche füllen.

Rosmarintinktur

*30 g frische Rosmarinblätter
0,5 l 40%-iger Korn*

Die Rosmarinblätter in einem Glasgefäß mit dem Alkohol übergießen und gut verschlossen an einen sonnigen Ort stellen. Nach 6 Wochen abseihen, in einer Flasche aufbewahren. Bei Kopfschmerzen oder geistiger Abgespanntheit hilft es, die Schläfen mit der Tinktur einzureiben.

Rosmarinwein

Schieben Sie einige zarte Rosmarinzweige in eine Flasche mit trockenem Weißwein und lassen sie diese verkorkt 10 Tage lang stehen. Dann in eine andere dunkle Flasche umfüllen und davon jeden Tag 1 bis 2 Likörgläser in kleinen Schlucken trinken. Belebt den Kreislauf!

Wellness / Schönheit

Rosmarin-Tinktur

*50 g Rosmarin
250 ml Obstbrand oder Korn*

Rosmarin in Obstbrand oder Korn ansetzen und vier Woche gut ver-

schlossen warm und dunkel reifen lassen. Abgefiltert wird die Tinktur durch einen Kaffeefilter.

Diese selbst gemachte Rosmarintinktur ist ein gutes Hausmittel zum Einreiben der Beine bei schlechter Durchblutung.

Shampoo gegen fettes Haar

1 Handvoll Rosmarin
¼ l destilliertes Wasser
50 g weiße Schmierseife
½ l destilliertes Wasser
50 g Pottasche, 50 g Rosmarin-Tinktur
½ TL Rosmarinöl (aus der Apotheke)
Saft einer Biozitrone

Rosmarin mit ¼ l kochendem destilliertem Wasser übergießen, zugedeckt drei Stunden stehen lassen.

Nun die Schmierseife in ½ l destilliertem Wasser auflösen, Pottasche dazugeben und die Mischung zum Kochen bringen. Nach 30 Minuten den Topf vom Feuer nehmen und die Masse abkühlen lassen.

Nun muss die Rosmarin-Abkochung dazugegeben werden. Dann löst man einen halben Teelöffel Rosmarinöl in 50 Gramm der Rosmarin-Tinktur und gibt es dazu. Gut durchschütteln, einige Tropfen Biozitrone dazugeben. Dieses Shampoo ist bei fettem Haar und bei Schuppen ideal!

Kochrezept

Rosmarinkartoffeln mit Schafkäse
(4 Personen)

1 kg Kartoffeln
125 ml Olivenöl
250 g grüne Bohnen
Salz, Pfeffer
2 Zehen Knoblauch
2 Zweige Rosmarin
200 g Schafkäse

Kartoffeln schälen, waschen und in Achtel schneiden. Im heißen Öl ca. 5 Minuten braten. Zugedeckt bei mittlerer Hitze ca. 10 Minuten weitergaren, dann etwas Öl abgießen. Inzwischen Bohnen putzen, waschen und in wenig Wasser mit Salz und Pfeffer ca. 6 Minuten garen.

Knoblauch abziehen, klein schneiden. Mit den gehackten Rosmarinnadeln zu den Kartoffeln geben. Nochmals 5 Minuten braten. Mit Salz und Pfeffer würzen. Abgetropfte Bohnen unterheben. Käse zerbröckeln und darüber streuen.

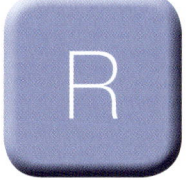

KRÄUTERKUNDE VON A-Z

Safran macht Männer stark und Frauen schön

Safran feiert als Gewürz bei uns ein großes Comeback. Man sieht auf den Speisekarten vieler guter Restaurants in jüngster Zeit mehr und mehr Spezialitäten mit Safran. Unsere Großmütter haben damit vor allem dem Kuchen eine faszinierende gelbe Farbe gegeben.

Als Safran werden die Narbenschenkel der Krokusblüten bezeichnet. Safran enthält nicht nur stark färbende, sondern auch außerordentlich anregende Wirkstoffe. Safran ist eine Naturarznei: Der außerordentlich hohe Preis bedingt eine sehr sparsame Verwendung des Safrans, der in Marokko, im Iran, in Italien, Südamerika und in den USA angebaut wird.

Die Hauptwirkstoffe im Safran sind der gelbe Farbstoff Krozin, der Bitterstoff Pikro-Krozin, das ätherische Öl Safranal, B-Vitamine, Kalium und Phosphor.

Safran fördert die Fruchtbarkeit des Mannes. Das ist auf den Wirkstoff Krozetin-Ester zurückzuführen.

Wenn Frauen regelmäßig Safran essen, haben sie leuchtende Augen und wirken attraktiver.

Allerdings stören Nikotin und Alkohol diese Wirkung des Safrans.

Für die Frauen ist Safran ein Kosmetikum. Die B-Vitamine im Safran gemeinsam mit dem ätherischen Öl Safranal bekämpfen aufgesprungene, rissige Lippen, Schuppen im Haar und Hautrötungen. Wenn Frauen regelmäßig Safran essen, haben sie leuchtendere Augen und wirken attraktiver.

Man muss aber vorsichtig sein: Safran darf nur in ganz kleinen Mengen eingesetzt werden. In extremen Überdosen wirkt Safran wie Gift. Man verwendet in der Küche immer nur eine Prise oder eine Messerspitze voll. Das genügt. Die Würzkraft ist enorm.

Niemals sollte man Safran direkt in die Speisen streuen. Immer zuerst 15 Minuten in heißem Wasser oder heißer Milch auflösen, dann beigeben.

Safran eignet sich wunderbar für Reisgerichte, für eine Paella, für Muscheln, Krustentiere, Lamm und Fisch, für

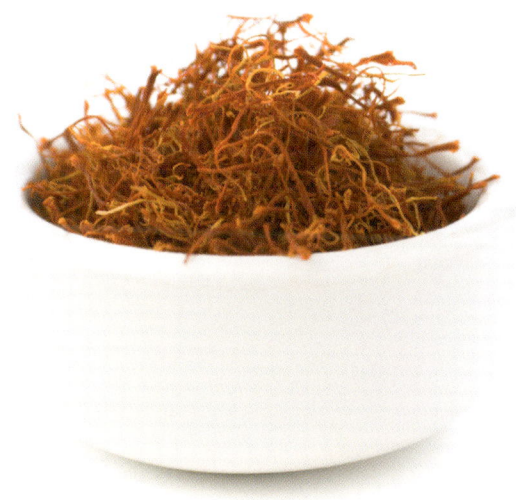

Prof. Bankhofers Tipp

Man sollte Safran nie direkt in die Speisen streuen. Immer zuerst 15 Minuten in heißem Wasser oder heißer Milch auflösen, dann erst beigeben.

Suppen, Eintöpfe, Geflügel, aber auch für Pudding, Milchreis, Griesbrei und Kuchen.

Hier einige Tipps, wie man richtig mit Safran kocht:

So entfaltet Safran seine Wirkung

Am vollsten können Sie das schmackhafte Aroma sowie die Färbekraft ausschöpfen, wenn Sie die Safranfäden vor dem Kochen bei maximal 40 Grad einige Minuten im Backrohr erwärmen. Danach legen Sie den Safran in Wasser ein und lassen ihn zugedeckt etwa eine Stunde ziehen. Später fügen Sie ihn der Speise hinzu und haben somit die Wirkung des Safrans völlig ausgekostet. Je länger Sie mit dem Hinzufügen warten, desto weniger Aroma geht verloren.

Lagerung

Safran ist lichtempfindlich und sollte deshalb in einem luftdichten und undurchsichtigen Gefäß gelagert werden. Safran hält einige Jahre lang, ohne seine schmackhaften Eigenschaften zu verlieren.
Dennoch reichen kleine Mengen zum Lagern, da die Würzkraft natürlich nach der Zeit ein wenig nachgibt. Übrigens: Je trockener Safran ist, desto schneller färbt er Soßen, Suppen und andere Speisen.

KRÄUTERKUNDE VON A-Z

Kochrezepte

Safran-Creme mit karamellisierten Äpfeln (4 Portionen)

3 Äpfel
50 g Zucker
2 EL Portwein (oder Apfelsaft – für Kinder)
125 g Mascarpone
0,1 g Safranfäden
250 g Naturjoghurt
1 TL Honig
40 g Vollkornkekse
20 g Mandeln

Zubereitung
Säuerliche Äpfel waschen und das Kerngehäuse mit einem Apfelausstecher entfernen. Äpfel in dünne Scheiben schneiden. Zucker in einer Pfanne langsam erhitzen und karamellisieren lassen. Apfelscheiben etwa 2 Minuten darin andünsten. Mit Portwein ablöschen. Vom Herd nehmen und etwas abkühlen lassen.

Mascarpone mit Safranfäden und Joghurt gleichmäßig verrühren. Honig unterrühren. Kekse zerkleinern. Mandeln grob hacken und mit den Keksen vermischen. Apfelscheiben mit Jogurtcreme und Keksmischung in Schälchen anrichten und servieren.

Putengeschnetzeltes in Safran-Butter-Soße (2 Personen)

250 g Bandnudeln
Salz
250 g Hähnchenbrustfilet (ersatzweise auch Schweine-, Puten- oder Truthahnfilet)
2 EL Butter
Pfeffer
½ TL Safranfäden
¾ TL grüner, eingelegter Pfeffer
100 ml Sahne
½ EL Speisestärke.

Zubereitung
Nudeln bissfest kochen. Das in Streifen geschnittene Fleisch in 3 EL Butter 3 bis 4 Minuten anbraten, mit Salz und Pfeffer abschmecken und herausnehmen. Safran im Mörser klein mahlen. Den grünen Pfeffer und die Sahne in den Bratenfond geben und unter Rühren aufkochen lassen. Hitze reduzieren, Safran dazu geben.

Stärke mit etwas Wasser anrühren und die Soße damit binden. Fleisch wieder hinzufügen. Restliche Butter erwärmen und die Nudeln darin schwenken.

Tipp: Anstelle von Nudeln kann auch Reis dazu gegessen werden!

„Das himmlische Ambrosia": Der **Salbei**!

Die außergewöhnlichen Heilkräfte, die dem Salbei zugesprochen wurden, äußern sich schon in seinem Namen: Salbei oder Salvia leitet sich aus dem Lateinischen salvare ab, was heilen, retten bedeutet. In einem mittelalterlichen Heilkräuterbuch heißt es: „Warum soll der Mensch sterben, wenn Salbei im Garten wächst?" Und Konrad von Megenberg nannte Salbei „himmlisches Ambrosia".

Bereits in der Antike war Salbei eine Naturarznei und das ist bis heute so geblieben. Wussten Sie, dass beispielsweise Chinesen im Mittelalter für eine Kiste Salbeiblätter aus Europa mit drei Kisten ihres besten Schwarztees bezahlten?

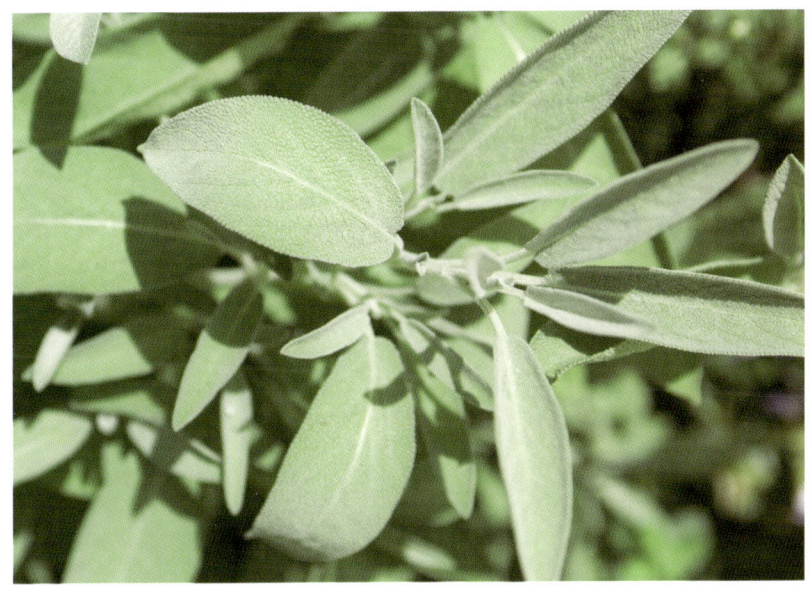

KRÄUTERKUNDE VON A-Z

Wussten Sie, dass beispielsweise Chinesen im Mittelalter für eine Kiste Salbeiblätter aus Europa mit drei Kisten ihres besten Schwarztees bezahlten?

Salbei gehört zur Familie der Lippenblütler, stammt ursprünglich aus dem Mittelmeerraum, kann sich im Garten aber auch an die kalten nördlichen Winter anpassen. Salbei wurde von den Römern nach Mitteleuropa gebracht und in den Klostergärten des frühen Mittelalters wurde er bereits gepflanzt. Er liebt die Sonne und braucht nicht viel Wasser. Seine Blätter sind leicht behaart, kräftig und im Geschmack angenehm herb, seine violetten Blüten werden gerne von Bienen und Hummeln aufgesucht.

Salbeiblätter enthalten die ätherischen Öle Thujon, Linalool und Borneol, Kampferöl, pflanzliche Hormonstoffe, Flavonoide, Karnosinsäure, Gerbstoffe, Harze, Zucker, Mineralstoffe. Im Mittelpunkt des medizinischen Interesses stehen aber die Phenolsäuren mit ihrer pflanzlichen, antibiotischen Wirkung und das natürliche Antiseptikum Thujon.
Ein wesentliches Merkmal für die Salbeiblätter sind auch große Mengen an Bitterstoffen.

Diese Kraft für unsere Gesundheit steckt im Salbei:

- Salbei hilft gegen übermäßiges Schwitzen, bei Nacht- und Fußschweiß.

- Er stärkt die Atemwege und baut die Immunkraft in den Atemwegen auf.

- Er dient der schnelleren Ausheilung von Zahnfleischentzündungen sowie bei Entzündungen im Mund und Rachen.

- Salbei ist gut für den Magen und Darm. Die ätherischen Öle der Salbeiblätter haben eine desinfizierende und krampflösende Wirkung.

- Salbei wirkt gut bei quälenden Halsschmerzen und bei Heiserkeit.

- Mit Salbei können Frauen in den Wechseljahren ihre Hitzewallungen besser und schneller in den Griff bekommen.

- Die Blätter des Salbeis sind aber auch ein hervorragendes Küchengewürz.

- Man kann die frischen oder getrockneten Salbeiblätter fein gehackt Suppen, Eintöpfen und Gemüsegerichten beigeben. Bratensoßen werden durch Salbei besonders reizvoll, Salbei passt besonders gut zu Fisch, Lamm und Leber.

- Die Bitterstoffe im Salbei stärken die Leber.

- Er passt kleingehackt ideal zum Schnittlauch im Topfen oder Weichkäse.

- Fette Speisen, die man mit Salbei würzt, sind bekömmlicher und werden besser verdaut.

- Neueste biochemische Erkenntnisse bestätigen, was unsere Vorfahren längst wussten: Wenn man Rindfleisch oder Schweinefleisch zu lange und zu dunkel brät, dann entstehen an der Oberfläche giftige Röststoffe, zum Beispiel das 3-Amino-1-Methyl-5-H-Pyrido-Indol. Wenn man das Fleisch nun mit frischem oder getrocknetem Salbei einreibt, werden die Röststoffe teilweise neutralisiert.

Gesund!

Salbeitee

1 TL Salbeiblätter
¼ l Wasser

Den Aufguss 10 Minuten zugedeckt ziehen lassen, dann abseihen. 2 bis 3 Tassen kühler Salbeitee pro Tag helfen, Schweißausbrüche (zum Beispiel in den Wechseljahren) zu bekämpfen. Warm getrunken, hat der Tee eine verdauungsfördernde Wirkung. Bei Halsentzündungen empfiehlt sich, mit dem Tee zu gurgeln.

Tipp für die äußerliche Anwendung des Tees:

Einen Teeaufguss zubereiten und dabei nur 5 Minuten ziehen lassen, in eine Thermoskanne füllen.

Bei längeren Autofahrten während einer kurzen Rast die Augen damit auswaschen. Schützt vor Müdigkeit und schärft das Augenlicht.

Frische Salbeiblätter kauen, reinigt die Augen. Mehrmals während des Tages ein einziges frisches Salbeiblatt in den Mund nehmen und gut kauen.

Salbeiwein
(mit Weißwein)

2 TL Salbeiblätter
1 l trockener Weißwein

Wein mit Salbei erhitzen, 2 Minuten kochen lassen, dann abseihen. Gegen vermehrte Schweißausbrüche und Körpergeruch den Wein am besten lauwarm trinken.

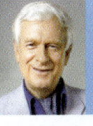
Prof. Bankhofers **Tipp**

Vorsicht Schwangere! Salbei kann als Tee in der Schwangerschaft getrunken werden, doch vor der Anwendung des reinen Salbeiöls wird abgeraten!

KRÄUTERKUNDE VON A-Z

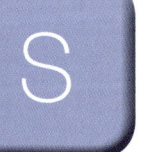

In der Küche

Salbeihähnchen in Weißweinsoße (4 Personen)

*4 Stück große Hühnerbrüstchen
Öl zum Anbraten
10 Blatt Salbei
Salz, Pfeffer,
2 EL Mascarpone
Etwas Milch, etwas Wasser
2 Gläschen Wein*

Die Hühnerbrüste waschen, trocken tupfen und mit Salz und Pfeffer würzen. Öl in Pfanne geben, erhitzen, die Hühnerbrust dazugeben, nach einigen Minuten klein gehackte Salbeiblätter über dem Fleisch verteilen. Dann ein Glas Wein hinzufügen. Die Hühnerbrüstchen müssen nun von beiden Seiten knusprig gebraten werden. Dann das zweite Glas Wein hinzugeben und schließlich den Mascarpone einrühren.

Eventuell Milch und Wasser zufügen, damit die Mascarpone-Bratensaftsauce nicht zu dünn oder dick wird.

Die Hühnerbrüstteile noch ca. 5 Minuten in der Sauce ziehen lassen, mit Reis und Gemüse servieren.

Kochrezepte

Salbeiwein (mit Rotwein)

20 Gramm frische Salbeiblätter in eine Flasche geben, mit gutem Rotwein übergießen.

Bordeaux oder Blaufränkisch -, einen Tag lang bei Zimmertemperatur stehen lassen. Durchseihen, abends trinken. Salbeiwein wirkt kräftigend.

So wird Salbeibutter hergestellt:

Salbeiblätter werden ganz fein gehackt und in die weiche Butter eingerührt. Die Menge der Blätter hängt vom intensiven Geschmack ab, den man erreichen will.

Salbei-Essig

Salbeiblätter werden fein gehackt und in eine Flasche gegeben. Mit Wein- oder Apfelessig auffüllen. 14 Tage stehen lassen. Dann ist der Essig fertig. Die Menge der Blätter hängt auch da wieder vom intensiven Geschmack ab, den man erreichen will.

Und hier das berühmte Saltimbocca
(„Spring in den Mund")

Für 4 Personen:
8 Kalbsschnitzel (je etwa 80 g)
Pfeffer, frisch gemahlen
8 hauchdünne Scheiben Parma-
Schinken (oder San-Danieli-Schinken)
3-4 Esslöffel Butter
5-6 EL Weißwein (oder Marsala)
8 Salbeiblättchen

Zubereitung:
Schnitzel von beiden Seiten sanft klopfen, salzen, pfeffern. Auf jedes Schnitzel eine Scheibe Schinken und ein Salbeiblatt legen und mit dünnen Holzspießchen feststecken.

In einer Pfanne 2 EL Butter erhitzen und das Fleisch darin bei mittlerer Hitze von beiden Seiten jeweils 2 bis 3 Minuten braten. Herausnehmen und zugedeckt warm stellen. Den Wein in die Pfanne gießen und den Bratensatz loskochen. Die restliche Butter unterrühren, die Sauce abschmecken und die Kalbsschnitzel kurz hineinlegen, damit sie heiß werden. Auf Tellern mit der Soße anrichten. Als Beilage schmecken Erbsen und Kartoffelpüree.

Magie

Es gibt einige Pflanzen, die für Liebesmagie und Schutzzauber verwendet werden.

So gehört zum Beispiel der Gartensalbei zu den beliebtesten und – wenn man alten Aufzeichnungen glauben darf – wirksamsten Liebeskräutern. Während drei Vollmondnächten getrocknete und in einem Mörser zu Pulver zerkleinerte Blätter, auf denen vorher mit einem kleinen Lindenästchen der Name des Liebsten geritzt wurde, sollte die beiden in ewigem Glück zusammenführen. Am sichersten sollte der Zauber funktionieren, wenn das Salbeipulver dem Essen des Angebeteten beigemischt wurde.

„Anziehender Tee"

10 g Salbei
8 g Zitronenmelisse
5 g Minze
5 g Duftrosenblätter
¼ l heißes Wasser
1 TL Honig.

Zutaten mit ¼ l heißem Wasser übergießen und 5 bis 8 Minuten ziehen lassen. Erst danach mit Honig süßen.

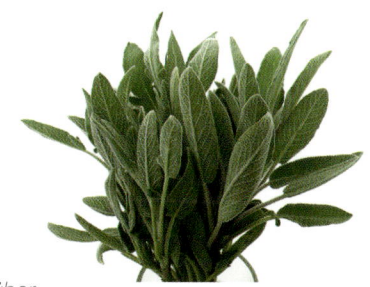

KRÄUTERKUNDE VON A-Z

S
Der Dank der Frauen ist ihr gewiss:
Der **Schafgarbe**, genannt auch Frauendank

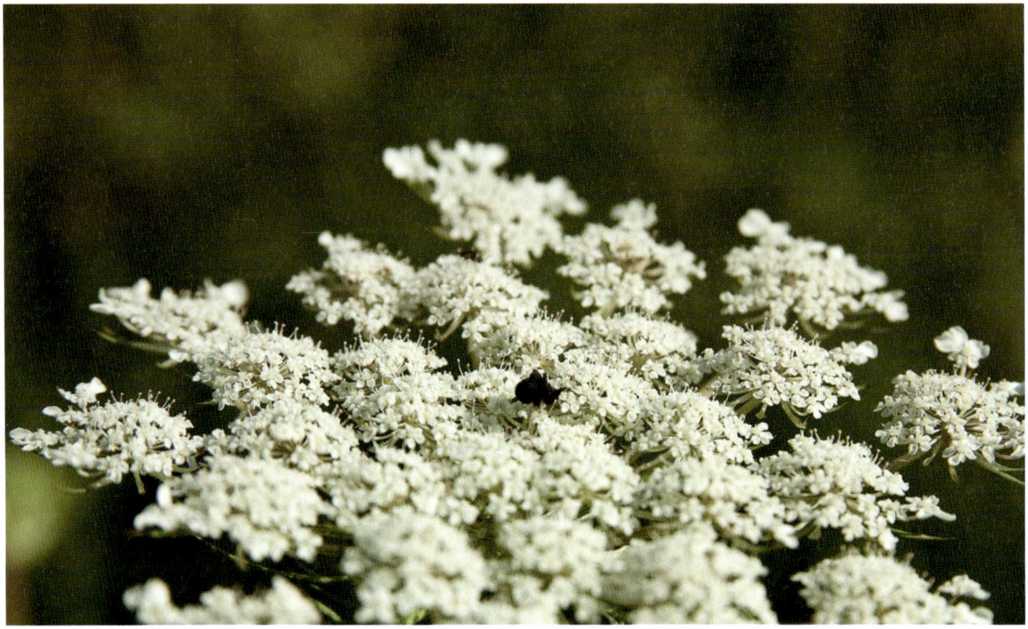

Magenkraut, Frauendank oder auch Bauwehkraut, so nennt der Volksmund die herb-würzig schmeckende Pflanze mit den vielen Bitterstoffen, die Schafgarbe „Achillea millefolium".

Vor allem aber ist sie ein ausgesprochenes Frauenkraut, das in der Hausapotheke der Hebammen einen fixen Platz hat.

Um die Schafgarbe ranken sich zahlreiche Mythen und Legenden: Sie war schon im antiken Griechenland als „Wunderkraut" oder auch „Soldatenkraut" bekannt, weil die Pflanze von

Soldaten gerne zur Heilung ihrer Wunden verwendet wurde.

Der Legende nach soll sie aus den rostigen Spänen von Achilles Speer entstanden sein. Dieser Speer konnte nicht nur verletzen, sondern auch heilen.

Achilles soll im Trojanischen Krieg vieler seiner Mitkämpfer mit Schafgarbe behandelt und zu deren Genesung beigetragen haben.

Indianer kannten ebenfalls schon die Wundheilungskraft der Schafgarbe. Laut einer Sage aus Irland war die Schafgarbe die erste Pflanze, die Jesus als Kind gepflückt hat. Deshalb soll die Schafgarbe Glück bringen.

Schafgarbe soll gebrochene Herzen trösten und heilen und sie ist die Blume für alle, die am 16. Januar geboren wurden.

Von den Druiden wurde die Schafgarbe zur Heilung verwendet – aber auch für die Vorhersage des Wetters eingesetzt.

Als Wildpflanze ist sie auf Wiesen und Wegrändern weithin anzutreffen und gilt untern den Bauern heute als „Unkraut", das das Vieh nicht gerne frisst, weil die Pflanzen recht hart werden können.

Am besten verwendet man Schafgarbe aus dem Kräutergarten oder getrocknetes Kraut aus der Apotheke. Das blühende Kraut wird ohne Wurzel den ganzen Sommer über gesammelt.

Wenn die Blätter offen sind, wird der obere Teil der Pflanze abgeschnitten, die Blüten und Blätter werden vom Stängel gezupft und getrocknet.

Wie wirkt dieses vielfältige Kraut nun?

- Sie hilft bei Menstruationsstörungen, sollte aber nur in Absprache mit dem Arzt eingesetzt werden. Sie ist entzündungshemmend und regt den Kreislauf an.

- Durch ihre krampflösende Wirkung hilft sie bei Magen-Darmstörungen.

- Bei Blasen- und Nierenerkrankungen wird Schafgarbe als Tee, Saft oder Tinktur eingenommen.

- In vielen Hustenteemischungen oder auch in den Frauenteemischungen sowie im „Blasentee" ist die Schafgarbe enthalten.

- Aber Achtung: Schafgarbe kann bei Menschen mit entsprechender Veranlagung zu Kontaktallergien führen.

Sebastian Kneipp: „Vom Saft der Schafgarbe drei- bis fünfmal täglich 1 Teelöffel voll."

KRÄUTERKUNDE VON A-Z

Gesund!

Schafgarbensaft

1 Strauß Schafgarbe, etwas Wasser.

Die Schafgarbe gewaschen in eine Schüssel legen und mit dem Wasser gut benetzen. Nach 3 Stunden im Mixer zerkleinern, anschließend den Pflanzenbrei in ein Tuch wickeln und auspressen. Ein halbes Glas Schafgarbensaft täglich ist ein Stärkungsmittel, er sollte allerdings nur ganz frisch genommen werden.

Schafgarbentee

*2 TL Scharbarbenkraut
¼ l kochendes Wasser.*

Den Aufguss zugedeckt zehn Minuten ziehen lassen, dann abseihen, 2 bis 3 Tassen täglich regulieren Magen-Darmbeschwerden.

Schafgarbentinktur

*2 Handvoll frischer Schafgarbenblüten,
1 l 40%igen Korn*

Die Blüten in einem weithalsigen Glasgefäß mit dem Alkohol übergießen. Gut verschlossen stehen lassen, öfter sanft schütteln. Nach vier Wochen abseihen und in eine Flasche füllen.

Ein Likörglas Schafgarbentinktur hilft bei Verdauungsbeschwerden. Auf die schmerzenden Stellen gerieben, lindert sie Muskelkater und Kopfweh.

Schafgarbenschnaps

*10 große Blütendolden von der Schafgarbe
100 g Kandiszucker
100 ml Wasser
1l Obstler*

Die Blütendolden in ein Ansatzgefäß geben und mit dem Alkohol übergießen. An einem warmen Ort stellen und ziehen lassen. Nach 6 Wochen den Ansatz filtrieren. Den Zucker im warmen Wasser auflösen und mit der Flüssigkeit vermischen. In Flaschen füllen und weitere 2 bis 3 Monate an einem kühlen, dunklen Ort reifen lassen.

Heilendes Bad

*50 g frische Schafgarbenblüten
1 l Wasser, einige Tropfen Kamillenöl*

Den Aufguss 10 Minuten zugedeckt ziehen lassen, dann abseihen, ins Badewasser gießen, Kamillenöl dazugeben. Regelmäßige Sitzbäder mit Schafgarbenblüten helfen bei Menstruationsbeschwerden und Scheidenentzündungen.

Prof. Bankhofers Tipp

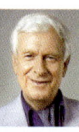

Der Schafgarbenschnaps stärkt die Galle und beruhigt den Magen.

Wellness / Schönheit

Pflegendes Gesichtsdampfbad

1 Handvoll Schafgarbenblüten
¼ l kochendes Wasser, 1 TL Honig

Schafgarbenblüten mit kochendem Wasser übergießen und den „Schönheitstee" 15 Minuten ziehen zugedeckt ziehen lassen, Honig hinzufügen. Die reinigende Wirkung wird gesteigert, wenn Sie nach dem Dampfbad mit dem Kräutertee ein Baumwolltuch tränken und es wie eine Kompresse für ½ Stunde auf Ihr Gesicht legen!

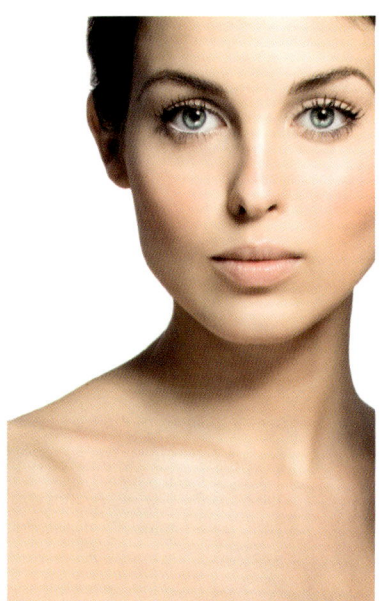

Schafgarbenbad für weiche Hände

4 TL Schafgarbenblüten
2 EL Sojamilch
½ l kochendes Wasser

Schafgarbenblüten und Sojamilch mit kochendem Wasser übergießen, 10 Minuten zugedeckt ziehen lassen, abseihen und die Hände in dem auf handwarme Temperatur abgekühlten Handbad für 15 Minuten eintauchen.

Die Schafgarbe kann auch für ein Voll- oder Sitzbad verwendet werden. In diesem Fall sollten Sie nur die Blüten nehmen. Sie geben zwei Hand voll in einen alten Strumpf oder in einen Waschhandschuh und legen diesen ins einlaufende Badewasser. Wenn Sie öfter mit Schafgarbe baden, wird die reifere Haut gekräftigt und Unterleibsbeschwerden gemildert.

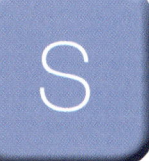

KRÄUTERKUNDE VON A-Z

Der **Schlehdorn** liefert die Arznei für Blase und Niere

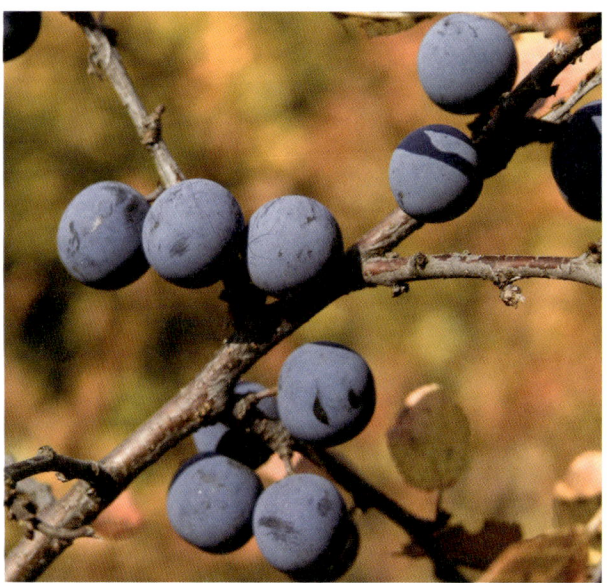

Er hat im Frühling schneeweiße Blüten, zeigt das ganze Jahr über dunkle Dornen und trägt im Herbst blauschwarze Beeren in seinem verästeltem Buschwerk: der Schlehdornstrauch. Er wächst an Wiesen- und Waldesrändern, aber auch mitten in der Heide und wird bis zu 3 Meter hoch. Vögel lieben den Schlehdornstrauch zum Nisten, weil sie da vor Mardern und Katzen sicher sind.

Die Schlehenfrüchte – auch Sauerpflaumen genannt – schmecken herb und sauer. Man sollte sie im Spätherbst erst dann ernten, wenn der erste Frost die Beeren weichgemacht hat. Da man sie aber sehr oft pflücken muss, um sie vor den Vögeln zu retten, kann man sie – als Frostersatz – kurz in die Tiefkühltruhe legen.

Jede Menge Schlehenkerne beweisen es in Pfahlbauten: Schon vor 4000 Jahren haben die Menschen die Früchte des Schlehdornstrauches genossen. Seit damals hat der Saft der sauren Früchte in der Volksheilkunde einen bedeutenden Stellenwert. Um die Jahrhundertwende war der Schlehdornsaft in erster Linie ein Stärkungsmittel, das nach einer Krankheit die Genesung beschleunigen sollte. Die vitalisierende Kraft kann jeder selbst auch heute noch testen. Wenn man sich müde fühlt, verrührt man einfach 5 Esslöffel Schlehensaft in 1 Glas Wasser und trinkt die Mischung in kleinen Schlucken. Man ist binnen weniger Minuten wieder fit.

Sehr bewährt hat sich der Schlehensaft als Gurgelmittel bei Mund-, Hals- und Zahnfleischentzündungen. Dazu gibt man in 1 Glas lauwarmes Wasser 2 Esslöffel Schlehensaft.

Hildegard von Bingen hat den Schlehensaft – mit Honig – gegen Gichtanfälle und Magenschwäche empfohlen.

Die moderne Medizin schätzt den Schlehensaft für die Behandlung der Blase und der Niere. Der herbe Saft hat eine reinigende Wirkung.

Gesund!

Man kann **Schlehensaft** im Reformhaus kaufen. Man kann ihn aber ganz einfach auch selbst zubereiten: 2 Kilo reife, vom Frost erweichte Früchte gut waschen, zerdrücken und mit 2 Liter kochendem Wasser übergießen. 2 Tage stehen lassen. Danach kurz aufkochen. Dann durch ein Sieb treiben. Jetzt rührt man in den roten Saft 200 Gramm Birnendicksaft und den Saft einer halben Zitrone. In sterilisierte Flaschen abfüllen. 1 Esslöffel davon pur am Morgen gibt Kraft und Schwung für den ganzen Tag. Man verrührt aber meistens 3 Esslöffel in 1 Glas Wasser und trinkt dieses in kleinen Schlucken.

Der Heileffekt der Schlehenfrüchte ist in erster Linie auf die Gerbstoffe und vielen organischen Säuren zurück zu führen, die sie enthalten.

Man muss nicht immer nur Schlehensaft trinken, man kann die Früchte auch trocknen und kaut sie dann bei Verdauungsstörungen und Problemen der Harnwege.

Die Blüten, die man im Frühjahr für die Teezubereitung erntet, sind reich an Glykosiden, Gerbstoffen, Vitamin C und Bioflavonoiden.

Hier das Tee-Rezept:

2 Teelöffel getrocknete Schlehdornblüten (Apotheke) werden mit 1 Tasse Wasser kurz aufgekocht. Dann 5 Minuten ziehen lassen, durchseihen, lauwarm trinken.

Der Tee wird bei leichter Verstopfung, bei Husten, Magenbeschwerden und zum Entschlacken und Abnehmen getrunken: täglich 2 bis 3 Tassen, und zwar ungesüßt.

S

Die moderne Medizin schätzt den Schlehensaft für die Behandlung von Niere und Blasé. Der herbe Saft hat eine reinigende Wirkung.

KRÄUTERKUNDE VON A-Z

Wird Frühjahrsmüdigkeit uns zur Qual, ist **Schnittlauch** die allerbeste Wahl!

Er ist eines der ersten Küchengewürze im Kräutergarten, wächst aber auch in der Küche und auf dem Balkon im Blumentopf.

Und er wird von vielen Gärtnereien täglich frisch an Supermärkte und in die Gemüseläden geliefert: der Schnittlauch, ein Liliengewächs wie die Zwiebel und der Knoblauch. Man nennt im Volksmund den Schnittlauch auch den „kleinen Bruder der Zwiebel".

Der Schnittlauch ist reich an Vitamin C, an Senfölen und heilsamen Schleimstoffen.

Er enthält alle Mineralstoffe und Spurenelemente, die von der Natur angeboten werden. Vor allem aber gehört

Wussten Sie, dass Kaiser Nero im antiken Rom jeden Tag eine große Portion Schnittlauch mit Olivenöl verzehrt hat, um damit eine wohlklingende Stimme zu bekommen?

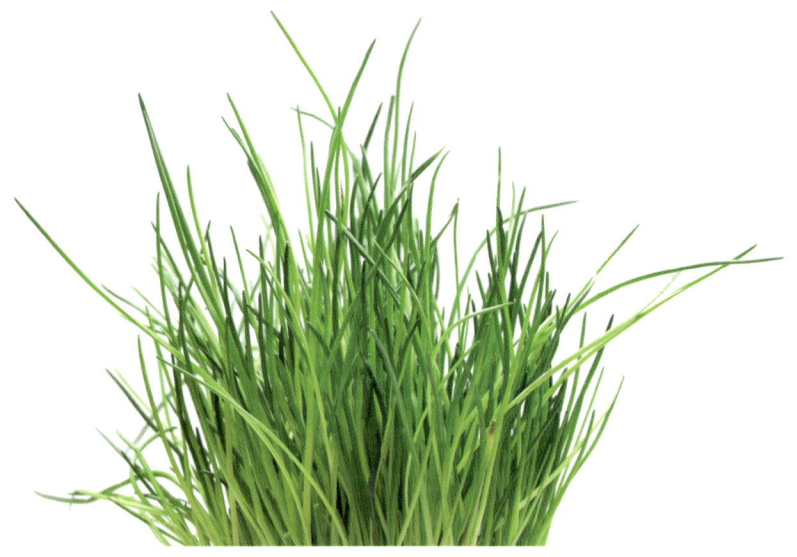

er zu jenen Naturprodukten, die einen sehr hohen Eisengehalt haben. Das ist für Mädchen und Frauen wichtig, die an Eisenmangel leiden. Eisenpräparate aus der Apotheke sollte man nur unter ärztlicher Kontrolle einnehmen. Beim Schnittlauch kann man bedenkenlos zugreifen.

Salz ist eindeutig die beliebteste Würze, gleich gefolgt vom Schnittlauch. Doch während man beim Salz nicht zu viel verwenden sollte, darf man vom Schnittlauch getrost riesige Mengen davon verzehren!

Und das alles kann man mit dem täglichen Genuss von Schnittlauch für die Gesundheit tun:

- Durch seine ideale Kombination von Eisen und Vitamin C vermittelt er Vitalität und ist wunderbar gegen die Frühjahrsmüdigkeit einzusetzen.

- Man kann – wie mit Zwiebel und Knoblauch – erhöhte Blutdruck- und Cholesterinwerte senken.

- Man kann sich vor Schnupfen und anderen leichten Erkältungen schützen.

- Schnittlauch stärkt die Stimmbänder. Man erzählt sich, dass Kaiser Nero im antiken Rom jeden Tag eine große Portion Schnittlauch mit Olivenöl verzehrt hat, um damit eine wohlklingende, geschmeidige Stimme zu bekommen.

Auf die gesundheitliche Wirkung des Schnittlauchs kann man nur dann zählen, wenn man ihn so frisch wie möglich genießt. Also: Kaufen oder daheim ernten, gut waschen, so klein wie möglich hacken oder schneiden – am besten mit einer Küchenschere – und sofort genießen.

Wenn Sie Schnittlauch einige Stunden frisch halten wollen, dann niemals in ein Glas mit Wasser stellen, da er so matschig und ungenießbar wird. Besser in ein feuchtes Tuch einschlagen.

Ebenso wichtig ist es, den frischen Schnittlauch nach dem Waschen sehr klein zu schneiden, da hierbei größere Mengen an ätherischen Ölen frei werden und Sie auf diese Weise das meiste aus dem Küchenkraut holen können. Am besten, Sie schneiden den Schnittlauch nicht mit einem Messer, sondern mit einer Küchenschere.

Ideal ist es, wenn Sie den Schnittlauch im eigenen Garten oder auf dem Balkon anbauen und ihn erst unmittelbar vor dem Essen abschneiden.

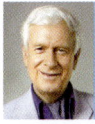

Prof. Bankhofers
Tipp

Wenn Sie Schnittlauch frisch halten wollen, nie in ein Glas Wasser stellen, sondern in ein feuchtes Tuch einschlagen.

KRÄUTERKUNDE VON A-Z

Kochrezepte

Die besten Schnittlauch-Rezepte

Belegen Sie damit ganz dick ein Butterbrot. Rühren Sie ihn in Sauerrahm, den Sie dann mit einer Folienkartoffel servieren. Verfeinern Sie damit Mayonnaisen, Topfen (Quark) oder Gervais. Streuen Sie Schnittlauch über den Salat, auf das Rührei, auf die Suppe oder auf den Gemüse-Eintopf. Besonders köstlich: Schafkäse oder Ziegenkäse in kleinen Stücken mit Olivenöl und viel Schnittlauch.

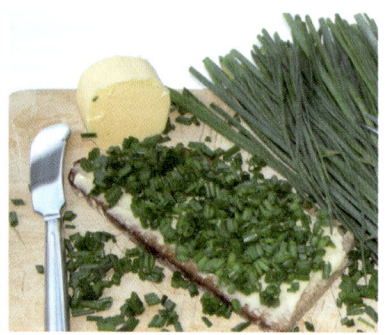

Schafkäse-Olivenaufstrich

Zutaten für 7 Personen
150 g Schafkäse, 100 g weiche Butter, 1 gehackte Schalotte, 7-8 schwarze Oliven in Ringe geschnitten für die Garnitur, 1 Prise Salz, frisch gemahlener weißer oder schwarzer Pfeffer, 1 Prise gemahlener Kümmel, 1 TL frisch gehackter Oregano (oder eingelegter aus dem Glas), 1 EL gehackter Schnittlauch, 1 EL gehackte Petersilie, 1 Messerspitze edelsüßer Paprika.

Den Schafkäse durch ein feines Sieb in eine Schüssel streichen. Die Butter mit dem Handmixer schaumig rühren, den passierten Schafkäse dazugeben und weiterrühren. Die gehackten Kräuter und die fein gehackte Schalotte mit dem Kochlöffel einrühren. Mit Kümmel, Salz, Pfeffer und dem edelsüßen Paprika abschmecken. Alles nochmals gut vermischen. Die Oliven in feine Ringe schneiden und als Garnitur verwenden.

Gervaistrüffeln – ca. 15 Stück

200 g Gervais
1 Bund Schnittlauch, Salz, weißer Pfeffer, 150 g Pumernickel zum Wälzen
15 Konfektschalen.

Pumernickel fein reiben, Schnittlauch schneiden, Gervais mit den Zutaten vermischen, abschmecken. Kleine Kugerln formen, diese in Brotbrösel wälzen und in Konfektschalen setzen. Tipp: Die Gervaistrüffeln können auch in gehackten Körnern (Sesam, Kürbis- und Sonnenblumenkernen) gewälzt werden.

Prof. Bankhofers Tipp

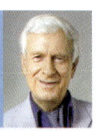

Schnittlauch ist für Mädchen und Frauen, die an Eisenmangel leiden, besonders wirkungsvoll und kann – im Gegensatz zu Medikamenten – bedenkenlos konsumiert werden!

Ein „leuchtendes" Beispiel an Heilkraft: Die **Sonnenblume**

Wer kennt und schätzt sie nicht, die wunderschönen, dottergelben Sonnenblumen? Die „Helianthus annuus" gehört zur Familie der Korbblütler und ist eine einjährige Pflanze. Die Sonnenblume erreicht normalerweise eine Höhe von bis zu etwa 3 Metern. In Einzelfällen und guter Düngung wird sie mitunter jedoch bis zu 5 Meter hoch.

Das Erkennungsmerkmal schlechthin sind die riesigen, gelben Blütenköpfe, die bis zu 60 cm Durchmesser besitzen und je nach Art auch rötlich bis rotbraun sein können. Die Blütenköpfe selbst bestehen aus sehr vielen kleinen, unscheinbaren Blüten in der Mitte, die von den meist gelben Blättern umgeben sind. Jede Blüte ergibt nach der Befruchtung einen Sonnenblumenkern.

Der Name Helianthus rührt daher, dass die Sonnenblume ihr „Gesicht" immer der Sonne zuwendet (helios = Sonne). Die Blätter sowie der Stamm sind mit einer leicht stacheligen Behaarung versehen. Sonnenblumen sind zwar meistens unverzweigt, d.h. sie bilden

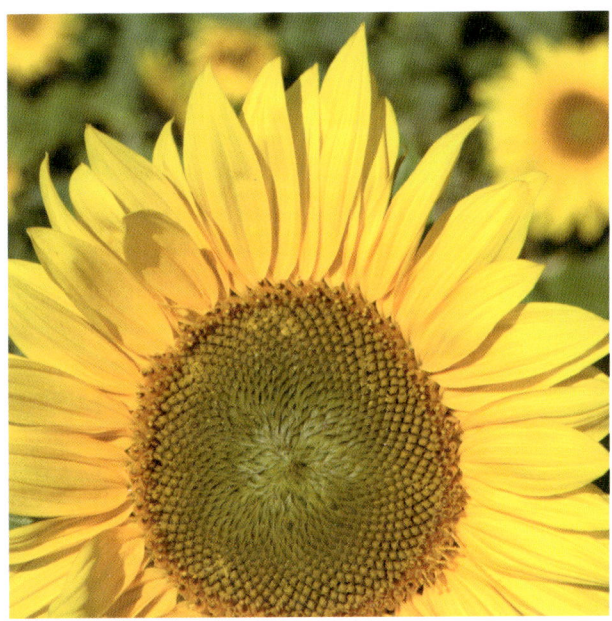

pro Pflanze nur einen einzigen Blütenkopf aus, es existieren jedoch Arten, die auch verzweigt vorkommen. Ihre Heimat ist Mexico bzw. Nordamerika, wobei neueste Forschungen zeigen, dass die Sonnenblume bereits etwa 2500 v. Christus in der Region Missisippi und Mexiko City angebaut wurde.

KRÄUTERKUNDE VON A-Z

„Die Sommersonne", wie sie in Nordamerika genannt wurde, bereiste mit Seefahrern rein zufällig und unbeabsichtigt in Futtermitteln und Getreide die ganze Welt und eroberte diese mit ihren herrlichen Blüten. Die Blüten folgen dem Lauf der Sonne und diese Energie wird in den Kernen gespeichert – und das sehr zu unserem Nutzen.

Gesund!

Mit folgenden Rezepten können Sie die erstaunlichen Kräfte der **Sonnenblume** nutzen:

- *Was wenige wissen: Die gelben Blütenblätter – frisch oder getrocknet – sind eine Naturarznei.*

    Man bereitet Tee damit zu:
    1 gehäufter Esslöffel getrocknete Sonnenblumenblütenblätter (Apotheke) werden mit 1/4 Liter kochendem Wasser übergossen. Zugedeckt 10 Minuten ziehen lassen, durchseihen, warm in kleinen Schlucken trinken. Man süßt mit etwas Honig oder Ahornsirup. Der Tee wird gegen Erkältungen und Blasenkatarrh eingesetzt. 3 Mal täglich 1 Tasse.

- *Sehr wirksam gegen den ersten Schnupfen der Saison ist Tee aus einer Mischung von Sonnenblumenblütenblättern und Lindenblüten 50 zu 50.*

- *Die frischen Blütenblätter der Sonnenblume sind auf Salat oder auf Partybrötchen nicht nur hübsch anzusehen. Sie stärken auch die Immunkraft.*

- *Die **Sonnenblumenkerne** sind reich an den Mineralstoffen Magnesium und Calcium, liefern aber auch sonst jede Menge Vitalstoffe. Es wäre sehr sinnvoll, zum Fernsehen anstelle von Kartoffelchips und Bonbons Sonnenblumenkerne zu kauen. Sie machen uns vital, weil sie Eisen enthalten.*

- *Auch das kaltgepresste **Sonnenblumenkernöl** kann man als Arznei einsetzen: für ein altes russisches Rezept, die Öl-Zieh-Kur. Man nimmt morgens auf nüchternen Magen 1 Esslöffel Öl in den Mund, belässt ihn dort 10 bis 15 Minuten, zieht ihn zwischen den Zähnen hin und her und spuckt ihn dann aus. Das Öl zieht jede Menge Krankheitserreger aus den Mundschleimhäuten, baut die Immunkraft in Mund und Rachen auf, senkt die Anfälligkeit gegen Erkältungen und stärkt das Zahnfleisch.*

Prof. Bankhofers Tipp

Zum Fernsehen statt Chips und Bonbons Sonnenblumenkerne kauen, sie machen uns vital.

- Sonnenblumenkernöl wirkt auch als leicht abführendes Mittel. Abends und morgens mehrere Tage hintereinander je 1 Esslöffel voll einnehmen und danach einen Apfel essen. Auch wenn man den Salat mit Sonnenblumenöl anrichtet, so fördert das die Verdauung, hilft gegen Verstopfung.

- Gegen schlecht heilende Wunden nimmt man ein reines Leinentüchlein, taucht dieses in Sonnenblumenkernöl und legt es auf die schlecht heilende Wunde. Alle fünf Stunden erneuern.

Da Sonnenblumenkerne einen hohen Anteil an Lecithin und Vitaminen enthalten, kann man mit ihnen auch hochwerte Reinigungspackungen für die Haut herstellen.

Hier das Rezept:

Reinigungspackung

1 Handvoll frischer gemahlener Sonnenblumenkerne
2 TL Honig
etwas warmes Wasser
1 TL Sonnenblumenöl
1 TL Schlagobers(-sahne).

Den Honig in etwas warmem Wasser auflösen, Sonnenblumenöl und Schlagobers dazugeben und mit den gemahlenen Kernen zu einer streichfähigen Paste verrühren. Eine halbe Stunde auf dem Gesichts- und Halsbereiche einwirken lassen und anschließend mit lauwarmem Wasser abspülen.

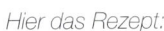
Wellness / Schönheit

So schön macht uns die Sonnenblume

- Wer regelmäßig Sonnenblumenkerne kaut, bekommt schönere Haare, gesündere Haut und festere Nägel. Man kann das auch in der Tierwelt beobachten: Hunde und Pferde, denen man die Kerne ins Futter gibt, haben ein glänzendes Fell, Hühner legen mehr Eier, Kühe geben mehr Milch.

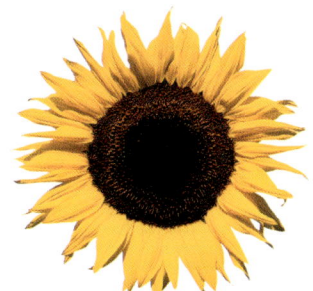

KRÄUTERKUNDE VON A-Z

Schau, trau – **Sonnentau**!

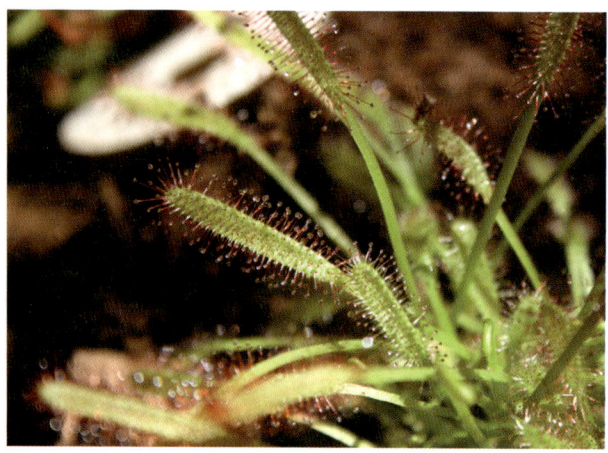

Im Moor, auf stickstoffarmem Boden, heimisch vor allem in Mittel- und Osteuropa, finden sich an lichten Stellen die zierlichen Blattrosetten des Sonnentaus, aus denen sich im Sommer bald mehrere Stängel mit veilchenartigen, zarten Blüten erheben.

Die runden, lang gestielten Blätter haben eine muldenförmige Gestalt und sind an ihren Rändern mit roten haarähnlichen Gebilden bekränzt, die in je einem Köpfchen enden. Sie glänzen wie Tau in der Sonne, weil sie von einer Flüssigkeit umhüllt sind. Diese fühlt sich jedoch bei Berührung klebrig an. Die Köpfchen sind Drüsen, die diesen Stoff ausscheiden. Das beschreibt der unpoetische lateinische Name Drosera rotundifolia: rundblättrige Drüse.

All dies Merkmale geben den Hinweis: Es handelt sich um eine insektenfressende Pflanze. Gerät nämlich ein kleines Insekt von den vermeintlichen Nektartröpfchen angezogen auf eines der Blätter, so geht es der Pflanze buchstäblich auf den Leim. Die Leimruten schließen sich, die Beute langsam umhüllend. In der austretenden Flüssigkeit, die magensaftähnlich eiweißhaltige Stoffe aufzulösen vermag, geht das Insekt zugrunde. Die Weichteile verflüssigen sich. Was übrig bleibt, ist der unverdauliche Chitinpanzer des Insekts. Die Pflanze nimmt die gewonnene Nährlösung auf und kompensiert damit den Mangel des Moorbodens an stickstoffhaltigen Nährsalzen.

Aufgrund dieser doch sehr bemerkenswerten Eigenschaften – und seiner Seltenheit – zählt der Sonnentau heute zu einer streng geschützten Pflanze. Im Kräutergarten pflanzt man sie am besten in nährstoffarme Moorerde oder in ein Gemisch aus Torf und Quarzsand und hält sie sehr feucht. Erntezeit ist Juli bis August während der Blütezeit.

Sonnentau bezieht man wegen des Naturschutzes nur aus dem Kräutergarten oder aus der Apotheke.

Die mythische Pflanze blickt auf eine sehr lange Geschichte zurück: Auf der Suche nach dem „Lebenselixier" und den Grundstoff zur Goldbereitung machten die Alchimisten bereits im 13. Jahrhundert Experimente mit dem „Tau" der Pflanze. Arnoldus de Villanova, ein Arzt und Naturforscher dieser Zeit, destillierte aus dem Sonnentau „Goldwasser", das im Ruf stand, alle Krankheiten zu heilen. Die Inquisition verdammte ihn und sein Produkt und bezeichnete es als „mit Hexenmitteln" gezeugt. Berühmt wurde es dennoch.

Die Germanen hielten die Tautropfen für die Tränen der Göttin Freya, die Christen schrieben sie später der Jungfrau Maria zu. Während des gesamten Mittelalters und sehr lange danach wurde der Sonnentau zur Abwehr von Krankheiten und Dämonen am Leib getragen. Frauen, die sich nichts sehnlicher als ein Baby wünschten, empfahl man, ein paar Tage nach der Menstruation einige Löffel der Sonnentautinktur einzunehmen.

Der magische Sonnentau hat vielfältige Heilkräfte:

- Sein Hauptwirkstoff ist das Droseron, das stark krampflösend und reizlindernd ist.

- Sonnentau hilft deshalb bei Krampf- und Reizhusten sowie dem Keuchhusten der Kinder, bei Lungenleiden und bei Heiserkeit.

- Auch beim sogenannten „Altershusten" ist er sehr wirksam.

- Er wird bei Magenkrampf- und Darmerkrankungen ebenso eingesetzt wie zur sexuellen Anregung.

- Bei Herzkrämpfen, Leberleiden und Arteriosklerose.

Gesund!

Sonnentautee

1 TL Sonnentaukraut, ¼ l kochendes Wasser

Den Aufguss 10 Min. zugedeckt ziehen lassen, abseihen. Bei Reizhusten bis zu 2 Tassen lauwarm trinken, mit Honig süßen.

Aus einem alten Kräuterbuch: Nimm den frischen Saft des Sonnentaus und beträufle damit Warzen und Hühneraugen. Lass den Saft eintrocknen. Wiederhole dies einige Tage hindurch.

KRÄUTERKUNDE VON A-Z

Spitze gegen Husten und bei Wunden:
Der Spitzwegerich

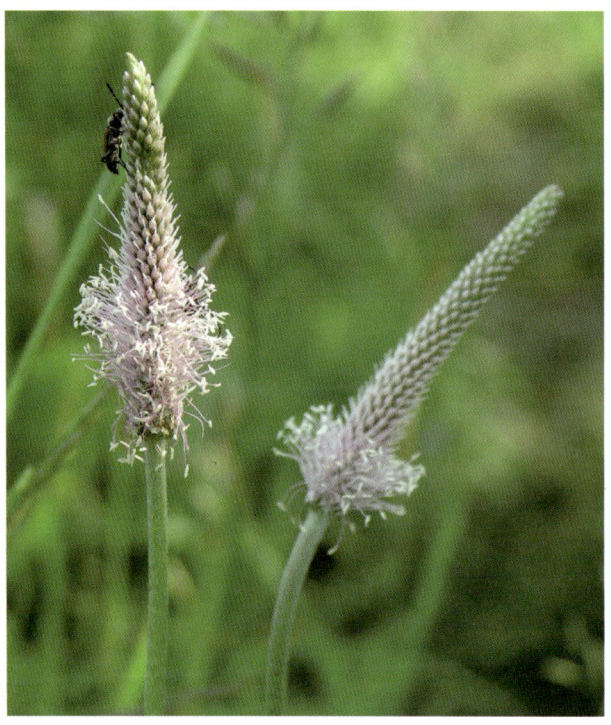

Den „Wegbeherrscher" findet man weltweit auf trockenen Wiesen, Feldern, Wegrainen, Pfaden und Dämmen. Den „Plantago lanceolata" (lateinisch) erkennt man im zeitigen Frühjahr an seinen langen, schmalen Blättern, die wie Lanzen aus dem Boden sprießen. Er steht oftmals in der Gesellschaft zweiter anderer Wegericharten, des Breitwegerichs und des Mittleren Wegerichs.

Der Spitzwegerich hat es gerne feucht: Im Kräutergarten sollte er seinen festen Platz haben. Geerntet werden die Blätter am besten während der Blüte vom Frühling bis in den vollen Sommer. Man sollte sie aber sehr vorsichtig trocknen. Es ist einfacher, frische Blätter zu verwenden und getrocknete aus der Apotheke zu beziehen.

Der „König des Weges" so kann man übersetzen den Spitzwegerich bezeichnen: Das Wort Wegerich kommt aus dem Althochdeutschen, wega (Weg) und rih (König).

Alle Wegerich-Arten sind seit dem Altertum geschätzte Heilpflanzen: Der Spitzwegerich gilt als Archäophyt (Alteinwanderer), der wahrscheinlich in der Steinzeit gemeinsam mit Getreidearten unbeabsichtigt von Asien nach Mitteleuropa kam. Erste Überlieferungen für die Anwendung dieser Pflanze stammen aus der assyrischen Medizin. In der Antike beschreibt Dioskurides in seiner Arzneimittellehre, die im ersten Jahrhundert nach Christus entstanden ist: „Der Same mit Wein getrunken, hält Bauchfluss und Blutspeien auf. Die gekochte Wurzel als Mundspülwasser und gekaut, lindert Zahnschmerzen. Gegen Blasen- und Milzgeschwüre werden Wurzel und Blätter in Süßwein gegeben.

Man sagt, dass drei Wurzeln mit drei Bechern Wein und ebenso viel Wasser gegen das dreitägige, vier Wurzeln gegen das viertägige Fieber helfen."

Plinius der Ältere (23 bis 79) pries den Saft des Wegerichs als Hilfe gegen Schlangenbisse und Skorpionstiche. Hildegard von Bingen (1098 bis 1179) und Albertus Magnus (1193 bis 1280) empfahlen das Kraut zur Linderung und Heilung verschiedenster Krankheiten, zur innerlichen und äußerlichen Anwendung.

Der Spitzwegerich wurde damals bei Blasenschwäche, Leberleiden, Durchfallerkrankungen, Sodbrennen, Asthma, Husten, Spulwürmern, Fieber, Gicht, Rheuma, Augenentzündungen und Insektenstichen verwendet.

Gesund!

Spitzwegerich-Saft

1 Schüssel frische Spitzwegerich-Blätter, etwas Wasser

Die gewaschenen, tropfnassen Blätter etwas zerkleinern, in einer Schüssel mit Wasser benetzen und zudecken. Nach 3 Stunden im Mixer pürieren, den Brei in einem Tuch auspressen. Den Saft mit 1:1 warmem Wasser verdünnt, bekämpft Verdauungsstörungen. Er sollte aber frisch genommen werden.

TIPP: Wenn man nach einem Insektenstich ein frisches Blatt zerreibt und die Stichstelle sofort damit einreibt, verhindert man damit Schwellungen und Juckreiz.

Spitzwegerichsirup

3 Hand voll frischer Spitzwegerichblätter, 250 g Rohrohrzucker, 250 g Honig

Die Blätter in einem Glas mit Zucker und Honig bedecken. Gut verschlossen an einen sonnigen Ort stellen. Nach 8 Wochen den vom Boden hochgestiegenen Sirup in eine Flasche füllen, dunkel und kühl lagern. Ein Teelöffel Spitzwegerichsirup mildert den Hustenreiz und ist wohltuend bei Erkältungskrankheiten.

Schon Hildegard von Bingen pries die vielfältige Wirkung des Spitzwegerichs zur äußerlichen und innerlichen Anwendung, bei Husten, Durchfall, Fieber, Blasenschwäche und vielem mehr.

KRÄUTERKUNDE VON A-Z

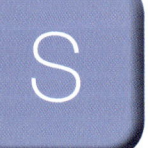

Gesund!

Spitzwegerichtee

2 TL Spitzwegerichblätter
¼ l kochendes Wasser

Mit heißem Wasser übergießen, 10 Minuten stehen lassen, abseihen und warm trinken. 1 bis 2 Tassen pro Tag helfen bei Erkältungskrankheiten. Bei Entzündungen der Mundschleimhaut kann das Gurgeln mit Spitzwegerichtee die Beschwerden lindern.

Spitzwegerichtinktur

4 Handvoll frische Spitzwegerichblätter
1 l 40%-iger Korn

Blätter gewaschen und etwas zerkleinert in ein Glas- oder Keramikgefäß geben und mit Alkohol übergießen. Gut verschlossen an einen sonnigen Ort stellen. Nach 6 Wochen abseihen und in eine Flasche füllen.

Äußerlich angewendet, lindert die Tinktur Muskel- und Kopfschmerzen und den Juckreiz nach Insektenstichen.

Wellness / Schönheit

Auch kosmetisch kann man den Spitzwegerich wunderbar nutzen: Er hilft gegen unreine und fettige Haut, ja sogar gegen leichte Akne.

Gesichtskompresse

Diese Kompresse öffnet die Poren und dient der Reinigung und Desinfektion.

2 Handvoll Spitzwegerichblätter
½ l kochendes Wasser
Saft von ½ Biozitrone

Blätter mit kochendem Wasser übergießen und 15 Minuten zugedeckt ziehen lassen. Wenn der Kräutertee auf Handwärme abgekühlt ist, Zitronensaft beifügen. Ein Baumwolltuch damit tränken.

Das folgende Gesichtswasser unterstützt die Behandlung.

Gesichtswasser

2 Handvoll Spitzwegerichblätter
½ l Wasser, ½ TL Honig

Spitzwegerich mit kochendem Wasser übergießen und zugedeckt 1 Stunden ziehen lassen, Honig zufügen. Danach mit einem Wattebausch die Problemzonen des Gesichtes behandeln.

Ein „Tausendsassa": Das **Tausendguldenkraut** stärkt den Magen, vertreibt den Alkoholkater – und sorgt für gute Laune!

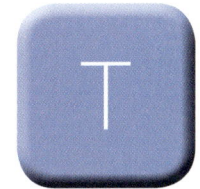

„Welch merkwürdige Namen unsere Voreltern manchen Kräuterchen beilegten, sie kannten doch ihren Wert! Unser Kraut muss bei ihnen in hoher Geltung und Schätzung gestanden sein. Seine Verwendung kündigt schon den sehr bitteren Geschmack an, der es begleitet.

Der Name lautet auf eine sehr hohe Summe; die Hilfe spendet das Kräutchen umsonst", schrieb Pfarrer Kneipp über das bittere Tausenguldenkraut, das so vielfältig einsetzbar ist.

Hildegard von Bingen empfahl bei Knochenbrüchen Tausendguldenkraut in Wasser zu erwärmen, auszudrücken und die Kräuter auf die Bruchstelle zu legen, dies sollte die Heilung fördern.

Nach der Legende soll auch der Centaure Chiron mit diesem Kraut seine Verletzungen geheilt haben – daher stamme der Name „Centaurium".

Mit seinen leuchtenden rosa Blüten, die wie kleine Sterne aussehen, macht sich das Tausendguldenkraut bis

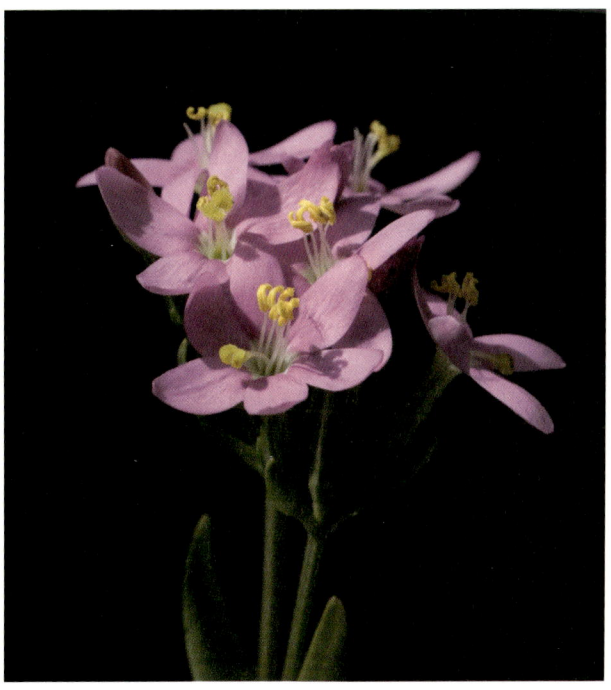

Ende September auf unseren Wiesen bemerkbar. Die Blüten dieses Enziangewächses öffnen sich weit bei schönem, sonnigem Wetter. Sie bleiben an trüben und kalten Sommertagen geschlossen.

KRÄUTERKUNDE VON A-Z

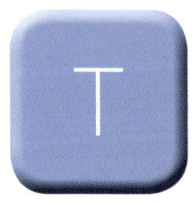

Der Legende nach soll der Centaure Chiron mit diesem Kraut seine Verletzungen geheilt haben – daher stamme der Name „Centaurium".

Die wichtigsten Inhaltsstoffe des Tausendguldenkrautes sind ganz starke Bitterstoffe, die auch noch in einer Verdünnung von 1 zu 2000 ein bitteres Aroma verbreiten. Weiters enthält die Pflanze ein sehr intensives ätherisches Öl, Wachse, Harze und Nikotinsäureverbindungen.

All diese Substanzen sind für die Heilwirkung des Tausendguldenkrautes verantwortlich. Es hemmt Gärprozesse im Magen und Darm, regt die Verdauung an, aktiviert die Speicheldrüsen, stärkt den Magen, bekämpft Verstopfung, verhindert Blähungen, unterstützt die Arbeit von Leber und Galle und schafft damit die Voraussetzungen für gute Laune und Wohlbefinden. Man setzt es auch bei Appetitlosigkeit ein.

Die Pflanze wird bis Ende September zur Blütezeit geerntet. Sie wird 5 Zentimeter über dem Boden abgeschnitten und an einem schattigen, luftigen Ort zum Trocknen in Sträußen aufgehängt.

Gesund!

Und das sind Naturrezepte mit dem Tausendguldenkraut, die jeder anwenden kann:

- *Bei Verdauungsbeschwerden und zur Anregung des Appetits trinkt man 3 Mal täglich 30 Minuten vor den Mahlzeiten 1 Tasse* **Tee.**

  *So wird der Tee zubereitet:
  1/2 Teelöffel getrocknetes, kleingeschnittenes Tausendguldenkraut 8 Stunden in 1/4 Liter kaltem Wasser ansetzen, dann abseihen. Kalt trinken.*

- *Ein anderes* **Teerezept:**
  *1 Prise getrocknetes Tausendguldenkraut (Apotheke) mit 1 Tasse kochendem Wasser übergießen, 8 Minuten ziehen lassen, durchseihen, lauwarm trinken.
  Ist der Tee zu bitter, dann schwächer dosieren.*

- *1 Tasse von dem Tee hilft auch schnell wieder auf die Beine, wenn man zu viel Alkohol getrunken und einen zünftigen Kater hat. Man trinkt* dann am Morgen nach der durchzechten Nacht 1 Tasse in kleinen Schlucken.

- Der österreichische Kräuterpfarrer Hermann Josef Weidinger hat die Erfahrung gemacht:
Wer einmal die Woche einen Tausendguldenkraut-Teetag einhält, der kann übermäßige Fettpolster im Körper abbauen, kann der Gastritis vorbeugen, stärkt die Leber und kann schlechte Laune abbauen.

- Man kann sich mit dem Kraut auch selbst einen **Magenbitter** zubereiten:

2 Teelöffel getrocknetes Tausendguldenkraut, 1 Prise Wermut, 2 Prisen Kamillenblüten, die Schale von einer unbehandelten Bio-Orange werden mit 1 Liter Weißwein in einem Glasgefäß übergossen. Dann muss das Glas eine Woche lange verschlossen stehen. Danach abfiltern, in eine Flasche füllen und täglich 1 Likörglas davon trinken.

Der Wein fördert den Appetit und gilt als allgemeines Stärkungsmittel.

Tausendguldenkraut-Tinktur gegen Magenbeschwerden

20 Gramm getrocknetes Tausendguldenkraut muss 14 Tage lang in 1 Liter Obstbrand angesetzt werden. Dann muss man durchseihen. Man nimmt vor jeder Mahlzeit 10 bis 15 Tropfen.

*Hildegard von Bingen empfahl das Tausendguldenkraut bei **Knochenbrüchen:***

… „trinke Tausendguldenkraut oder die Wurzel mit Wein oder mit Wasser und der zerbrochene Knochen wird gleichzeitig zusammengeleimt."

Wellness / Schönheit

Kompresse für reine Haut

*1 TL Tausendguldenkraut
1 Tasse Wasser, 1 Tropfen Zitronenöl*

Den Aufguss zugedeckt 5 Minuten ziehen lassen, dann abseihen, Zitronenöl zufügen. Ein Leinentuch darin tränken und auswringen. Die Kompresse wirkt gegen unreine Haut.

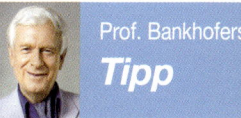

Prof. Bankhofers **Tipp**

Der Magenbitter fördert den Appetit und gilt als allgemeines Stärkungsmittel.

KRÄUTERKUNDE VON A-Z

Den **Thymian**, den Thymian, den setzt man auf den Husten an ...

Haben Sie jemals daran gedacht, dass Sie mit einer Pizza, mit einem köstlichen Lammbraten, mit einem zarten Fischgericht oder mit Pilzen Ihre Atemwege stärken, Husten lindern und eine Erkältung abwehren können? Das funktioniert tatsächlich. Aber nur unter einer Bedingung: All diese Mahlzeiten müssen mit Thymian gewürzt sein. Darum funktioniert das ja auch mit einem schönen, knackigen Blattsalat, wenn das Dressing mit Kräutern der Provence angerichtet wird, denn da ist ebenfalls Thymian drinnen.

Der Thymian – Thymus vulgaris – war bereits den Ägyptern und dem antiken Griechenland als Heilpflanze bekannt. Die alten Ägypter zum Beispiel nutzten den Thymian, um ihre Toten einzubalsamieren, weil er antibakteriell wirkt und Fäulnis verhindert.

Er wächst in den Mittelmeerländern an sonnigen Hängen in kleinen Stauden. Ganze Felder voll Thymian sind in Frankreich und in Italien zu finden. Zu uns kam das duftende Kraut mit den kleinen weißen und rosa Blüten durch Benediktinermönche im 11. Jahrhundert und hatte schon bald einen festen Platz in den Klöstern.

Thymian zählt auch zu den magischen Pflanzen und wurde in vielen Kulturen wegen seiner reinigenden Wirkung zum Räuchern heiliger Stätten verwendet. Er hilft, die Seele weit zu machen, damit der Mensch mit den Geistwesen in Kontakt treten kann. Er stärkt den Mut und auch die Liebeskräfte.

Thymian ist also ein magisches Kraut, ein Küchenkraut – vor allem aber ein sehr wirksames Heilkraut. Man sammelt Thymian am besten während der Blütezeit oder kurz davor (Juni bis Juli), am besten zu Mittag. Thymian hat eine antiseptische, keimtötende, erwärmende und krampflösende Wirkung. Das schaffen seine ätherischen Öle, allen voran der Hauptwirkstoff Thymol, aber auch das Carvacrol, Borneol, Vymol, Pinen und Linalool. Darum haben viele Hustensäfte als Basis den Thymian. Darum trinkt man Thymiantee.

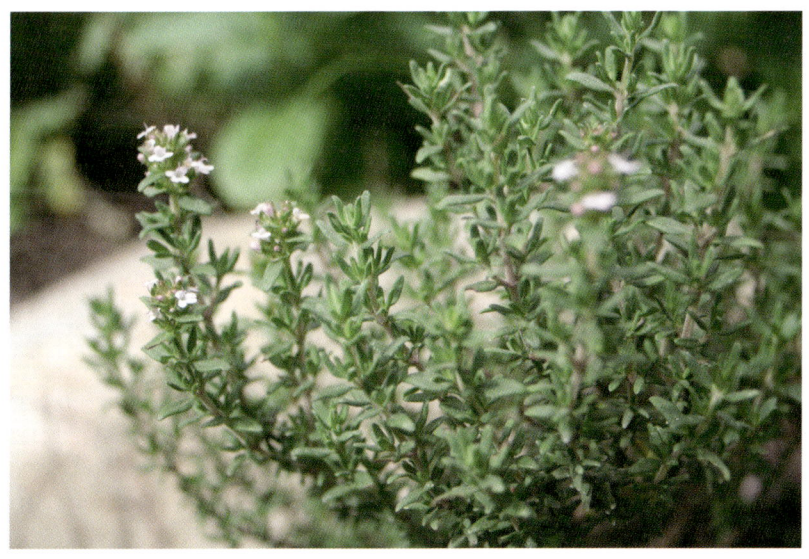

Der Thymian war bereits den Ägyptern und dem antiken Griechenland als Heilpflanze bekannt.

Gesund!

Der klassische Thymiantee

Und so wird der klassische Thymiantee zubereitet, der die Atemwege stärkt, aber auch gegen Magen- und Darm-Krämpfe eingesetzt werden kann:

1 gehäufter Teelöffel Thymian mit einem Viertelliter kaltem Wasser zustellen, zum Sieden erhitzen, dann zugedeckt 5 bis 10 Minuten zugedeckt ziehen lassen, durchseihen. Mit etwas Honig süßen.

Thymianlikör

50 g Thymiankraut
1 l 40%iger Korn
0,5 l Wasser
300 g Zucker

Thymian in ein Glasgefäß geben, mit dem Alkohol übergießen, fest verschließen und an einem warmen Ort stehen lassen. Nach vier Wochen Wasser und Zucker zu einem Sirup verkochen und mit dem abgeseihten Alkoholansatz vermischen, in dunkle Flaschen füllen und noch zwei Wochen ruhen lassen.

Dieser Likör lindert den Husten und wirkt belebend.

KRÄUTERKUNDE VON A-Z

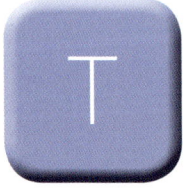

Thymian hat antiseptische, keimtötende, schleimlösende, erwärmende und krampflösende Eigenschaften. Deshalb enthalten viele Hustensäfte diesen Wirkstoff.

Gesund!

Thymianbad

Den Teeaufguss 10 Minuten zugedeckt ziehen lassen, dann abseihen und ins Badewasser gießen. Ein Thymianbad hilft bei Erkältungskrankheiten!

Kochrezepte

**Auberginen-Schafkäseauflauf mit Thymian
(2 Personen)**

*2 Stück mittelgroße Auberginen
5 EL Olivenöl
1 Zwiebel
2 Knoblauchzehen
250 g Tomaten
1 Stück rote Chilischote
Etwas Thymian
Salz Pfeffer, Cayennepfeffer
1 Bund Basilikum
150 g Schafkäse
59 g geriebener Gouda*

Auberginen putzen und in Scheiben schneiden. Zwiebel und Knoblauch hacken. Chili längs aufschlitzen, entkernen und fein würfeln. Tomaten klein schneiden.

Im heißen Öl Zwiebel, Knoblauch und Auberginen unter Wenden ca. 5 Min. braten. Mit Salz, Pfeffer und einer Prise Cayennepfeffer würzen. Chili und Tomaten zugeben und kurz mitbraten. Thymian und gehacktes Basilikum dazu geben und alles in eine gefettete Auflaufform geben.

Mit Schafskäse und Gouda bestreuen und bei 200 °C ca. 20 Minuten backen.

**Thymian-Rosmarin-Kartoffeln
(4 Personen)**

*1 kg Kartoffeln
1 Packung Schinkenspeck (Bacon)
2 Zwiebeln
4 EL Rapsöl
3 Zweige Rosmarin
½ Bund Thymian
Salz, Pfeffer*

Kartoffeln gut waschen, abbürsten und in der Schale garen. Abkühlen lassen und vierteln. Bacon und Zwiebeln würfeln. Schinken in Öl anbraten, Kartoffeln dazugeben und fünf Minuten mitbraten. Von den Rosmarinzweigen und dem Thymian die Blättchen abzupfen, hacken und mit den Zwiebeln zu den Kartoffeln geben.

Alles noch einmal zehn Minuten gut durchziehen lassen.

Wellness / Schönheit

Thymianaufguss

1 Hand voll Thymian
1 l kochendes Wasser
1 Messerspitze Alaun
(aus der Apotheke)

Thymian mit kochendem Wasser übergießen und über Nacht zugedeckt ruhen lassen. Am nächsten Tag abseihen, erwärmen (nicht zu heiß werden lassen) und Alaun dazugeben.

Die Wirkstoffe des Alauns helfen gegen feuchte Hände. Nochmals 15 Minuten ziehen lassen und dann die Hände darin ebenfalls 15 Minuten darin baden.

Anschließend abtrocknen und mit einer guten Handcreme dick eincremen.

Thymianöl

2 getrocknete Thymianblätter
0,1 l Avocadoöl

Die Thymianblätter mit dem Avocadoöl übergießen. Drei Wochen an einem warmen Platz stehen lassen und einmal täglich gut durchschütteln. Danach sauber abfiltern und in eine dunkle Flasche füllen.

Salbe gegen unreine Haut

100 g Zinkpaste aus der Apotheke
4 TL Heilerde aus der Apotheke
8 Tropfen Thymianöl

Zinkpaste im Wasserbad erwärmen – nicht zu heiß werden lassen! Ist die Salbengrundlage schön flüssig, mit einem Mixer oder Schneebesen Heilerde dazurühren. So lange rühren, bis sich die Salbengrundlage mit der Heilerde zu einer cremigen Substanz verbunden hat. Thymianöl beimengen.

Hilft gegen Pickel!

Magisches Liebesrezept

„Liebeslust"

2 Vanilleschoten, 4 Zimtstangen
30 g Thymianblätter
Saft von einer Biozitrone
10 g Koriander
2 l Kornbrand, 200 g Akazienhonig

Die Vanilleschote längs aufschneiden. Alle Zutaten 2 Wochen lang im Kornbrand an einem hellen Ort ziehen lassen. Abgießen durch ein Sieb, 1:1 mit kaltem Wasser verdünnen. Honig einrühren und nochmals zwei Wochen ziehen lassen.

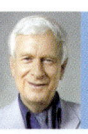

Prof. Bankhofers Tipp

Genießen Sie diesen Likör, wenn Sie schöne Stunden mit Ihrer Liebsten oder Ihrem Liebsten verbringen wollen!

KRÄUTERKUNDE VON A-Z

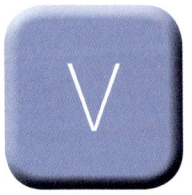

Ist die Lust auf Süßes groß?
Mit **Vanille** werden Sie dieses Laster los!

Sie kennen das sicher alle: Wenn die schöne Jahreszeit naht, möchte man abnehmen, um sich von seiner im Bikini oder in der Badehose von seiner schönsten Seite zeigen zu können. Man hält sich diszipliniert an die kalorienarmen Rezepte. Doch dann kommt plötzlich der Heißhunger, der in den meisten Fällen mit einem speziellen Appetit auf Süßes verbunden ist. Am liebsten würde man dann gierig eine ganze Tafel Schokolade oder eine Hand voll Schokoladebonbons verschlingen.

Bisher gab es keinen Trick dagegen. Man musste einfach unter Qualen standhaft bleiben. Nun aber hat eine Studie an der Universität von London ergeben: Wer Heißhunger auf Süßes hat, sollte nicht gleich zur Schokolade oder zu kalorienreichen Torten greifen, sondern zuerst intensiv Vanilleduft schnuppern.

Eine verblüffende Lösung: Statt Süßes zu essen Vanille zu riechen: Man hat herausgefunden, warum das funktioniert. Allein durch das Riechen steigt im Gehirn das Glückshormon Serotonin stark an. Damit wird die Lust auf Süßes rasch befriedigt.
Man kann an einem Fläschchen Vanilleöl riechen, an einem Säckchen mit Vanillezucker oder an einer Vanilleschote.

Vanille gewinnt man aus dem Samen der Fruchtkapsel einer zarten Liane, die zur Familie der Orchideen gehört. Sie wächst in Mexiko sowie in Zentral- und Südamerika. Das süße Gewürz ist im 16. Jahrhundert nach der Eroberung des Aztekenreiches nach Europa gebracht worden. Vanille wird heute in zahlreichen tropischen Ländern angebaut, insbesondere in Madagaskar, Mexiko, Guatemala, Uganda, Brasilien, Paraguay und Indonesien sowie auf einigen Inseln im Indischen Ozean. Da es zu den besonders teuren Gewürzen gehört, wird es seit 1874 auch synthetisch hergestellt.

Vanille enthält das ätherische Öl Vanillin und 35 Duftstoffe. Der Geruch von

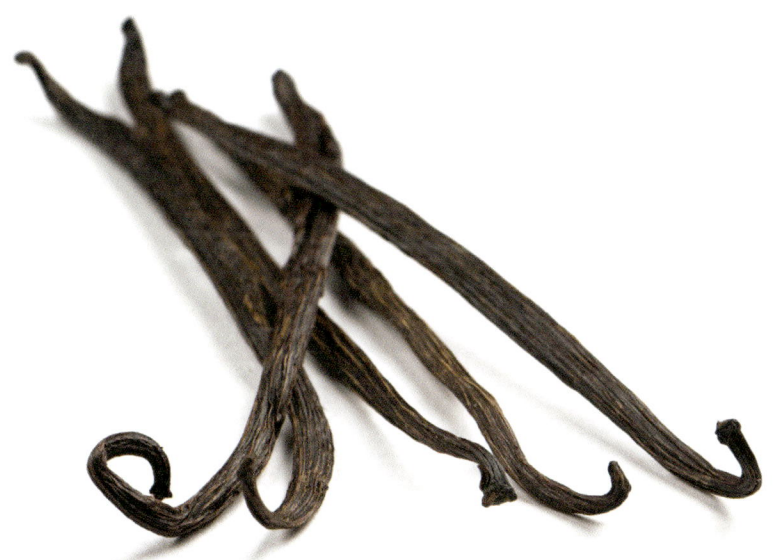
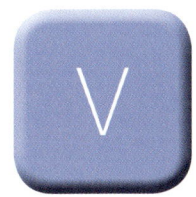

Vanille kann aber noch viel mehr als den Heißhunger auf Süßes bremsen: Die Magennerven werden gestärkt und die Nierenfunktion wird aktiviert. Vanille fördert die Verdauung und wirkt antiseptisch.

Gesund!

Probieren Sie einmal diesen köstlichen Vanillelikör

4 Vanilleschoten
350 g Rohrohrzucker
350 ml Wasser, 1 l Weinbrand

Die Vanilleschote der Länge nach aufschneiden und das Mark herauskratzen. Zucker und Wasser in einen Topf geben, Vanilleschoten und Mark dazugeben und aufkochen. Unter ständigem Rühren etwa 15 Minuten sanft kochen, danach abkühlen lassen.

Die Zucker-Vanille-Lösung durch ein Sieb in ein Ansatzgefäß filtrieren, Alkohol dazugeben und das Gefäß gut verschließen.
An einen warmen, aber nicht sonnigen Platz stellen. Nach ca. 6 Wochen durch einen Papierfilter laufen lassen, in Flaschen füllen und gut verschließen.

Dieser Vanillelikör regt die Verdauung und die Nierenfunktion an!

KRÄUTERKUNDE VON A-Z

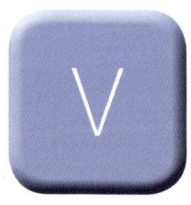

Rezepte

Französischer Cassis

Im Sommer, wenn es frische Johannisbeeren (Ribiseln) gibt, sollten Sie dieses Getränk probieren!

1 kg Schwarze Johannisbeeren
1 l Schnaps
1 Vanilleschote
1 Stückchen Ingwer
500 g Zucker, am besten Kandiszucker

Die Johannisbeeren werden gewaschen und abgetropft. Man gießt sie in ein weithalsiges Glas, gibt die Gewürze, den Zucker und den Schnaps dazu. Man achtet darauf, dass das Glas dicht schließt und lässt es zwei Wochen im Dunklen lagern. Dann filtert man den Cassis in Flaschen. Cassis liebt kühle und dunkle Lagerung. Wirkt gegen Erschöpfungszustände!

Hier ein wunderbares Rezept für eine Vanille-Topfencreme

250 Gramm Magertopfen (Quark), etwa 3 EL Milch
etwas Zucker
2 Dotter, 2 Klar
3/16 Liter Obers
1 Packung Vanillezucker
Saft von ½ Orange und Zitrone

Dotter und etwas Zucker schaumig rühren und die Geschmacksstoffe dazugeben. Darunter mischt man den mit Milch glatt gerührten Topfen (Quark). Den steif geschlagenen Schnee und das steif geschlagene Obers werden leicht untergehoben. Mit frischen Früchten garnieren!

Prof. Bankhofers Tipp

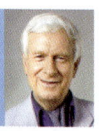

Ein verblüffendes Rezept um nicht gierig zur Schokolade zu greifen: Schnuppern Sie an der köstlichen Vanille!

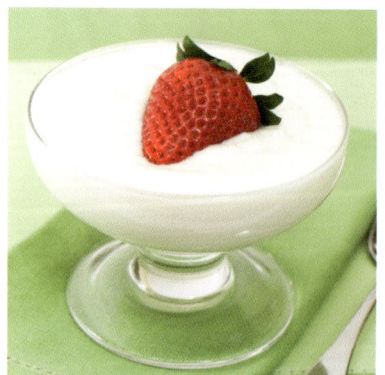

Das **Veilchen** auf der Suppe …

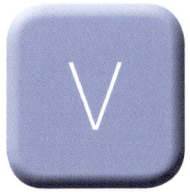

Einer der ersten Boten des Frühlings draußen auf der Wiese sind duftende blaue Veilchen, die nicht nur wunderschön aussehen, sondern die man auch essen kann.

Veilchenblüten sind reich an ätherischen Ölen, Bitterstoffen und Alkaloiden. Die Blätter liefern Chorophyll und das Spurenelement Zink. Die Blätter geben jeder Kräutersuppe einen sehr zarten, etwas süßen Frühlingsgeschmack. Die Blüten streut man am besten auf grüne, zarte Blattsalate. Man darf sie aber erst ganz kurz vor dem Servieren verwenden, sonst sehen sie unansehnlich aus.

Schon Pfarrer Kneipp meinte: „Dieses liebliche, wohlduftende Frühlingsblümchen soll mit seinem Heildufte auch unsere Hausapotheke erfüllen."

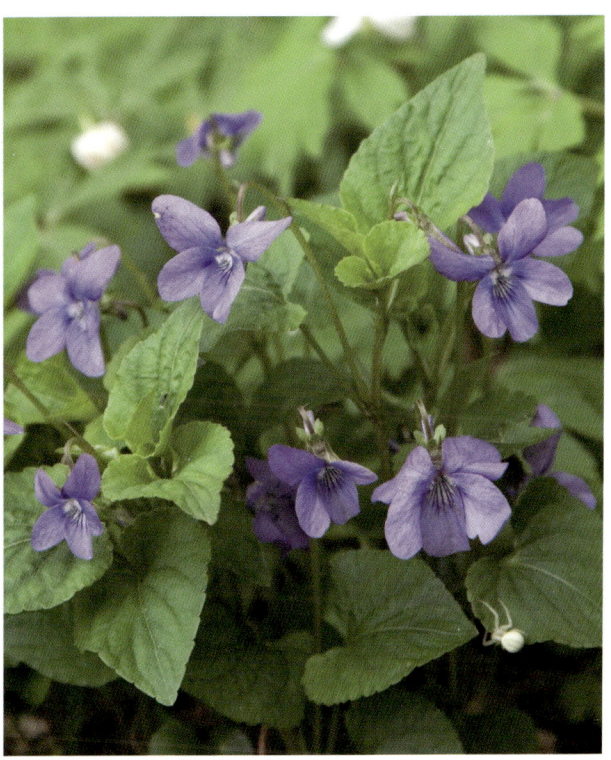

Veilchenblüten sind aber auch eine Naturarznei, die bei Halsentzündungen, bei Bronchitis und zu Schleimlösung als Tee verwendet werden können. Äußerlich kann der Tee für Waschungen bei Hautproblemen verwendet werden. Das ätherische Öl des Veilchens ist übrigens eines der wertvollsten Duftstoffe.

KRÄUTERKUNDE VON A-Z

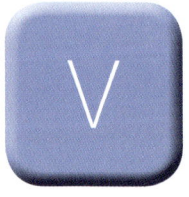

Gesund!

Veilchenblütentee

Veilchenblütentee schmeckt gut und ist obendrein eine Naturmedizin.

2 gehäufte Teelöffel frische Veilchenblätter werden mit 1/4 Liter kaltem Wasser zugestellt, zum Kochen bringen, einmal aufkochen, dann 5 Minuten zugedeckt ziehen lassen. Durchseihen. In den lauwarmen Tee ein Leinentuch eintauchen, etwas auswringen, auf Stirn und Schläfen auflegen. Hilft gegen Kopfschmerzen.

Man kann den Tee auch trinken: Er hilft gegen Nervosität, Stress und Schlafprobleme, gegen Husten und rheumatische Beschwerden.

Aber Vorsicht: Die Veilchen dürfen nur in freier Natur oder im Garten gepflückt werden, weitab vom Straßenverkehr und von Industrieanlagen, damit sie nicht mit Umweltschadstoffen belastet sind.

Probieren Sie auch diesen Veilchensirup,
der bei Husten von Kindern gern genommen wird:

Eine Handvoll frischer Veilchenblüten wird mit ¼ Liter heißem Wasser übergossen, 24 Stunden zugedeckt unter mehrmaligem Umrühren stehen lassen, abpressen, filtrieren und mit der gleichen Menge Honig vermengen.

Kochrezept

Frühlingssuppe

Bereiten Sie eine Frühlingssuppe zu:

mit Veilchenblättern, Brennnesselspitzen, Pimpernelleblättern und Zitronenmelisseblättern, alles ganz klein gehackt. Die gut gewaschenen Kräuter werden mit etwas kleingehacktem Schnittlauch gemischt und in Gemüsebrühe mit Naturreis eingerührt.

Man kann Veilchenblüten auch ins Kompott oder in den Fruchtsalat mischen. Schmeckt gut und sieht reizvoll aus.

Die schwarzblaue Kraft der Wacholderbeeren zur Entwässerung und bei schwachem Magen!

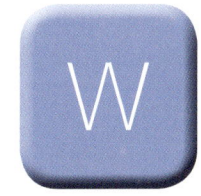

Der immergrüne Wacholderstrauch aus der Familie der Zypressengewächse kann einige Meter hoch werden. Er wächst weltweit auf Heideflächen und im Gebirge, im Flachland im Unterholz, in lichten Wäldern und in Moorlandschaften und wird auch oft im Garten gepflanzt. Er bevorzugt kalkreiche Böden.

Seine kleinen, kugelförmigen blauschwarzen Früchte sind als aromatisches Gewürz sehr beliebt und wirken stark harntreibend und antiseptisch auf die Harnwege. Der Wacholder wird von September bis Oktober geerntet, nach dem ersten Frost auch im November. Wussten Sie, dass der Wacholderbusch in den Überlieferungen der

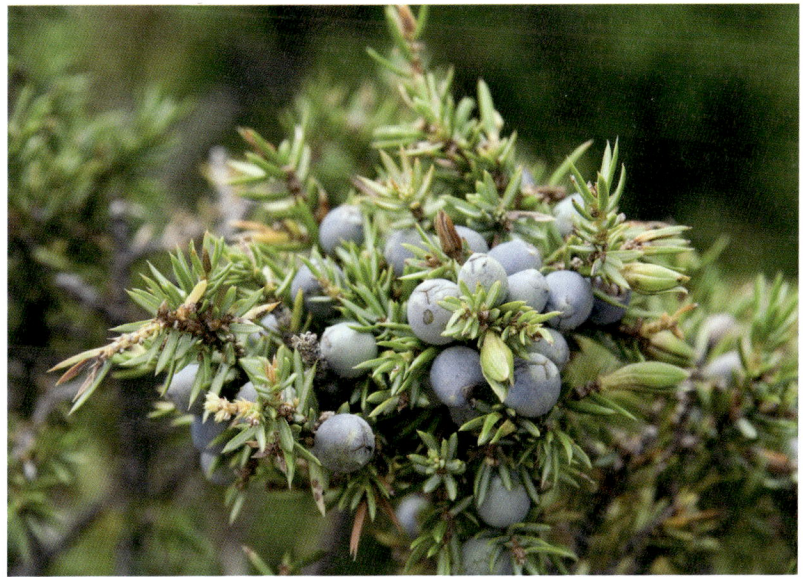

Der immergrüne Wacholderstrauch aus der Familie der Zypressengewächse kann einige Meter hoch werden.

KRÄUTERKUNDE VON A-Z

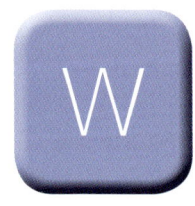

Wussten Sie, dass der Wacholderbusch in den Überlieferungen der Alpenländer eine sehr große Rolle gespielt hat? In Tirol legte man Wacholderzweige unter den Grundstein des Hauses, um dieses vor bösen Geistern freizuhalten.

Alpenländer eine sehr große Rolle gespielt hat? In Tirol zum Beispiel legte man Wacholderzweige unter den Grundstein des Hauses, um dieses vor bösen Geistern freizuhalten. Wer einen „Kranewitterzweig" (auch „Wodansgerte" oder „Mirtesgarden" genannt) auf dem Hut trägt, ist vor Müdigkeit gefeit, so sagte man.

Im Mittelalter wurde auch oft mit Wacholder geräuchert, da er böse Geister vertreiben sollte. Wie vor dem Holunderbusch so zog man früher auch in Österreich im Vorbeigehen vor dem Wacholderbusch den Hut. Er kann übrigens statt Weihrauch auch zum Räuchern verwendet werden.

Der Wacholder ist ein beliebtes Küchengewürz: So tut beispielsweise mit Wacholder gewürztes Sauerkraut den Verdauungsorganen gut und hilft dem Magen bei der Arbeit. Auch frisches und gepökeltes Wild, herzhafte Saucen, knusprig gegrillte Fische und unterschiedliche Marinaden werden durch die Zugabe von Wacholder ebenfalls schmackhafter gemacht. Er ist auch ein beliebtes Kraut für Schnäpse und Liköre, dessen würziger Geruch allein schon betört!

Wacholder hat aber auch eine lange Tradition als Naturheilmittel: Bekannt in der Volksmedizin sind die Wacholderbeeren, weil sie stark entwässern, denn sie wirken direkt auf die Nieren. Sie dürfen deshalb bei allen entzündlichen Nierenerkrankungen nicht verwendet werden. Wacholderbeeren sind in vielen Entwässerungstees enthalten.

Pfarrer Kneipp empfahl eine Wacholderkur, die besonders bei Blähungen und schwachem Magen hilft.
So schrieb er dazu: „Solche, die am schwachen Magen leiden, mögen das folgende Verfahren einhalten, gleichsam eine kleine, erprobte Kur machen: Den ersten Tag sollen sie mit 4 Beeren beginnen, den zweiten Tag mit 5 fortsetzen, den dritten Tag sollen sie 6, den vierten Tag 7 Beeren kauen und so mit Tagen und Beeren bis auf 12 Tage und 15 Beeren auf- und dann wieder auf 5 Beeren hinuntersteigen, beim Absteigen jeden Tag eine Beere auslassend. Viele kenne ich, deren gasgefüllter und infolgedessen geschwächter Magen durch diese einfache Beerenkur gelüftet und gestärkt wurde."

Wacholderbeeren helfen neben der Entwässerung bei Blähungen, Sodbrennen, Galle- und Leberleiden. Äußerlich wirken sie aufgrund ihres ätherischen Öls schmerzlindernd und belebend auf das Gewebe.

Achtung: Schwangere sollten jede Form der Wacholderanwendung unterlassen!

7 Tage an einem kühlen Ort abgestellt. Danach durch ein Tuch laufen lassen und in Flaschen abfüllen.

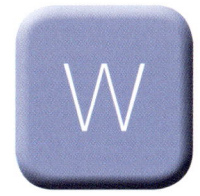

Gesund!

Wacholderbeeren-Tee

1 bis 2 Kaffeelöffel voll zerstoßener und zerquetschter Beeren mit ¼ l siedendem Wasser überbrühen, 10 Minuten zugedeckt ziehen lassen, nach dem Erkalten abseihen und wieder trinkfähig erwärmt täglich 1 bis 2 Tassen trinken.

Wacholderspiritus

100 g Wacholderbeeren sorgfältig zerdrücken, mit 500 g 70%-igem Alkohol übergießen und 14 Tage lang ziehen lassen, wobei die Flüssigkeit oft geschüttelt werden muss. Abseihen und in eine Flasche füllen. Kann auch äußerlich, meist als Zusatz zu Einreibungen bei Migräne, Rheuma und Gicht verwendet werden.

Großmutters Wacholderschnaps

100 g getrocknete Wacholderbeeren werden in einem Mörser zerstoßen und in einem Einmachglas mit 1 Liter Obstbranntwein übergossen, dann für

Wellness / Schönheit

Pflegespülung für dunkles Haar

*2 EL Wacholderbeeren
¼ l kochendes Wasser*

Wacholderbeeren zerquetschen und mit kochendem Wasser übergießen. Nach 10 Minuten abseihen.

Gibt dunklem Haar einen schönen Glanz!

Erfrischendes Wacholderbad

*1 Handvoll Wacholderbeeren
1 l Wasser
Saft von 2 unbehandelten Zitronen*

Wacholderbeeren zugedeckt 10 Minuten lang kochen. Nach dem Abkühlen die Flüssigkeit abseihen, Zitronensaft beifügen und ins Badewasser füllen.

Eine Erfrischungskur für reifere Haut und hilft auch bei unreiner Haut.

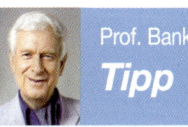

Prof. Bankhofers Tipp

Setzen Sie den Wacholderschnaps, wie meine Großmutter, esslöffelweise bei Blähungen, Völlegefühl und bei Übelkeit ein!

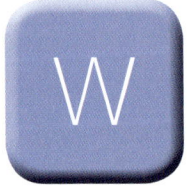

Kochrezepte

Rehschnitzel mit Wacholderbeeren (2 Personen)

4 kleine Rehschnitzeln
1 Prise Pfeffer, 2 cl Cognac
1 dl Rahm, 1 dl Bratensauce
1 Birne, 1 EL Butter

Die Wacholderbeeren zerreiben und mit Cognac verrühren. Die Rehmedaillons in diese Marinade legen und mindestens eine Stunde ziehen lassen. 1 EL Butter erhitzen und die gut abgetropften Fleischstücke beidseitig kurz anbraten und warmstellen. Die Marinade abseihen und den Bratenfonds damit auflösen, die separat zubereitete Bratensauce beigeben, aufkochen lassen und würzen. Mit Rahm verfeinern, die Rehmedaillons in die Sauce geben und kurz erwärmen. Inzwischen die geschälte und in Scheiben geschnittene Birne in 1 EL Butter erhitzen.

Leichter Wacholderfisch mit Gemüse (4 Personen)

400 g fest kochende Kartoffeln,
200 g Möhren (Karotten),
1 Stange Lauch, Salz und Pfeffer,
1/2 Biozitrone,
3 TL Wacholderbeeren,
100 g weiche Butter,
4 Fischfilets (z. B. Seebarsch, Zander oder Seelachs, à etwa 180 g)

Die Kartoffeln und die Möhren (Karotten) schälen und in feine Stifte schneiden (das geht am schnellsten in der Küchenmaschine mit Julienneraspeleinsatz). Den Lauch putzen, der Länge nach aufschlitzen, gründlich waschen und in feine Streifen schneiden.

Den Backofen auf 220° (Umluft 200°) vorheizen. In einem Topf Salzwasser zum Kochen bringen. Die Gemüsestreifen darin etwa 4 Min. kochen lassen, in einem Sieb abtropfen lassen und in einer feuerfesten Form verteilen. Mit Salz und Pfeffer würzen.

Die Zitronenhälfte waschen und abtrocknen, die Schale fein abreiben. Die Wacholderbeeren mit der Klinge eines breiten Messers oder im Mörser fein zerdrücken. Beides mit Salz und Pfeffer unter die Butter kneten.

Die Fischfilets eventuell kleiner schneiden. Auf einer Seite leicht salzen und pfeffern, nebeneinander mit diesen Seiten nach unten auf dem Gemüse anrichten. Butter in Stücken darauf setzen. Im Ofen (Mitte) etwa 8 Min. garen. Dazu passen außerdem frisches (Vollkorn) Baguette und eventuell ein Salat.

Bitter, aber wahr: Wer Mut hat, setzt auf den **Wermut,** der appetitanregend ist und die Verdauungssäfte fördert!

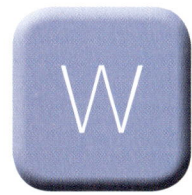

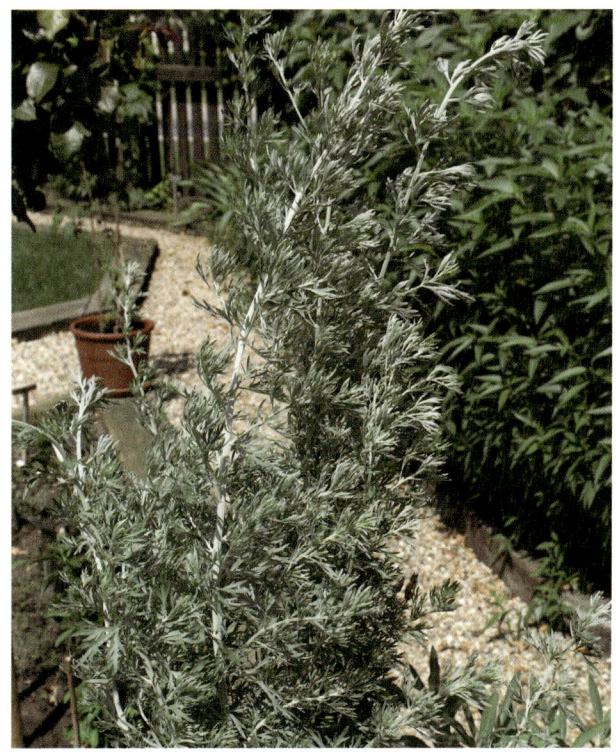

Wermut – „Artemisia absinth" – stammt ursprünglich aus dem Mittelmeerraum und gedeiht in ganz Europa an warmen Hauswänden und sonnigen Plätzen. Die Blüten und Blätter dieser Pflanze, die ätherisches Öl, viele Bitterstoffe, Gerbsäure, Harze, Vitamine und Pflanzensäuren enthält, haben die appetitanregende und verdauungsfördernde Wirkung in sich gespeichert. Geerntet wird die Pflanze von Juli bis August während der Blüte.

Die Gewürz- und Heilpflanze hat eine lange Tradition im Volksglauben. Im heidnischen Brauchtum wurde Wermut bei Leichenverbrennungen ins Feuer gelegt, später pflanzte man ihn an Gräbern. Auch zum Räuchern, besonders in der Sylvesternacht, wurde Wermut verwendet, um Unheil abzuwenden.

Medizinisch wird „Artemisia" (der Name stammt von der Göttin Artemis) seit Jahrtausenden verwendet: In der Antike etwa als Mittel gegen Rauschzustände, Cholera und Pest, später vor allem als magenerwärmende und verdauungsfördernde Arznei. Das ätherische Öl des Wermuts ist giftig und wurde früher dem Rauschgetränk Absinth zugesetzt.

KRÄUTERKUNDE VON A-Z

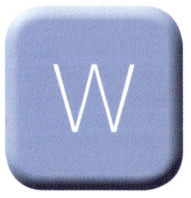

Heute setzt man auf den Wermut bei Magen-, Gallen- und Darmbeschwerden, bei Verdauungsschwäche und Appetitlosigkeit. Zudem soll Wermut die Monatsblutung der Frauen regulieren, Fieber senken und die Tätigkeit der Leber anregen.

Pfarrer Kneipp lobte den Wermut: „Wermuth zählt mit zu den bekanntesten Magenmitteln. Er leitet die Magenwinde aus, verbessert und unterstützt die Magensäfte und hilft so, guten Appetit und gute Verdauung bereiten, mag er als Thee oder als Pulver genommen werden."

ACHTUNG: Wermut und seine Zubereitung sollten nie länger als 14 Tage angewendet werden, da eine zu lange Verwendung Nebenwirkungen auslösen kann, wie zum Beispiel Erkrankungen des Zentralnervensystems.

Auch für Schwangere ist der Wermut verboten!

Wenn man sich den Magen verdorben hat, ist der Wermutschnaps bitter, aber höchst wirksam!

Gesund!

Wermut-Tee

Ein gehäufter Teelöffel des Krautes wird mit kochend heißem Wasser übergossen und ¼ Stunde ziehen gelassen. Zwei bis drei Tassen am Tag trinken.

Man sollte ihn allerdings bei Gastritis und Sodbrennen nicht anwenden!

Magenbitter mit Wermut

1 l Weingeist oder hochprozentiger Alkohol
4 g Wermut, 4 g Tausendguldenkraut, 4 g Benediktenkraut, 1 Zimtstange, 4 g Veilchenwurzel, 40 g Orangenschale, 2 g Muskatnuss, 250 g Zucker.

Man schüttet die Gewürze in den Alkohol und gibt das Ganze in ein gut schließendes Gefäß. Dieses lässt man zwei bis drei Wochen stehen und filtriert dann die Flüssigkeit. Inzwischen läutert man den Zucker in einer entsprechenden Menge Wasser und vermischt die beiden Flüssigkeiten. In Flaschen füllen und im Arzneischrank aufbewahren.

Schmeckt so bitter, wie der Name es andeutet, ist aber außerordentlich wirksam.

Mit dem **Weißdorn** „blüht" uns eine weiße Kraft für die „Pflege" unseres Herzens!

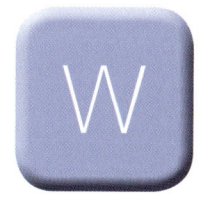

Nicht nur schön ist er anzusehen, der Weißdornstrauch, in Deutschland auch Hagedorn genannt, mit seinen weißen Blüten und den leuchtend roten, kugeligen Früchten. Er spielt auch in der Naturkosmetik und der Naturheilkunde als „herzpflegende" Pflanze eine große Rolle.

Der Weißdorn wächst in ganz Europa an Hecken, Gebüschen und Mischwäldern. Die Früchte wurden früher von der ärmeren Bevölkerung in „Notzeiten" gegessen und dienten oftmals als Mehlersatz.
Die Heilpflanze ist in Europa weit verbreitet und ihre Ausbreitung reicht bis

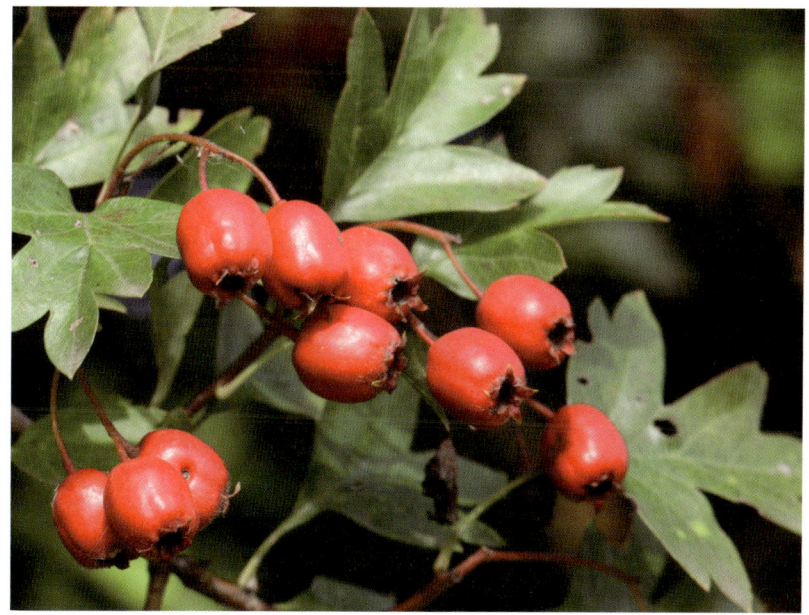

Die Früchte des Weißdorns wurden früher von der ärmeren Bevölkerung in Notzeiten gegessen und dienten oftmals als Mehlersatz.

KRÄUTERKUNDE VON A-Z

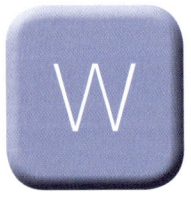

nach Skandinavien und Großbritannien.

Als Heilmittel wurde der Weißdorn in Europa, anders als in China, erst im 19. Jahrhundert verwendet, wo man vor allem die spezifische Kraft des Hagedorns für das Herz entdeckt hat.

Geerntet wird der Weißdorn zur Zeit der Blüte von Mai bis Juni, die Frucht im Herbst bei voller Reife.

Die Beeren sowie die Blüten, allerdings nur die Knospen des Weißdorns, bringen uns jene Wirkstoffe, die bei Herzbeschwerden nach überstandenen Infektionskrankheiten, bei vegetativer Dystonie und Herzrhythmusstörungen helfen und bei extremen Belastungen, zum Beispiel nach dem Sport oder nach überstandenen Krankheiten, stärkend wirken.

Zu den Inhaltsstoffen des Weißdorns zählen Flavonoide, Amine, Terpenderivate, Histamine, Gerb- und andere Inhaltsstoffe, die den Strauch zu einer so herzpflegenden Pflanze machen. Allerdings muss man Geduld aufbringen, Weißdorn wirkt nicht sofort.

Weißdorn ist als homöopathische Arzneispezialität sehr gebräuchlich und Sie können auch in der Apotheke zahlreiche gute Arzneispezialitäten kaufen.

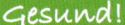

Weißdorntee

Zwei gehäufte Kaffeelöffel getrocknete Blüten (die auch mit zerkleinerten, getrockneten Früchten) gemischt sein können, werden mit ¼ Liter siedendem Wasser übergossen und nach 10 Minuten abgeseiht.
Eine Tasse, nach dem Essen, mit Honig gesüßt, trinken.

Großmutters Weißdornlikör

In einem Einmachglas werden eine Handvoll Weißdornbeeren und eine Handvoll frische Melissenblätter mit einem Liter Branntwein oder Korn übergossen. Das Ganze muss verschlossen 8 Tage ruhen, dann durchseihen, in ein neues Einmachglas füllen und dort mit 250 g Rohrohrzucker noch 4 Tage ziehen lassen.

Um ihr Herz zu stärken, hat meine Großmutter hin und wieder ein Likörgläschen davon getrunken.

Weißdornherzwein

Bei Stress, Herzrhythmusstörungen und leichteren Herzbeschwerden, zum Ausgleichen des Blutdrucks und des Kreislaufs 1-2 mal täglich nach dem Essen ein Likörglas voll einnehmen.

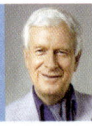

Prof. Bankhofers Tipp

Wenn Sie ihr Herz stärken wollen, trinken Sie hin und wieder ein Gläschen vom Weißdornlikör nach dem Rezept meiner Großmutter!

*2 Handvoll frische Weißdornbeeren oder im Frühling Weißdornblüten- und -blätter
ein halber Liter roter Süßwein, z.B. Malaga*

Frische Weißdornbeeren leicht zerdrücken, damit sie aufplatzen, in eine weithalsige Flasche füllen und mit einem halben Liter Malaga oder anderem Süßwein übergießen.

4-6 Wochen stehen lassen (der Platz spielt keine große Rolle, z.B. im Wohnraum oder auf der Fensterbank mit Morgensonne), dabei gelegentlich aufschütteln.

Abfiltrieren und in eine schöne Flasche füllen.

Weißdorntinktur

*6 g Weißdornblüten
200 g 70%iger Alkohol*

Weißdornblüten mit Alkohol ansetzen. Das Gemisch dunkel und warm 6 Wochen lang ruhen lassen, dann abseihen. Wenn Sie diese Tinktur auf ein lauwarmes Tuch träufeln und dann auf die schmerzende Stelle, zum Beispiel bei Kopfschmerzen auflegen, dann lindert dies den Stresskopfschmerz. Die Tinktur wirkt auch auf die Schläfen getupft bei Anspannung und Unruhe.

Wellness / Schönheit

Weißdornfußbad

*Einige Tropfen Weißdornöl
2 El Bienenhonig, Meersalz*

Weißdorn sorgt für eine verstärkte Durchblutung der Füße. Das ätherische Öl sollte aber nicht direkt ins Fußbad gegeben werden, sondern vorher mit 2 EL Bienenhonig und dem Meersalz gemischt werden.

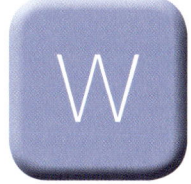

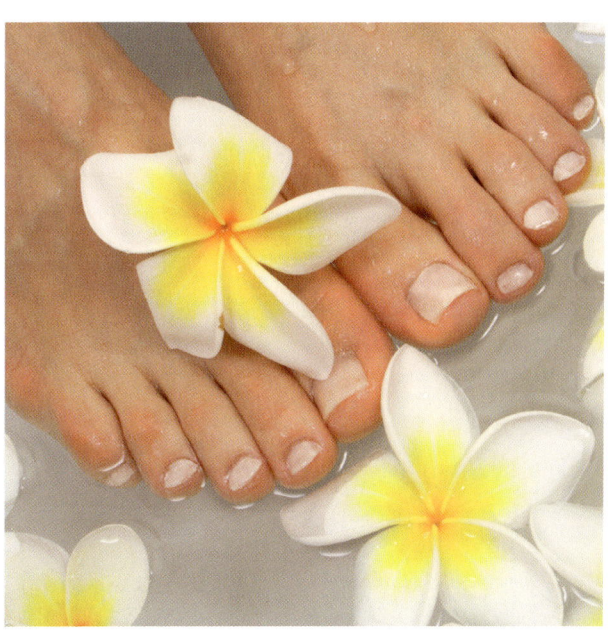

KRÄUTERKUNDE VON A-Z

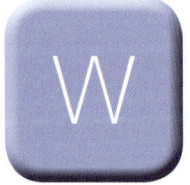

Wellness / Schönheit

Honig-Weißdornmaske für spröde Lippen

Hierzu werden Honig und Weißdorntee 1:1 vermischt und 10 Minuten auf die Lippen aufgetragen. Dann mit lauwarmem Wasser abspülen.

„Schöne Träume"

Je 150 g Hopfen-, Melissen- und Weißdornblüten
1 l kochendes Wasser
3 EL Honig
5 Tropfen Lavendelöl

Die Blüten und Kräuter werden mit kochendem Wasser überbrüht zugedeckt 20 Minuten ziehen lassen. Die etwas abgekühlte Abkochung mit Honig und Lavendelöl ins Badewasser geben.

Äußerlich:

Wenn man den Tee etwas auskühlen lässt, ist er auch gut verwendbar bei fettigem und schuppigem Haar als Spülung, da er die Kopfhaut anregt.

In der Küche

Weißdornlikör mit Hagebutte

400 g reife Weißdornbeeren
8 Hagebutten
2 Zweige Melisse
150 g brauner Zucker
1 Flasche Rum oder Wodka (40%), ca. 1 Liter

Die reifen Beeren des Weißdorns, es können auch mehr sein, und die Hagebutten von Blüte und Stiel befreien und waschen.

Über Nacht wässern und in eine weithalsige Ansatzflasche geben. Dann mit den Alkohol übergießen und die gewaschen und abgetrockneten Minzeblätter mit Stiel dazu geben. Den braunen Zucker aufgießen. Alles ca. 6-8 Wochen in der Fensterbank stehen lassen und öfter schütteln, damit sich der Zucker löst.

Ein Jungbrunnen: Die **Yamswurzel**!

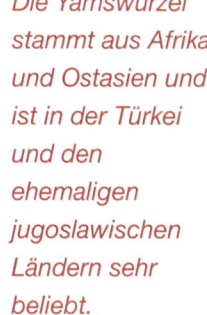

Jeder von uns möchte möglichst lange geistig und körperlich fit und vital bleiben. Wir träumen immer wieder von einem Jungbrunnen: Es gibt ihn in Form der Yamswurzel, die sowohl als Nahrungsmittel als auch als Heilpflanze dient.

Die Yamswurzel stammt aus Afrika und Ostasien und ist besonders in der Türkei und in den ehemaligen jugoslawischen Ländern beliebt. Sie wird auch Yamwurzel genannt.

Sie wird auch auf unseren Märkten angeboten. Es gibt 600 Yamsarten. Am beliebtesten ist die Kartoffel-Yamswurzel. Sie ist länglich, hat eine braune, flaumige Schale und innen ein weißes Fruchtfleisch. Wenn Sie die Yamswur-

Die Yamswurzel stammt aus Afrika und Ostasien und ist in der Türkei und den ehemaligen jugoslawischen Ländern sehr beliebt.

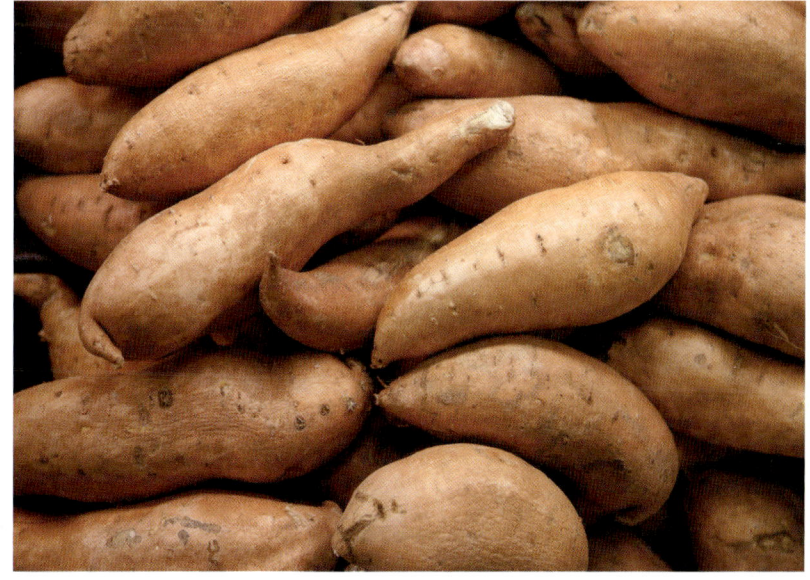

KRÄUTERKUNDE VON A-Z

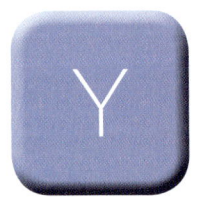

...zel kaufen, muss sie fest und makellos sein und darf keine weichen Stellen haben.

Die Yamswurzel liefert reichlich Kalium für Muskeln und Nerven, Vitamin C gegen Stress und Erkältungen, B 1 für starke Nerven, B 6 und Folsäure fürs Herz, Phosphor und Kupfer für geistige Fitness.

Das Besondere an der Yamswurzel: die Substanz Diosgenin. Sie ist in der Struktur dem Progesteron ähnlich. Diosgenin ist der Roh- und Grundstoff, aus dem unser Körper sein körpereigenes Hormon DHEA herstellt. DHEA ist das Hormon, welches das Altern bremst und uns länger jung erhält.

Aus diesem Grund besorgen sich manche auf obskuren Wegen künstlich erzeugtes DHEA und nehmen es ein. Ärzte warnen davor. Man kennt die Nebenwirkungen noch nicht. Der einfachere und ungefährliche Weg: Bauen Sie regelmäßig die Yamswurzel in Ihren Speiseplan ein. Da gibt es kein Risiko, keine Nebenwirkungen.

Prof. Bankhofers *Tipp*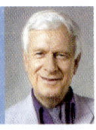

Die Yamswurzel kann wie Kartoffeln zubereitet werden: gedämpft, zusammen mit anderen Gemüsesorten oder als Yamspüree.

Kochrezept

So bereiten Sie ein „verjüngendes" Essen mit der Yamswurzel zu:

Die Yamswurzel wird wie Kartoffeln zubereitet: mit wenig Wasser dämpfen. Man kann die Wurzel auch schälen, in Würfel schneiden, in Suppen einkochen oder mit anderen Gemüsesorten zu einem Eintopf verarbeiten.

Man kann die Knolle frittieren oder auch zu Yamspüree – wie Kartoffelpüree – verarbeiten.

Im Geschmack ist die Yamswurzel der Süßkartoffel – auch Topinambur genannt – ähnlich, nur weniger süß und weniger erdig.

Wenn Sie die Yamswurzel auf dem Markt gekauft haben und nicht gleich verkochen, dann sollten Sie sie an einem dunklen, kühlen und luftigen, aber trockenen Ort aufbewahren. Auf keinen Fall in einem Kunststoffbeutel. Da setzt sie schnell Schimmel an.

Ysop – Das Josefskraut, auf das man bei Husten und Bronchitis baut

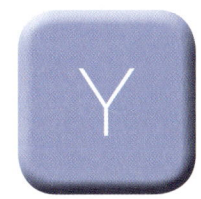

Ysop wird im Volksmund auch Eisop, Josefskraut oder Eisewig genannt. Die aus Asien stammende Pflanze kam über den Mittelmeerraum bis in unsere Kräutergärten.
Sie zählt zur Familie der Lippenblütler, ähnelt dem Bohnenkraut, ist aber noch intensiver und stärker als dieses und wird von den Bienen magisch angezogen.
Ysop gibt wegen seines angenehm aromatischen Geschmacks zahlreichen Gerichten wie Kalbsbraten, Bohnengemüse, Suppen oder Salaten die besondere Note!

Der Ysop hat eine lange Geschichte: So nannten die Hebräer ihn „Esobh", das heilige Kraut. Seine Tugenden wurden an mehreren Stellen des Alten Testaments gewürdigt. Bereits Dioskurides empfahl Ysopwein bei Asthma und chronischem Husten. Hippokrates schätzte Ysop bei Rippenfellentzündung.

Sowohl im Judentum als auch im Christentum wurde Ysop als „Weihwedel"

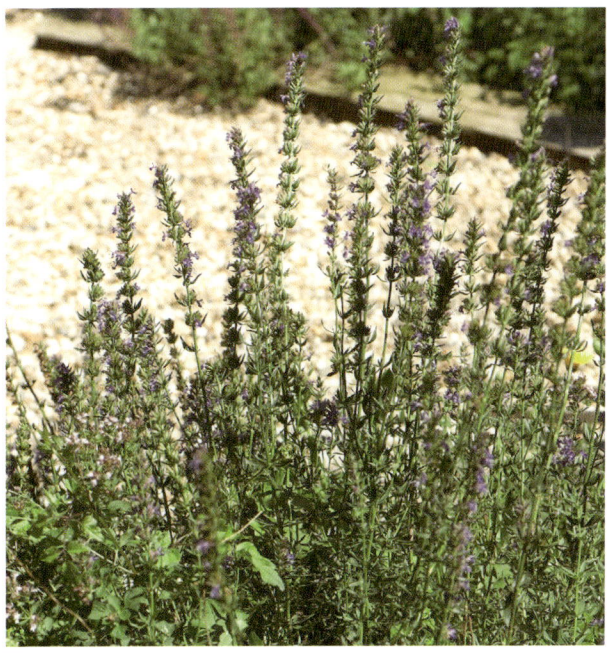

benutzt, das ist jener Zweig, mit dem man ins Weihwasser eintaucht, bevor man die Segnung entgegennimmt. Im antiken Griechenland hat man ihn zur Reinigung der heiligen Stätten – sowohl zum Räuchern als auch zum tatsächlichen „Auskehren" verwendet.

Die Hebräer nannten Ysop „Esobh", das heilige Kraut.

KRÄUTERKUNDE VON A-Z

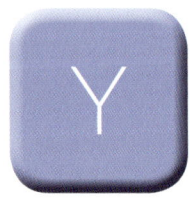

Ysop ist in seiner Wirkung jener des Salbeis sehr ähnlich. Er wirkt zusammenziehend und blutreinigend und bringt die „Körpersäfte in Bewegung".

Dazu wurden einige Zweige zusammengebunden. Auch „heilige" Räume wurden mit Ysop ausgelegt.

Ysop stammt aus den warmen Mittelmeerländern und aus Vorderasien und wurde von den Mönchen zu uns gebracht.

Seine Blätter und Blüten werden zu Würz- und Heilzwecken genutzt. Die Pflanze gedeiht besonders in sonnigen Lagen auf kalkhaltigen Böden und kann im Garten problemlos kultiviert werden.

Der etwa 60 Zentimeter große Halbstrauch hat sehr schöne, blaue Blüten an aufrechten Zweigen. Die Blätter tragen zahlreiche kleine Öldrüsen. Blüten und Blätter werden im Juli und August gesammelt und vorsichtig – im Schatten – getrocknet.

Reibt man die Blüten zwischen den Fingern, so entsteht ein intensiv-würziger, aber durchaus angenehmer Geruch.

Ysop ist in seiner Wirkung jener des Salbeis ähnlich: Er wirkt zusammenziehend und blutreinigend und „bringt die Körpersäfte in Bewegung". Er kann gegen Heuschnupfen und Asthma eingesetzt werden und bei chronischen Infekten der Atemwege sowie bei Halsschmerzen. Zudem hilft er bei Husten den Schleim zu lösen, er wird auch als Anregungsmittel für die Verdauung und bei Magen- und Darmbeschwerden eingesetzt.

Mit dem Ysop-Öl werden schmerzende Gelenke und Glieder – bei Rheuma zum Beispiel – eingerieben, ebenso blaue Flecken. Zusätzlich können bei rheumatischen Beschwerden Tücher erwärmt, die schmerzende Stelle mit Öl eingerieben und mit den warmen Tüchern bedeckt werden.

Gesund!

Ysoptee

Von der getrockneten zerkleinerten Pflanze nimmt man zwei Teelöffel, die man mit einem Viertelliter kaltem Wasser aufsetzt und zum Sieden bringt.

Man lässt den Tee noch fünf Minuten ziehen und seiht ihn ab. Davon soll man täglich zwei Tassen trinken. Das wirkt anregend auf die Drüsen des Verdauungsapparates.

Ysopessig

6 Ysopblütenzweige
1 l Apfelessig

Die Ysopzweige in die Essigflasche geben, gut verschlossen an einen warmen Ort stellen. Nach 2 bis 3 Wochen die Kräuter entfernen.

Der würzig schmeckende Ysopessig verfeinert Salate.

Ysopöl

60 g getrocknete Ysopblüten
0,6 l Olivenöl

Die Ysopblüten in einem weithalsigen Keramikgefäß mit dem Öl übergießen. Das Gefäß gut verschlossen halten und an einen kühlen Ort stellen. Nach 2 Wochen abseihen, in einer dunklen Flasche aufbewahren.

Das Ysopöl lindert Wundschmerzen.

Ysopsirup

1 EL Ysopblüten- und blätter
1 EL Korinthen
1 EL zerstoßener Fenchel
1 EL zerstoßener Anis
4 EL Honig
1 l Wasser

Alle Zutaten bis auf den Honig in einem Topf zum Kochen bringen und so lange köcheln lassen, bis sich die Flüssigkeit um die Hälfte eingekocht hat. Nach dem Überkühlen abseihen, Honig einrühren. Den Sirup in einer dunklen Flasche aufbewahren.

Wirkt bei Erkältungskrankheiten und bei Husten.

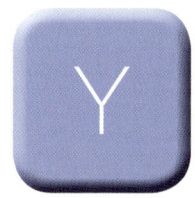

Kochrezept

Zitronenforelle mit Ysop

4 kleine Forellen küchenfertig
4 Zitronen, 2 Bund Petersilie
2 Ysop-Zweige, 2 Schalotten
Salz, Pfeffer

Fische waschen, mit Zitronensaft beträufeln. Einige Petersilienblättchen aufheben. Restliche Petersilie, Ysop und Schalotten sehr fein hacken, vermischen, abgeriebene Schale von der Hälfte der angegebenen Menge der Zitronen, Zitronensaft, Salz und Pfeffer mischen. Forellen mit der Masse füllen. Restliche Zitronen schälen, in Scheiben schneiden, diese halbieren, Fischhaut an einigen Stellen einritzen. Zitronenscheiben halb hineinschieben. Fische einölen, von beiden Seiten 5 Minuten grillen. Dabei öfter einölen. Mit Petersilie garniert servieren.

KRÄUTERKUNDE VON A-Z

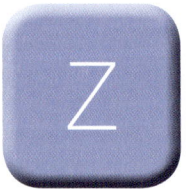

Von A(romatisch) bis Z(imt)

Die getrocknete Rinde des Zimtbaums, der zur selben Familie wie Lorbeer und Avocado gehört, ist eines der ältesten Gewürze der Welt. Er kommt in den frühen botanischen Abhandlungen der Chinesen vor, die sich auf 2800 v. Christus datieren lassen, und wird in ägyptischen Papyri ebenso erwähnt wie in der Bibel.

Zimtrinde wird in Ceylon und Kassia in Myanmar (Burma) von immergrünen, 20 Meter hohen Bäumen mit ledrigen Blättern gewonnen. Die Bäume blühen gelb. Verwendet wird die Rinde von zarten, dünnen Zweigen, die sich beim Trocknen zusammenrollen.

Zimt enthält ätherische Öle, Schleim- und Gerbstoffe. Er tötet Bakterien und Pilze ab, stärkt den Magen und fördert die Verdauung. Zudem bekämpft er aber auch Blähungen und harmonisiert den Blutzuckerhaushalt. Zimt ist seit jeher ein wichtiger Bestandteil von Magenbitterschnäpsen.

In der Küche wird der aromatische Zimt zum Würzen zahlreicher süßer und salziger Gerichte verwendet, beispielsweise für Kuchen, Gebäck, Glühwein, Pudding, Pfannkuchen oder Kompott, aber auch für Gemüse, Eintöpfe und Marinaden. In der asiatischen Küche werden auch die Blütenknospen, Blätter und getrockneten Beeren der Zimtbäume verwendet.

Der Zimt enthält ätherische Öle, Schleim- und Gerbstoffe und ist seit jeher ein wichtiger Bestandteil von Magenbitterschnäpsen.

Gesund!

Zimttee

Man übergießt eine 2,5 bis 3 cm lange Zimtstange (2g) mit ¼ l kochendem Wasser und lässt den Tee 10 Minuten ziehen. Er hilft bei Verdauungsbeschwerden und bei Durchfall.

Zimttinktur

20 Teile Ceylonzimtrinde und 100 Teile verdünnter Weingeist ergeben eine braunrote, aromatisch nach Zimt riechende Tinktur, die als Magenmittel, aber auch in der Volksmedizin zur Regulierung von übermäßiger Monatsblutung Verwendung findet.

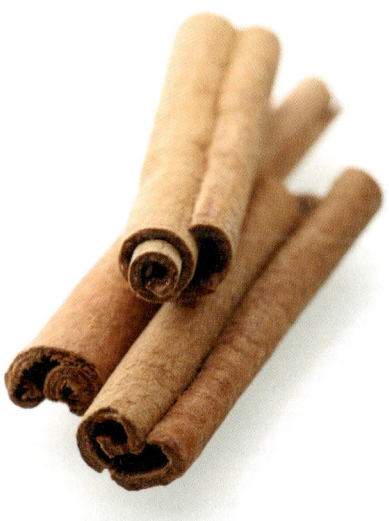

Rezept

Zimt-Schoko-Mousse

200 g Zartbitterschokolade
60 Vollmilchkuvertüre
2 Stück Eigelb
1 Ei
20 ml Rum
20 ml Cognac
600 ml Sahne (Schlagobers)
Zimt

Die Schokolade klein schneiden und in einer Edelstahlschüssel im heißen Wasserbad bei ca. 40- 45 Grad Celsius schmelzen.

Das Eigelb und Ei auch im Wasserbad bei 75-80 Grad Celsius schaumig aufschlagen. Die Masse sollte weißschaumig sein und deutlich an Volumen gewinnen.

Den Cognac und den Rum dazu geben, die Schokolade unter die Masse ziehen und glatt rühren.

Die kalte Sahne (Schlagobers) halbfest schlagen und mit etwas Zimt und Lebkuchengewürz abschmecken. Die fast erkaltete Schokoladenmasse unter die Sahne heben und gut vermengen.

Das Schokoladenmousse in Gläser abfüllen und rasch kalt stellen.

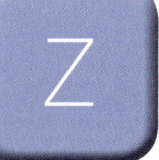

Zimtlikör

2 Zimtstangen
200 g Zucker
300 ml Wasser
4 Tropfen Aromaöl Orange
1 l Korn (38%)

Eine Zimtstange zerdrücken und mit der zweiten in ein Ansatzgefäß geben. Den Zucker dazugeben und mit dem Alkohol übergießen. Den Ansatz an einem warmen, nicht zu sonnigen Platz ruhen lassen. Nach 6 Wochen abseihen, den Zucker mit Wasser aufkochen und abkühlen lassen. Mit dem Ansatz mischen und 3 Stunden ziehen lassen. Anschließend filtrieren und in Flaschen füllen. Noch weitere 3 Monate ruhen lassen.

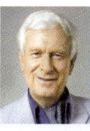

Prof. Bankhofers Tipp

Der Zimtlikör fördert die Verdauung und stärkt den Kreislauf.

Zinnkraut – durch seine Kieselsäure gut für die Haut!

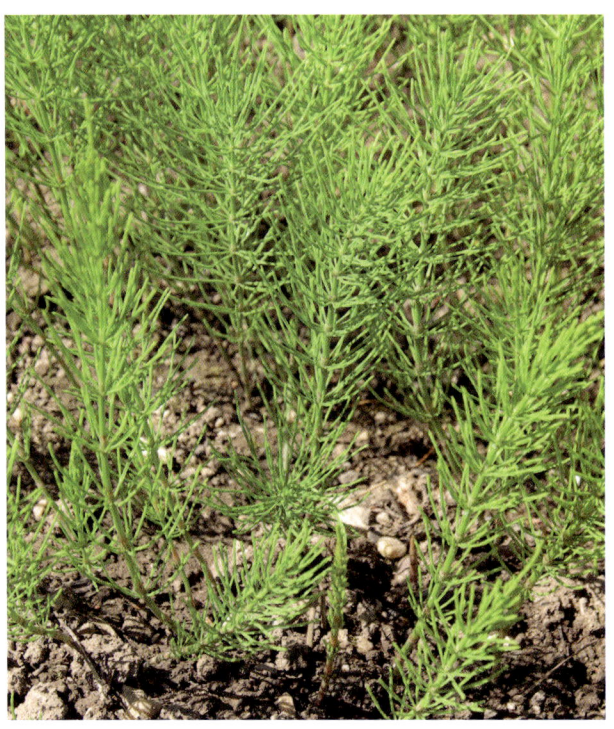

Als Frühlings- und Sommergewächs hat das Zinnkraut zwei grundverschiedene Erscheinungsformen. Zuerst entwickelt sich ein meist blütenloser, brauner Stängel, auf dem sich zapfenartige Früchte mit Sporen bilden. Im weiteren Verlauf des Sommers entwickelt sich dann das grüne Zinnkraut.

Das Zinnkraut, das auch Ackerschachtelhalm genannt wird, zählt zu den Farnpflanzen und hat eine bemerkenswerte Form, da er in sogenannten Wedeln wächst, die im Grunde wie winzige Zypressen aussehen.

Es wächst auf feuchten und lehmigen Böden und hat eine große Vergangenheit: Vor mehr als 300 Millionen Jahren, im Karbon, erreichten seine Vorfahren Höhen bis zu 30 Metern.

Früher wurde Zinnkraut zum Polieren von Metall und Holz verwendet, da der hohe Gehalt an Kieselsäure das Zinnkraut zum Schleifmittel macht. Daher auch die Namensgebung „Zinnkraut".

Als Heilpflanze war das Zinnkraut bereits im Altertum bekannt, wobei vor allem seine blutstillende Wirkung gelobt wurde. Im Mittelalter war das Zinnkraut weniger populär, erst Sebastian Kneipp lobte es als ideales Kraut bei Husten, Rheuma und Blasenleiden sowie bei allen Entzündungen der Schleimhäute.

Neben seinen Gerbstoffen – Saponin und Bitterstoffen – ist es eben die Kieselsäure, die das Zinnkraut so wertvoll macht und vor allem Haut und Haaren gut tut.

Zudem wirkt das Zinnkraut entwässernd, regt den Stoffwechsel an, eignet sich bei Blasenleiden und Hauterkrankungen.

Gesund!

Zinnkrauttee

2 Teelöffel mit ¼ Liter kaltem Wasser 12 Stunden ausziehen oder mit heißem Wasser übergießen und nach 30 Minuten abseihen. Wirkt entwässernd, bei Blasenentzündungen und zur Stoffwechselanregung.

Zinnkrauttee soll eventuell auch gegen Haarausfall, bei brüchigen Nägeln und zu starker Monatsblutung helfen.

Bei Entzündungen im Mund- und Rachenbereich kann man mit dem Tee gurgeln.

Zinnkrautbad

Als Badezusatz bewährt sich Zinnkraut bei Verstauchungen, Knochenbrüchen und bei Reizzuständen der Haut. 100 g Kraut in heißem Wasser (ca. 2 Liter) ziehen lassen. Danach abseihen und dem Vollbad zugeben.

Zinnkrautkompresse

25 g Zinnkraut
½ l Wasser

Den Aufguss 10 Minuten kochen lassen, abseihen. Ein Leintuch damit tränken.

Zinnkrautkompressen fördern die Heilung von Hautrötungen und Hautentzündungen.

Wellness / Schönheit

Schön mit Zinnkraut

Gegen Schuppen und fettes Haar ist Zinnkraut innerlich und äußerlich einzusetzen:

Täglich zehn Tropfen Zinnkrauttinktur, die man in der Apotheke erhält, mit Wasser einnehmen, und das Haar mit Zinnkrauttee spülen.

Das Zinnkraut war bereits im Altertum bekannt, wobei vor allem seine blutstillende Wirkung gelobt wurde.

KRÄUTERKUNDE VON A-Z

Zitronengras – eine hilfreiche Pflanze mit Duft und Stil!

Asiatische Kräuter erfreuen sich auch bei uns immer größerer Beliebtheit, wie zum Beispiel das Zitronengras. Es ist im tropischen Südostasien und auf Sri Lanka beheimatet.

Es handelt sich dabei um ein sehr empfindliches, mehrjähriges Knollengewächs, das bis zu 2 Metern hoch wird. Es ist sehr dicht mit duftenden, langen Blättern besetzt.

Die Pflanze braucht keine große Pflege, wächst in Asien in vielen Gärten. Der Name stammt von dem feinen Zitronenaroma, das man schon in der Antike geschätzt hat.

Man nennt das Zitronengras in Südost-Asien auch „Fiebergras", weil man es zur Behandlung von Malaria einsetzt.

Im Orient wird es bei Hauterkrankungen eingesetzt. Verwendet wird nur der untere Teil der Pflanze. Der Rest ist zu fasrig. Der unter Teil der Stängel ist am geschmacksintensivsten.

Man kann bei uns Zitronengras frisch im Asialaden oder auf dem Wochenmarkt kaufen. Man bekommt es aber im Asiamarkt auch getrocknet oder eingelegt.

Beim frischen Zitronengras werden die Stängel geschält. Etwa 6 Zentimeter des unteren Teils – das weiße Innere der Graspflanze – wird fein gehackt, in einem Mörser zerstoßen und zum Würzen verwendet.

Ideal für Suppen, Soßen, Eintopf, aber auch für gedünstetes Gemüse, Rind, Lamm, Schwein, Curry-Speisen, Geflügel, Krustentiere und Fisch.

Speisen, die mit Zitronengras gewürzt sind, beugen Erkältungen vor, wirken desinfizierend und entzündungshemmend. Auch Rheumabeschwerden können gelindert werden. Daher ist in vielen Einreibemitteln aus der Apotheke Zitronengras-Öl enthalten. Man sagt dem Zitronengras auch eine leicht antivirale Wirkung nach.

> *Speisen, die mit Zitronengras gewürzt sind, beugen Erkältungen vor, wirken desinfizierend und entzündungshemmend.*

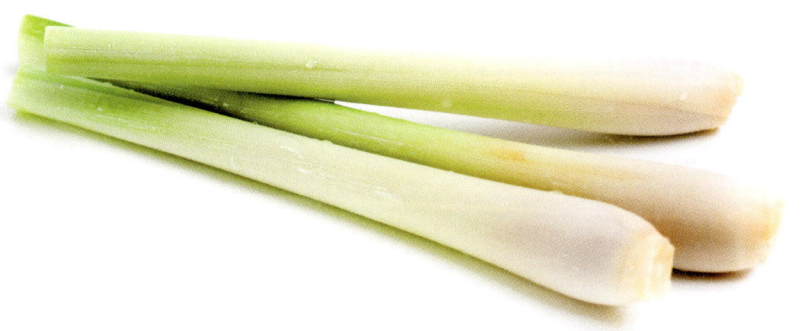

Gesund!

So können Sie den Tee für Ihre Gesundheit nutzen

Intensiver als eine mit Zitronengras gewürzte Speise wirkt der Zitronengras-Tee:

2 Teelöffel getrocknete und zerkleinerte Zitronengras-Stücke werden mit 1/4 Liter kochendem Wasser überbrüht.

10 Minuten ziehen lassen. Durchseihen. Lauwarm trinken. Der Tee schmeckt säuerlich, kräftig und erinnert an Zitronenlimonade.

Dieser Tee lässt sich sehr sinnvoll gegen einen Sommerschnupfen einsetzen.

Zum (Ver)naschen

Zitronengras-Ingwer-Konfekt (ergibt ca. 30 Pralinen)

30 g Ingwer, frisch, 200 g Marzipan-Rohmasse, 100 g Puderzucker (Staubzucker), 2 TL schwarzer Sesam, 2 TL gemahlenes Zitronengras, 125 g Zartbitterkuvertüre

Den Ingwer schälen und reiben. Das Marzipan mit allen Zutaten (außer der Kuvertüre) zu einem Teig verkneten, sollte dieser zu klebrig sein, noch ein wenig Puderzucker zufügen. Die Masse für ca. 3-4 Stunden in den Kühlschrank stellen. Danach zu kleinen Kugeln formen und für eine weitere Stunde kühlen.

Kuvertüre im Wasserbad schmelzen, die Kugeln mit der Schokolade überziehen und auf Alufolie auskühlen lassen.

KRÄUTERKUNDE VON A-Z

Z

Mit Tränen in den Augen gestehen wir uns ein, der **Zwiebel** Kraft muss etwas ganz Besonderes sein …

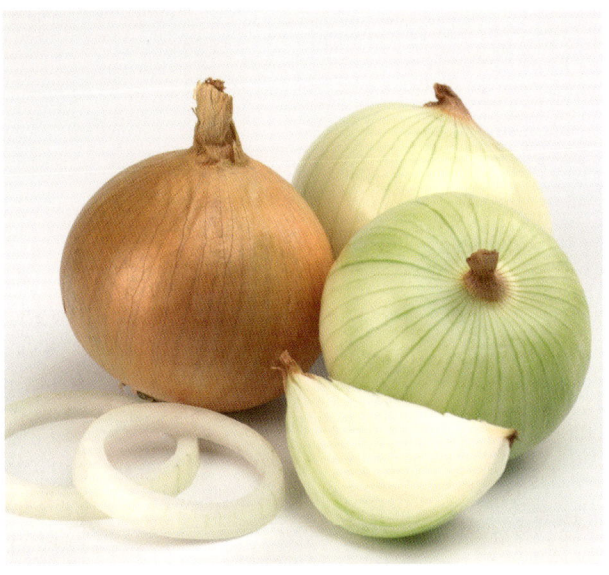

Eines der beliebtesten Gewürzgemüse in österreichischen und deutschen Küchen ist die Zwiebel. Aber sie gibt nicht nur vielen Speisen eine besonders reizvolle Schärfe. Sie enthält auch heilende Kräfte. Und diese sollten wir alle viel mehr nützen.

Die Zwiebel liefert uns reichlich Vitamin C, die Mineralstoffe Kalium und Calcium, die Spurenelemente Jod, Phosphor, Eisen und Selen. Das Wichtigste in der Zwiebel aber sind die Phytonozide: beißende, schwefelhaltige ätherische Öle. Sie sind auch schuld daran, dass wir beim Schneiden der Zwiebeln weinen müssen.

Außerdem findet man in der Zwiebel den sekundären Pflanzenstoff Quercetin und den Hormonstoff Prostaglandin A. Amerikanische Forscher haben herausgefunden, dass das Quercetin den Organismus stark gegen Allergien macht, weil er die Produktion der allergieauslösenden Histamine im Körper blockiert. Und der Hormonstoff Prostaglandin A hilft dabei, zu hohen Blutdruck zu senken.

Bluthochdruck ist allerdings eine schwerwiegende Erkrankung, die unbedingt ärztlich behandelt werden muss. Lebensstilmaßen wie Sport und gesunde Ernährung haben Vorrang – und Kräuter können nur zusätzlich die Behandlung unterstützen.

All diese Inhaltsstoffe gemeinsam machen die vielfältige Wirkung der Zwiebel für unsere Gesundheit aus.

Die Zwiebel wirkt antibakteriell, desinfizierend und entzündungshemmend. Sie kann, wie oben erwähnt, zu hohe Blutdruck-, aber auch Cholesterin- und Triglyzeridwerte senken.

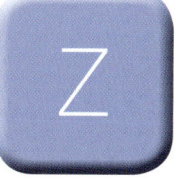

Gesund!

So nutzen wir die Kraft der Zwiebel für unsere Gesundheit

- Gegen **Husten** hackt man eine Zwiebel ganz klein und setzt sie über Nacht mit 3 Esslöffel Honig an. Vom Sirup, der dabei entsteht, lässt man jede Stunde 1 Teelöffel im Mund zergehen.

- Bei **Heiserkeit** schneidet man 1 Zwiebel in Scheiben, übergießt sie in einem Suppenteller mit 1/4 Liter lauwarmem Wasser, zugedeckt ein paar Stunden stehen lassen. Dann die Zwiebel heraus nehmen. Mit dem Wasser gurgeln und davon trinken.

- Gegen zu **hohen Blutdruck und zu hohe Cholesterinwerte** isst man Zwiebelsalat: 1 große Zwiebel in Scheiben schneiden, mit Zitronensaft, Essig, Olivenöl, Pfeffer und Salz anrichten und mit 1 Stück Vollkornbrot essen. Danach sollte man flott laufen oder fest in die Pedale des Hometrainers treten.

- Bei **Schlafproblem**en schneidet man 1 Zwiebel in 2 Hälften, legt diese mit den Schnittflächen nach unten in einen Topf mit warmer Milch und lässt sie dort 15 Minuten lang ziehen, nicht kochen. Dann die Milch in eine Tasse gießen, mit Honig süßen und vor dem Zubettgehen trinken.

Zwiebelschnaps

½ l Alkohol, ½ l abgekochtes Wasser, 500 g Zwiebel, 50 g Wacholderbeeren, 5-6 große Knoblauchzehen. Alles wird fein zerkleinert und acht Tage stehen gelassen. Diese Mixtur seiht man durch ein Sieb, dann gießt man sie durch einen Kaffeefilter und wiederholt diese Prozedur so lange, bis keine Restbestände mehr zu sehen sind. Jeder Abend ein Gläschen davon trinken – wirkt gegen Durchblutungsstörungen.

Achtung: Alle diese Rezepte gelten natürlich nur für Menschen, die keine Zwiebelallergie haben. Zwiebelallergiker müssen auf diese Rezepte verzichten!

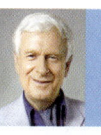

Prof. Bankhofers *Tipp*

Der Zwiebelschnaps wirkt gut gegen Durchblutungsstörungen.

KRÄUTERKUNDE VON A-Z

Kochrezepte

Rinderfilet mit Zwiebeln und Bier

Zutaten für 4 Personen
500 g Rinderfilet
4 EL Öl
400 g Zwiebeln
1 Zehe Knoblauch
Salz, Pfeffer
½ TL Kümmel, ½ TL getrockneter Thymian
1 EL Mehl
250 ml Fleischbrühe
250 ml helles Bier

Das Rinderfilet in kleine Teile schneiden, in dem Öl erhitzen, das Fleisch darin 10 Minuten bräunen lassen. Zwiebeln abziehen, halbieren, in Ringe schneiden, zu dem Fleisch geben, mit Mehl bestäuben, etwa 5 Minuten durchschmoren lassen. Fleischbrühe und Bier hinzugießen, zugedeckt etwa 15 Minuten schwach kochen lassen, sofort mit Nudeln und gemischtem Salat servieren.

Zwiebelsuppe mit Ackersenf

5 El Öl, eine Prise Zucker.
5 Zwiebeln, 40 g Dinkelmehl,
1 l Wasser, Salz, Pfeffer,
1 Spritzer Essig, Suppenwürze,
200 g Kartoffeln, 1 Bund Ackersenf

Die blättrig geschnittenen Zwiebeln mit einer Prise Zucker in Öl anrösten, mit Mehl stauben, aufgießen und verkochen lassen. Die Suppe pürieren, würzen und mit gekochten Kartoffelwürfeln und fein gehacktem Ackersenf servieren.

Vollreis mit Linsen

Zutaten für 4 Personen
160 g Vollreis, 200 g Linsen
7/10 Wasser
2 große Zwiebeln,
1 EL Maiskaimöl
2 Knoblauchzehen
1 El Maiskaimöl
Gemüseextrakt
Kräutersalz
1 große Zwiebel

Die Linsen über Nacht in Wasser einweichen, den Vollreis sorgfältig waschen. Die klein geschnitten Zwiebeln und Knoblauchzehen in Öl glasig dünsten und mit dem abgetropften Reis verrühren und so lange rösten, bis die Zwiebeln eine goldgelbe Farbe angenommen haben.

Das Ganze mit Wasser aufgießen, die Linsen und den Gemüseextrakt zugeben und 25 Minuten kochen. Den Vollreis zum Schluss erst mit Kräutersalz abschmecken und mit gerösteten Zwiebelringen garnieren.

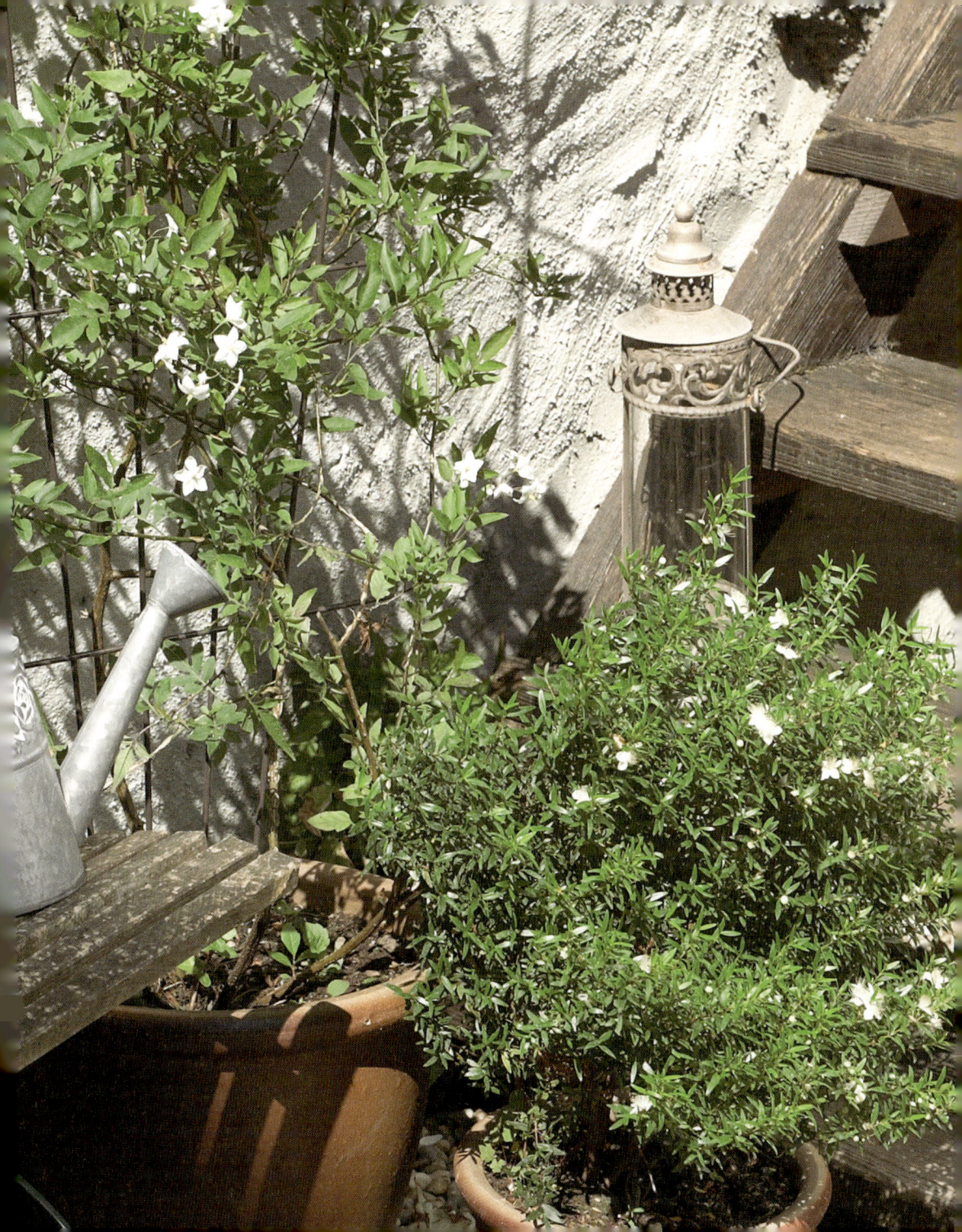

SCHLUSSWORT

Bankhofer und die Kräuter: Eine Lebensgeschichte

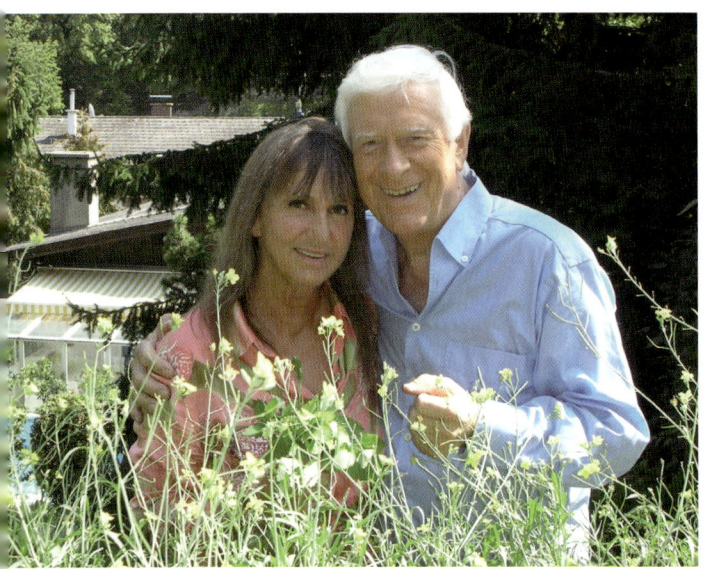

Schlusswort

Wenn Prof. Hademar Bankhofer jetzt mit diesem Buch ein großes Kräuterbrevier geschaffen hat, dann muss man sagen: Es ist die logische Folge seiner Arbeit. In vielen seiner Bücher berichtet er immer wieder über den heilsamen Einsatz von Kräutern zur Vorbeugung und Behandlung von gesundheitlichen Störungen. Denn Kräuter gehören unmittelbar zum Leben von „Mister Gesundheit", wie ihn seit 30 Jahren Millionen Menschen nennen.

Er machte mit dem Einsatz von Heilkräutern in alltäglichen Leben bereits als Kind Bekanntschaft. Seine Mutter war eine leidenschaftliche Kräuterexpertin. Sie baute im Garten der Familie Jahr für Jahr Heil- und Küchenkräuter an.

Sie verarbeitete sie frisch und hat sie für den Winter getrocknet. Im Hause Bankhofer gab es immer Kräutertees. Und das ist bis heute so geblieben: Bankhofer erinnert sich: „Wenn ich als Kind im Garten von einem Insekt gestochen wurde und natürlich zu weinen begann, dann pflückte meine Mutter sofort das Blatt eines bestimmten Krautes, zerdrückte es und rieb die Stichstelle mit dem Pflanzensaft ein. So kam es erst gar nicht zu einer Schwellung und Rötung. Ich war jedes Mal tief beeindruckt vom Wissen meiner Mutter!"

Verständlich, dass Hademar Bankhofer schon sehr früh ein Faible für Kräuter hatte. Heute baut er in seinem großen Garten am Stadtrand von Wien auf biologischer Basis viele Küchen- und Heilkräuter an. Und wenn er am Computer sitzt, Ratgeberbücher, Zeitungskolumnen und Drehbücher schreibt, dann serviert ihm seine Frau Lizzy, mit der er seit 40 Jahren verheiratet ist, seine Lieblingstees: Hibiskusblütentee, Melissentee, Pfefferminzetee, mit ganz wenig Akazienhonig gesüßt, lauwarm. In der schönen Jahreszeit aus frischen, in der kalten Jahreszeit aus getrockneten Kräutern.

Prof. Hademar Bankhofer ist einer der führenden Medizinpublizisten für die Themen Prävention, Naturarzneien, Hausmittel, gesunde Ernährung und Heilkräuter im deutschsprachigen Raum. Viele seiner Bücher wurden bereits ins Russische, Französische, Ungarische, Holländische, Finnische, Polnische und Tschechische übersetzt. Millionen kennen ihn aus Fernsehen, Hörfunk, Seminaren, aus Zeitungskolumnen und aus seinen Ratgeberbüchern, durch die er zum Bestsellerautor geworden ist. Er folgte vor einigen Jahren ehrenvollen Einladungen an die Harvard- und an die Tufts-Universität, aber auch an die Universität von North Carolina. Er war 8 Jahre lang Lehrbeauftragter an der Universität Leipzig und arbeitet seit über 20 Jahren eng mit dem Institut für Sozialmedizin an der Universität Wien zusammen. 1991 erhielt er über Vorschlag der Universität Wien vom Wissenschaftsministerium für seine populärwissenschaftliche Arbeit den Berufstitel „Professor". 2008 wurde er in Deutschland zum „Medizinguru des Jahres" gewählt.

Kurz darauf wurde ihm der „Deutsche Preis für Gesundheitsaufklärung" verliehen. Seit 2009 ist er der Leiter des Bankhofer-Zentrums an der internationalen Akademie für medizinische Kommunikation in Bad Füssing. Im Herbst 2009 wurde er in den österreichischen Wirtschaftssenat berufen, der eng mit dem deutschen Wirtschaftssenat kooperiert und trägt damit den Titel Senator.

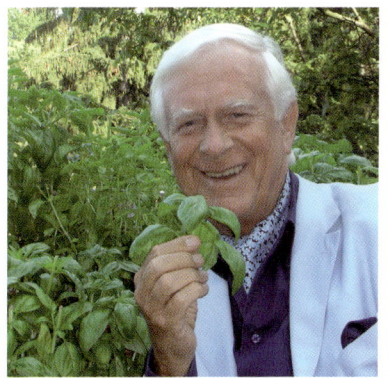

Kräuter spielen im Leben von Prof. Bankhofer und seiner Frau Lizzy schon immer eine große Rolle.

Fotos:

Bankhofer:
8, 11, 12, 14, 15, 17, 19, 21, 23, 25, 28, 31, 33, 34, 35, 121, 141, 143, 153, 155, 228, 276, 322, 323

iStockphoto:
16, 29, 37, 38, 43, 45, 49, 53, 57, 59, 61, 63, 67, 69, 74, 82, 83, 84, 87, 91, 93, 97, 99, 107, 112, 113, 117, 123, 125, 132, 136, 137, 139, 140, 142, 147, 150, 157, 159, 161, 163, 166, 167, 171, 175, 177, 179, 180, 183, 185, 189, 193, 195, 198, 201, 205, 208, 211, 214, 223, 225, 229, 231, 236, 241, 244, 247, 257, 261, 267, 268, 271, 272, 274, 277, 282, 285, 289, 293, 294, 295, 297, 303, 305, 307, 313, 314, 317, 318, 324

Emmerich Maedl:
41, 78, 95, 101, 103, 116, 128, 220, 233, 249, 253, 263, 301, 309, 321

Peter Barci:
110, 131, 146, 149, 152

Fotolia:
42, 73, 79, 81, 91, 100, 115, 145, 176, 251, 280

LIHU: 217

Digitalstock: 135

Shutterstock: 77

MEV: 173, 255, 279

Genehmigte Lizenzausgabe für Verlagsgruppe Weltbild GmbH, Steinerne Furt, 86167 Augsburg
Copyright der Originalausgabe © 2008 Kneipp-Verlag GmbH und Co KG, Lobkowitzplatz 1, A-1010 Wien
www.kneippverlag.com

Autor: Prof. Hademar Bankhofer
Lektorat: Dr. Michaela Knirsch-Wagner
Umschlaggestaltung: Waldmann & Weinold – Kommunikationsdesign, Augsburg
Umschlagfotos: www.EinfachBankhofer.at / iStockphoto / LIHU
Gesamtherstellung: Typos, tiskařské závody, s.r.o., Plzeň

Printed in the EU
978-3-8289-4204-2

2013 2012 2011
Die letzte Jahreszahl gibt die aktuelle Lizenzausgabe an.

Einkaufen im Internet:
www.weltbild.de

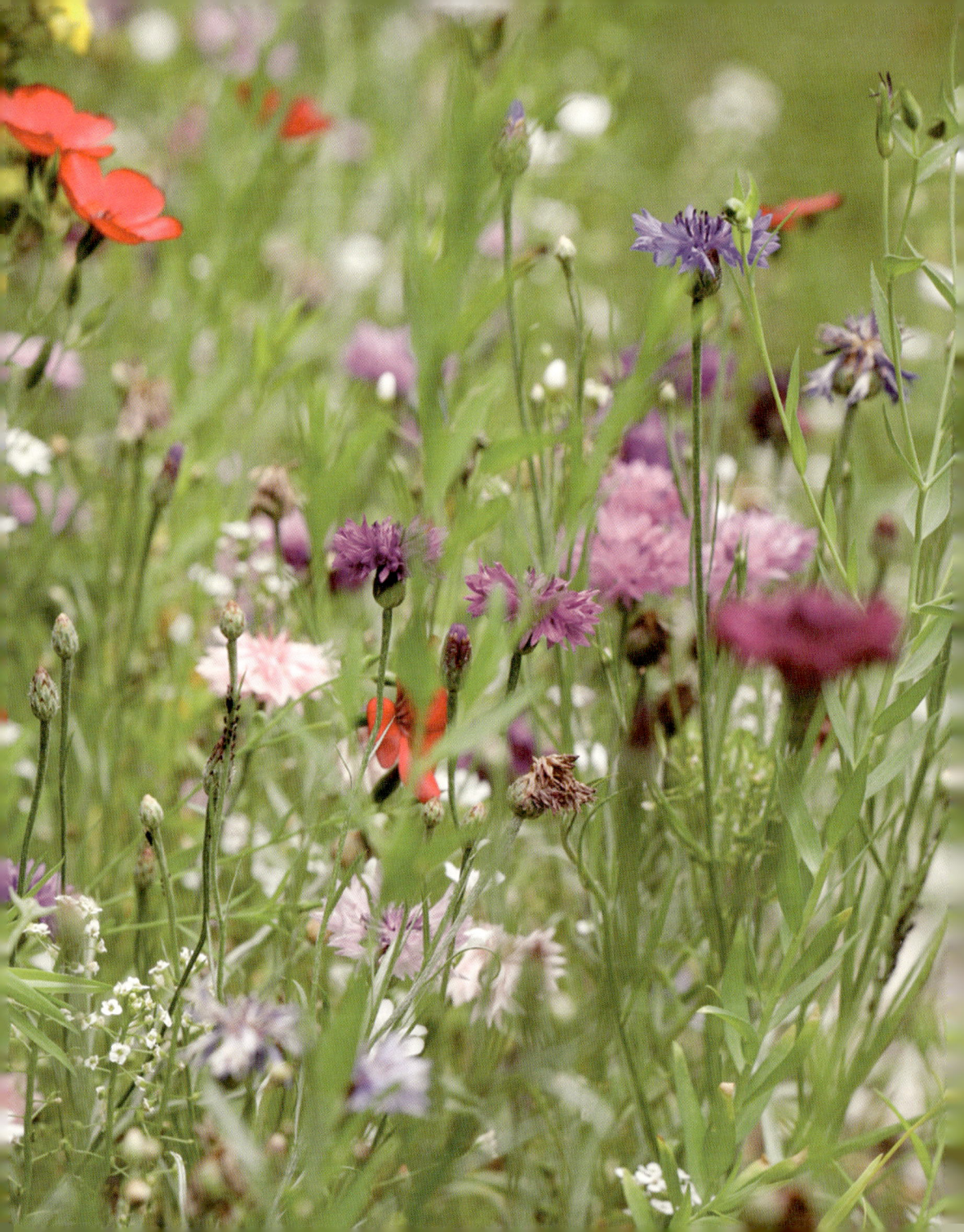